Telemedicina

Manual de Cuidado Virtual em Saúde

Telemedicina
Manual de Cuidado Virtual em Saúde

Autores

Caio Seixas Soares

Eduardo Picelli Vicentim

Marcela Mitie Missawa

Geovana Amaral Huber

Lucas Amâncio Barbosa da Silva

José Benedito Ramos Valladão Júnior

Atheneu

Rio de Janeiro • São Paulo

2023

EDITORA ATHENEU

São Paulo	—	Rua Maria Paula, 123 – 13º andar Conjuntos 133 e 134 Tel.: (11) 2858-8750 E-mail: atheneu@atheneu.com.br
Rio de Janeiro	—	Rua Bambina, 74 Tel.: (21) 3094-1295 E-mail: atheneu@atheneu.com.br

CAPA: FK Estudio
PRODUÇÃO EDITORIAL: Arte & Ideia

CIP-BRASIL. CATALOGAÇÃO NA PUBLICAÇÃO
SINDICATO NACIONAL DOS EDITORES DE LIVROS, RJ

S657t

Soares, Caio Seixas
Telemedicina : Manual de Cuidado Virtual em Saúde / Caio Seixas Soares. – 1. ed. – Rio de Janeiro : Atheneu, 2023.
24 cm.

Inclui bibliografia e índice
ISBN 978-65-5586-773-2

1. Clínica médica. 2. Telemática médica. I. Título.

CDD: 610.285
23-85518 CDU: 616::004.773.5

Meri Gleice Rodrigues de Souza – Bibliotecária – CRB-7/6439

Soares CS, Vicentim EP, Missawa MM, Huber GA, da Silva LAB, Júnior JBRV
Telemedicina – Manual de Cuidado Virtual em Saúde

Autores

Caio Seixas Soares

Médico formado pela Faculdade de Medicina da Universidade de São Paulo (FMUSP). Especialista em Bioética pela FMUSP. Especialista em Medicina Preventiva e Social pela FMUSP. Especialista em Gestão de Catástrofes pela Harvard Medical School. PMD pelo IESE Business School, Barcelona. Pós-graduado em Administração de Empresas pela Fundação Getúlio Vargas (FGV).

Eduardo Picelli Vicentim

Médico formado pela Faculdade de Medicina da Universidade de São Paulo (FMUSP). Residência Médica em Medicina de Família e Comunidade no Hospital das Clínicas da Faculdade de Medicina da Universidade de São Paulo (HCFMUSP). Médico na Teladoc Health Brazilian Office. Médico do Médicos sem Fronteiras.

Marcela Mitie Missawa

Médica formada pela Faculdade de Medicina de Jundiaí (FMJ). Especialista em Medicina de Família e Comunidade com Residência Médica pela Faculdade de Medicina da Universidade de São Paulo (FMUSP). Membro da Comissão de Protocolos Clínicos da Saúde Digital Brasil (SDB). Supervisora Médica da Teladoc Health Brazilian Office. Médica do Projeto Saúde Digital do Hospital das Clínicas da FMUSP.

Geovana Amaral Huber

Médica formada pela Escola Superior de Ciências da Santa Casa de Misericórdia de Vitória/ES (EMESCAM). Especialista em Medicina de Família e Comunidade com Residência Médica pelo Hospital Santa Marcelina (HSM). Pós-graduação em Preceptoria em Medicina de Família e Comunidade com Ênfase Clínica pela Universidade Federal de Ciências da Saúde de Porto Alegre (UFCSPA). Supervisora Médica da Teladoc Health Brazilian Office. Membro da Comissão de Protocolos Clínicos da Saúde Digital Brasil (SDB).

Lucas Amâncio Barbosa da Silva

Médico formado pela Faculdade de Medicina da Universidade de São Paulo (FMUSP). Especialista em Medicina de Família e Comunidade pela Sociedade Brasileira de Medicina de Família e Comunidade (SBMFC). Cientista de Dados pela Faculdade Israelita de Ciências da Saúde Albert Einstein (FICSAE). Membro da Comissão de Indicadores em Saúde e da Comissão de Prescrição Eletrônica da Saúde Digital Brasil (SDB). Supervisor Médico da Teladoc Health Brazilian Office.

José Benedito Ramos Valladão Júnior

Doutor em Ciências Médicas pela Faculdade de Medicina da Universidade de São Paulo (FMUSP). Especialista em Medicina de Família e Comunidade com Graduação e Residência Médica pela FMUSP. Professor Visitante do Departamento de Clínica Médica da FMUSP. Médico do Corpo Clínico do Hospital Sírio-Libanês (HSL). Coordenador Médico da Teladoc Health Brazilian Office. Membro Executivo de Honra da Academia Europeia de Alta Gestão.

Colaboradores

Bianca Seixas Soares Sgambatti

Médica Pediatra formada pela Faculdade de Medicina da Universidade de São Paulo (FMUSP). Especialização em Urgências e Emergências Pediátricas pela FMUSP. Médica em consultório particular. Médica do Hospital Israelita Albert Einstein (HIAE). Experiência em Telemedicina na Teladoc Health Brazilian Office.

Bianca Villafranca Lucas Avilez

Enfermeira formada pelo Centro Universitário das Faculdades Metropolitanas Unidas (FMU). Especialista em Ginecologia e Obstetrícia pela Faculdade Israelita de Ciências da Saúde Albert Einstein (FICSAE). Enfermeira Obstetra da Teladoc Health Brazilian Office.

Caio César Bezerra da Silva

Especialista (Residência Médica) em Medicina de Família e Comunidade pela Faculdade de Medicina da Universidade de São Paulo (FMUSP). Tutor do Programa de Residência em Medicina de Família e Comunidade da USP. Preceptor do Internato em Medicina da FMUSP. Médico Assistente de Equipe Estratégia Saúde da Família (ESF) no Município de São Paulo. Médico Assistente em Telemedicina na Teladoc Health Brazilian Office. Supervisor do Programa Mais Médicos para o Brasil. Membro do Grupo de Trabalho em Dor da Sociedade Brasileira de Medicina de Família e Comunidade (SBMFC).

Camila Bezerra do Nascimento

Técnica de Enfermagem na Teladoc Health Brazilian Office. Formada pela Escola de Enfermagem São José.

Camila de Lima Silva

Educadora Física formada em bacharel e licenciatura pela Universidade Paulista (UNIP) e Pós-graduada em Nutrição na Prática Esportiva.

Camila Yuki Fujii

Médica formada pela Faculdade de Medicina da Universidade Federal do Rio de Janeiro (UFRJ). Graduação Sanduíche na Universidade de Medicina de Graz, Áustria. Pós-graduação em Medicina de Família e Comunidade no Instituto Sírio-Libanês de Ensino e Pesquisa (IEP). Especialista em Medicina de Família e Comunidade pela Sociedade Brasileira de Medicina de Família e Comunidade (SBMFC). Médica de Família e Comunidade na Teladoc Health Brazilian Office.

Caren Cristina Giannotti Bizutti

Enfermeira formada pela Faculdade Israelita de Ciências da Saúde Albert Einstein (FICSAE). MBA em Administração Hospitalar e de Sistema de Saúde pela Faculdade de Medicina do ABC (FMABC). Supervisora de Programas de Saúde na Teladoc Health Brazilian Office.

Constantino Mignone Neto

Médico formado pela Faculdade de Ciências Médicas da Santa Casa de São Paulo (FCMSCSP). Pós-graduação em Medicina de Família e Comunidade pelo Instituto de Educação e Pesquisa do Hospital Sírio-Libanês. Parte de Equipe Clínica Assistencial em Telessaúde junto às empresas DASA e Grupo Fleury. Parte de Equipe Clínica Presencial e em Telessaúde junto à Clínica da Família Higienópolis.

Daniele Quirino dos Santos

Formada em Psicologia pelas Faculdades Metropolitanas Unidas (FMU). Especialista em Psicologia Hospitalar pela Faculdade de Ciências Médicas da Santa Casa de São Paulo (FCMSCSP). Extensão em Saúde Mental e Atenção Primária pelo Instituto Sírio-Libanês. Pós-graduanda em Comportamento Humano e Neurociência pelo Centro Universitário São Camilo. Psicóloga Tutora na Teladoc Health Brazilian Office.

Débora Sampaio Banduk

Médica formada pela Universidade Metropolitana de Santos (UNIMES). Pós-graduação em Geriatria e Medicina de Família e Comunidade. Experiência de atuação em Atenção Primária à Saúde, Home Care e Telemedicina. Atuação como Médica do Corpo Clínico e Gestora de Casos de Opinião Médica Especializada na Teladoc Health Brazilian Office.

Demetrio Lorenzo Rodrigues

Médico graduado pela Faculdade de Medicina da Universidade de São Paulo (FMUSP). Especialista em Dor e Acupuntura pelo Hospital das Clínicas da FMUSP. MBA em Gestão Sanitária pela Universidade Antonio de Nebrija (UAN), Espanha.

Mestrado em Dor pela Universidade de Valência (UV), Espanha. Engenheiro de Software pela Universidade Estadual de Maringá (UEM). Análise e Design de Sistemas de Informação pela Universidade de Oxford, Inglaterra. Mestrado em Informática Médica pela Universidade de Sheffield, Inglaterra. Mestrado em Ciência da Computação pelo Instituto de Tecnologia da Geórgia, EUA. Certificado Profissional em Tecnologia da Informação e Comunicação em Saúde (CPTICS). Membro da Sociedade Brasileira de Informática em Saúde (SBIS).

Eric Ryuiti Kojima

Médico formado pela Faculdade de Medicina da Pontifícia Universidade Católica de São Paulo (PUC-SP). Especialista em Medicina de Família e Comunidade com Residência Médica pelo Hospital Universitário Cajuru da PUC-PR. Experiência como Médico do Corpo Clínico da Teladoc Health Brazilian Office.

Gabriel Arthur Bolorini Pereira

Médico formado pela Escola Paulista de Medicina da Universidade Federal de São Paulo (EPM/UNIFESP). Especialista em Medicina de Família e Comunidade pela Sociedade Brasileira de Medicina de Família e Comunidade (SBMFC). Pós-graduado em Psiquiatria pela Faculdade de Ciências Médicas da Santa Casa de Misericórdia de São Paulo (FCMSCSP). Médico de Família e Comunidade na Teladoc Health Brazilian Office. Médico em consultório particular.

Gabriela Valente Russo de Freitas

Nutricionista formada pelo Centro Universitário São Camilo. Pós-graduada em Saúde Nutricional Integral em Consultório, Hospital e Pós-alta pelo GANEP Educação.

Henrique Viana Baião Lemos

Médico graduado pela Universidade de Araraquara e especialista em Medicina de Família e Comunidade pelo Hospital Santa Marcelina. Ex-preceptor de Graduação e Residência Médica. Supervisor Médico e de Inovação na Teladoc Health Brazilian Office. Coordenador Nacional de Saúde Populacional pela Amil e de Clínicas de Atenção Primária pela Dasa. Gerente de Projetos e Telessaúde na Santa Casa de Misericórdia de Passos. Atua também com Educação em Saúde nas redes sociais.

Jéssica Santos do Nascimento

Enfermeira formada pela Universidade Cruzeiro do Sul (UNICSUL). Pós-graduação em Enfermagem Obstétrica e Ginecológica pela Faculdade Israelita de Ciências da Saúde Albert Einstein (FICSAE). Enfermeira Obstetra da Teladoc Health Brazilian Office.

Laura Sampaio Chaves Elias

Formada em Nutrição pelo Centro Universitário São Camilo e Gastronomia pelo Centro Universitário Senac. Pós-graduação em Doenças Crônicas Não Transmissíveis pelo Hospital Israelita Albert Einstein (HIAE).

Letícia Pironato Sherveninas

Bacharel em Educação Física pela Escola de Educação Física e Esporte da Universidade de São Paulo (EEFE-USP). Pós-graduada e Especialista em Condicionamento Físico Aplicado à Prevenção Cardiológica Primária e Secundária pelo Hospital das Clínicas da Faculdade de Medicina da Universidade de São Paulo (HCFMUSP).

Mariana de Angelis Licori

Mestrado em Feminismo e Estudo de Gêneros (Gemma Erasmus) na Universidade de Lodz, Polônia, e na Universidade de Bolonha, Itália. Formada em Letras (Literatura Portuguesa) pela Universidade de São Paulo (USP). Pesquisadora de Direitos Trabalhistas para Profissionais do Sexo, Corpos, Vidas Transgêneras e Psicanálise. Participa remotamente do Grupo de Pesquisa do Laboratório Interdisciplinar de Estudos de Gênero (LIEG) da Universidade Estadual Paulista "Júlio de Mesquita Filho" (UNESP). Experiência de atuação como Analista de Segunda Opinião Médica na Teladoc Health Brazilian Office.

Mayara Alves de Oliveira

Nutricionista formada pela Universidade Paulista (UNIP). Pós-graduada em Nutrição Clínica pela Faculdade FAVENI. Possui aperfeiçoamento em Transtornos Alimentares, Obesidade e Cirurgia Bariátrica. Nutricionista na Teladoc Health Brazilian Office.

Michelle Souza Rodrigues

Formada em Psicologia pela Universidade Paulista (UNIP). Especialista em Terapia Cognitivo-Comportamental pela Pontifícia Universidade Católica (PUC). Especialista em Autoestima e Autoconfiança pelo Método 6 Pilares. Psicóloga Tutora da Equipe de Psicologia da Teladoc Health Brazilian Office.

Natalia Alves da Silva

Enfermeira formada pela Universidade Nove deJulho (UNINOVE). Pós-graduada em Cardiologia e Hemodinâmica pela UNINOVE. Enfermeira dos Programas Crônicos, High User e Ortopédico na Teladoc Health Brazilian Office.

Nelson Alves da Silva Júnior

Médico formado pela UNIGRANRIO. Especialista em Medicina de Família e Comunidade pela Secretaria Municipal de Saúde do Rio de Janeiro (SMS-RJ). Professor de Prática Médica da UNIGRANRIO. Médico da Telemedicina da Teladoc Health Brazilian Office. Médico RT do Centro Municipal de Saúde Madre Teresa de Calcutá (SMS-RJ).

Patricia Ramos Branco

Psicóloga formada pela Universidade Adventista Del Plata (UAP), Argentina, com revalidação na Universidade Federal do Rio Grande do Sul (UFRGS). Especialista em Terapia Cognitivo-Comportamental pela Universidade de São Paulo (USP). Especialista em Promoção a Saúde pela USP. Mestre em Promoção da Saúde pelo Centro Universitário Adventista de São Paulo (UNASP). Gerente de Saúde Mental na Teladoc Health Brazilian Office.

Raquel Asenjo Berti

Residência Médica em Medicina de Família e Comunidade pela Universidade Federal de São Paulo (UNIFESP). Especialização em Saúde da Família pela Universidade Aberta do Sistema Único de Saúde (UNA-SUS). Pós-graduação em Preceptoria em Medicina de Família e Comunidade. Médica no Ambulatório do Centro de Estudos do Envelhecimento da UNIFESP. Médica do Corpo Clínico de Telemedicina e Gestora de Casos de Opinião Médica Especializada na Teladoc Health Brazilian Office.

Rayssa Santana Miranda

Formada em Psicologia pelo Centro Universitário São Camilo. Especialista e Pós-graduada em Terapia Cognitivo-Comportamental pela Pontifícia Universidade Católica (PUC). Pós-graduanda em Neurociência e Comportamento pela PUC. Psicóloga Tutora na Teladoc Health Brazilian Office.

Ricardo Lara Diniz

Formado em Psicologia pela Universidade Cruzeiro do Sul (UNICSUL). Especialista em Terapia Cognitivo-Comportamental pelo Centro de Terapia Cognitiva Veda (CTC Veda). Doutorando no Programa Interdisciplinar em Ciências da Saúde na UNICSUL. Psicólogo Tutor na Teladoc Health Brazilian Office.

Tatiana Robba Pinas

Enfermeira formada pela Universidade Nove de Julho (UNINOVE). Supervisora de Programas de Saúde na Teladoc Health Brazilian Office. Membro Global Employee Engagement – Brasil – na Teladoc Health Brazilian Office.

Thales Oliveira Tadeu

Licenciado em Letras com Habilitação em Português e Inglês pelo Centro Universitário Sant'Anna (UniSant'Anna), São Paulo. Formação como Editor de Livros pela Casa Educação, São Paulo. Analista de Opinião Médica Especializada na Teladoc Health Brazilian Office. Escreve sobre Cultura no blog Falsa Modéstia.

Thiago Amaro Machado

Formado em Psicologia pela Pontifícia Universidade Católica de Campinas (PUC-Campinas). Especialista em Psicologia Hospitalar pela Irmandade da Santa Casa de Misericórdia de São Paulo. Psicólogo Tutor na Teladoc Health Brazilian Office.

Dedicatórias

A todos os profissionais de saúde, a nossa mais profunda admiração e respeito.

Que possamos juntos construir um futuro ainda mais brilhante para a saúde, em que a tecnologia seja uma aliada poderosa para melhorar o acesso e a qualidade de vida das pessoas.

Os Autores

Prefácio

O mundo tem se transformado de forma cada vez mais rápida desde os primórdios do século XXI, em decorrência do aumento da capacidade de processamentos computacionais, melhorias dos sistemas de telecomunicação, impressão 3D, realidade virtual, inteligência artificial (IA), robótica, *smartphones*, internet das coisas e internet das coisas médicas, entre outros.

A incorporação digital tende a ser mais acelerada com a consolidação da internet móvel 5G e evolução para o 6G, a utilização do uso do grafeno nos dispositivos eletrônicos, a difusão de dispositivos com biossensores que utilizam biomarcadores, inteligência artificial geral (AGI, do termo em inglês) e IA de uso doméstico, robôs de telepresença, realidade aumentada, metaverso, entre outros.

Essas mudanças provocarão a expansão e a consolidação da telemedicina, possibilitando aprimorar a cadeia de saúde por meio da oferta de serviços, que poderão englobar desde a educação em saúde (promoção de saúde), orientação, prevenção e monitoramento para a população, até cuidados multiprofissionais domiciliares (telemulticuidados) e reintegração social.

A saúde precisa obrigatoriamente acompanhar essa evolução natural, expandindo para o conceito de saúde conectada pela incorporação das teletecnologias assistenciais na cadeia de prestação de serviços de saúde. Passaremos dos conceitos de serviços exclusivamente presenciais e isolados para cuidados integrados, formação de rede de saúde e interconexão com centros especializados de referência, telediagnósticos, aumento da capacidade de triagens para diagnósticos precoces de doenças, ampliação de áreas de cobertura geográfica, além de maior tempo de oferta e disponibilidade de serviços, sem competição alguma entre as modalidades de telessaúde e os serviços presenciais. Pelo contrário, deverá haver a convergência das modalidades, com a ampliação de serviços cada vez mais humanizados e eficientes.

Para que isso ocorra, será preciso implementar a telemedicina de forma ética, baseando-se nos princípios da bioética digital, obedecendo às legislações (leis, portarias e resoluções), estruturando os serviços em linhas de cuidados, capacitando os profissionais em telepropedêutica, exame físico e técnicas de comunicação usando recursos digitais, definindo as diretrizes de boas práticas clínicas por especialidade e planejando serviços que aumentem a eficiência e reduzam os deperdícios e a fragmentação do sistema de saúde.

Apesar de a telemedicina estar muito associada à noção de serviços assistenciais, ela atua em quatro grandes áreas, que são: (1) teleassistência e televigilância epidemiológica; (2) teleducação interativa; (3) rede colaborativa de pesquisa (teleciência); e (4) prevenção de doenças, riscos e agravos e promoção de saúde.

A telemedicina é considerada prática ética e pode ser realizada no Brasil nos limites do que determinam a Resolução nº 2.314/2022 do Conselho Federal de Medicina (CFM), com a possibilidade de realização de prescrição eletrônica para os medicamentos autorizados pela Agência Nacional de Vigilância Sanitária (Anvisa). É definida como sendo "o exercício da medicina mediado por tecnologias digitais, de informação e de comunicação (TDICs), para fins de assistência, educação, pesquisa, prevenção de doenças e lesões, gestão e promoção de saúde", art. 1º da Resolução nº 2.314/22 do CFM. O artigo 16º dessa mesma Resolução reforça o conceito de que ela é um método assistencial médico, em qualquer modalidade, e que deverá seguir os padrões normativos e éticos usuais do atendimento presencial, inclusive com relação à contraprestação financeira pelo serviço prestado. O artigo 5º dessa Resolução reconhece sete modalidades de teleatendimentos (teleconsulta; teleinterconsulta; telediagnóstico; telecirurgia; telemonitoramento ou televigilância; teletriagem; e teleconsultoria).

Quando vemos a saúde não apenas como serviço para tratamento de doenças, mas como um conjunto organizado de serviços, que, além de recuperar as pessoas de condições de doença, promove a saúde e previne doenças, passamos então a oferecer serviços integrados por meio do provimento de telessaúde de cuidado integrado biopsicossocial.

O ensino de todos os temas abordados neste livro é importante na formação da graduação e atualização profissional como fundamentação para a implementação de uma telemedicina responsável.

Professor Doutor Chao Lung Wen

Professor da Faculdade de Medicina da Universidade de São Paulo (FMUSP).

Chefe da Disciplina de Telemedicina do Departamento de Patologia.

Líder do Grupo de Pesquisa USP em Telemedicina, Educação Digital e Saúde Conectada, do Conselho Nacional de Desenvolvimento Científico e Tecnológico/Ministério da Ciência, Tecnologia e Inovações (CNPq/MCTI).

Presidente da Associação Brasileira de Telemedicina e Telessaúde (ABTms).

Apresentação

O cuidado em saúde está em constante evolução, e a telemedicina tem sido uma das mudanças mais significativas e impactantes no setor nos últimos anos. Com a tecnologia cada vez mais acessível e avançada, a telemedicina está mudando a maneira como os pacientes e profissionais de saúde se conectam e fornecem cuidados.

Telemedicina – Manual de Cuidado Virtual em Saúde é um guia completo para estudantes e profissionais de saúde de todas as áreas que desejam entender e aplicar a telemedicina em seu trabalho. Este livro abrange os principais aspectos da telemedicina, desde as tecnologias e os atributos técnicos até as melhores práticas e a ética no cuidado virtual em saúde.

Os capítulos deste livro foram escritos por especialistas em suas áreas, com experiência prática em telemedicina. Eles oferecem uma visão aprofundada de cada tópico, discutindo questões importantes e apresentando informações práticas para a aplicação da telemedicina em diferentes áreas da saúde.

O Capítulo 1, "Tecnologias de Cuidado Virtual", é um guia para as diferentes tecnologias usadas na telemedicina e como elas podem ser aplicadas no cuidado virtual em saúde. Ele também discute as vantagens e as desvantagens da tecnologia e o que ainda virá no futuro.

O Capítulo 2, "Aspectos Técnicos da Teleconsulta", é um guia passo a passo para a realização de uma teleconsulta efetiva, incluindo a preparação do ambiente, a seleção da tecnologia adequada e os cuidados para que não ocorram problemas técnicos.

O Capítulo 3, "Ética no Cuidado Virtual em Saúde", discute as questões éticas envolvidas na prestação de cuidados de saúde virtualmente, incluindo privacidade, confidencialidade, consentimento informado e responsabilidade profissional. Ele também fornece as diretrizes práticas para garantir que a telemedicina seja realizada de forma ética.

O Capítulo 4, "Comunicação no Ambiente Virtual", aborda as melhores práticas para a comunicação efetiva em um ambiente virtual, incluindo a importância da linguagem clara e da empatia no cuidado virtual em saúde.

O Capítulo 5, "Situações Clínicas em Telemedicina", discute as situações clínicas em que a telemedicina pode ser usada, sempre com a premissa de entrega de um cuidado em saúde com qualidade e segurança idênticas às das consultas presenciais.

O Capítulo 6, "Telepropedêutica – O Exame em Telemedicina", é um guia para a realização de exames e avaliações virtuais, incluindo os tipos de estratégias e ferramentas a serem utilizados para essa finalidade.

O Capítulo 7, "Boas Práticas para a Prescrição em Telemedicina", discute as melhores recomendações para a prescrição de medicamentos e a gestão de receitas médicas virtuais.

O Capítulo 8, "Telenfermagem", aborda as aplicações da telemedicina em enfermagem, incluindo a triagem de pacientes, o monitoramento clínico e a consulta de enfermagem.

O Capítulo 9, "Telenutrição", é um guia para a aplicação da telemedicina na área de nutrição, permitindo orientações e aconselhamento nutricional virtualmente, o que inclui a avaliação da dieta do paciente, o desenvolvimento de planos de alimentação personalizados e a monitorização dos resultados.

O Capítulo 10, "Telepsicologia", discute sobre a oferta de serviços psicológicos para o aconselhamento e a terapia virtual. Além dos benefícios da telepsicologia, são abordadas as melhores práticas para a sua realização, incluindo a criação de um ambiente seguro e confidencial, o estabelecimento de uma relação terapêutica adequada e o uso de técnicas apropriadas.

O Capítulo 11, "Teleorientação Esportiva", inclui as melhores práticas para a orientação e o aconselhamento esportivo virtualmente, destacando-se a avaliação do condicionamento físico de cada paciente, o desenvolvimento de planos de treinamento personalizados e o acompanhamento.

O Capítulo 12, "Segunda Opinião Médica Especializada", discute as vantagens da segunda opinião médica especializada por meio da telemedicina com a possibilidade de acesso a profissionais de saúde especializados em áreas específicas da medicina do mundo todo.

Por fim, o Capítulo 13, "Currículo de Competências em Telessaúde", estabelece o conjunto de competências necessárias e desejáveis ao exercício de excelência da telemedicina. Com base nesse capítulo, estudantes e profissionais de saúde poderão se preparar para oferecer cuidados de qualidade em saúde virtual e contribuir para o desenvolvimento da telemedicina como uma prática efetiva e segura.

Que cada página seja uma semente de esperança e inspiração para todos aqueles que buscam um mundo mais saudável e conectado.

Excelente leitura!

Os Autores

Sumário

1 Tecnologias de Cuidado Virtual

Lucas Amâncio Barbosa da Silva
Demetrio Lorenzo Rodrigues

Contexto Tecnológico Atual e a Quarta Revolução Industrial

É inegável que a telemedicina depende da tecnologia para sua existência. O atendimento remoto só é possível graças aos substratos tecnológicos de seu tempo. Se há algumas décadas um computador pessoal ou uma linha telefônica eram artigos de luxo, hoje dispositivos multitarefas, como celulares, são o cotidiano da grande maioria das pessoas. Em 2021, no Brasil, esteve em funcionamento dois dispositivos digitais (computador, *notebook*, *tablet* e *smartphone*) por habitante e um pouco mais de um celular por pessoa.[1] Nesse mesmo ano, 82% das residências brasileiras tiveram acesso à internet.[2]

Esse é um momento de fortes avanços tecnológicos que pode ser denominado quarta revolução industrial ou indústria 4.0. A primeira revolução industrial data do final do século XVIII com o surgimento das primeiras máquinas a vapor, que eram usadas principalmente na agricultura e na indústria têxtil. A segunda revolução industrial deu-se entre 1870 e 1945, com a introdução de energia elétrica, telégrafos, produção de aço, entre outras inovações, mas a característica mais marcante foi a introdução de meios massivos de produção. A terceira revolução industrial ocorreu a partir de 1970, caracterizada pelo desenvolvimento da eletrônica, semicondutores, equipamentos automatizados, avanços na telecomunicação e nos processos de produção.[3]

No momento atual vivemos a indústria 4.0, que primeiro apoiou-se sobre conceitos como a internet das coisas (IoT, do inglês *internet of things*), a computação em nuvem e a *Big Data*. A IoT envolve a interconectividade e a interação entre os mais diversos aparelhos, como celulares, sensores e qualquer dispositivo ou máquina via internet. A computação em nuvem traz o aumento quase ilimitado do fornecimento de recursos de computação, como processamento e armazenamento, o que possibilita as mais diferentes ferramentas que usamos atualmente. A *Big Data*, por sua vez, surge do processo de agregar e extrair valor de grandes volumes de dados.[4] Com o passar de alguns anos, outras tecnologias foram adicionadas na definição desse momento industrial. A robótica avançada, o *blockchain* e a realidade virtual são algumas dessas tecnologias.[5]

Um impacto da atual revolução industrial na área de saúde está na transformação das formas de cuidado. Esse momento de mudança, nomeado Saúde 4.0 (*Health 4.0*), trará diversos ganhos na produtividade, confiabilidade, qualidade e flexibilidade e reduções nos custos financeiros relativos aos cuidados com a saúde. A telemedicina só teve o seu crescimento exponencial, observado na pandemia de Covid-19, porque dispositivos como celulares estão mais baratos e conectados.

Também foi possível pelas tecnologias em nuvem, e essa virtualização dos atendimentos gerou grandes bancos de dados.[6]

Muitos médicos terão que se adaptar aos avanços da Saúde 4.0. O cuidador virtual terá mais tecnologias como aliados no seu objetivo de promover bem-estar aos pacientes. Debateremos aqui alguns temas que já são ou serão importantes no cotidiano do profissional que trabalha com o cuidado a distância.

O *Big Data*

Estima-se que em 2025 o mercado *Big Data* na área da saúde atingirá US$ 70 bilhões, o que representa um aumento de 568% em 10 anos.[7] Apesar de importante, o termo *Big Data* é um conceito abstrato e cada dia mais presente no vocabulário da saúde. O seu significado está em constante mudança, porém remete sempre a ideia de grandes bancos de dados que exigem formas modernas de tratamento e análise.[8] Existem muitos conceitos para que um montante de dados possa ser considerado *Big Data*, mas aplicáveis a quase todos os casos há os chamados 3 "Vs": volume, velocidade e variedade. Alguns outros "Vs" podem ser adicionados a essa definição, como veracidade e valor (Figura 1.1).[9]

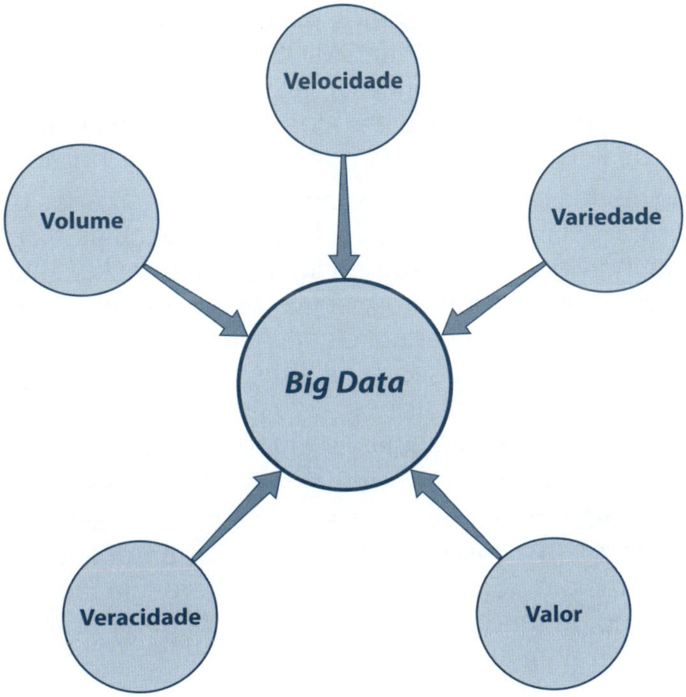

Figura 1.1. Os 5 "Vs" do *Big Data*. Fonte: Firmani *et al.*, 2021.

O volume diz respeito ao tamanho dos dados que são registrados. Em 2018, os dados de saúde eram estimados em 10^{18} bytes.[a] Num futuro próximo, a vasta totalidade dos registros de dados clínicos aumentará a sua ordem de grandeza para 10^{22} bytes. Isso significa uma quantidade de aproximadamente 10^9 celulares de 124 GB de armazenamento.[10] Esse enorme volume exige novas formas técnicas para armazenamento, acesso e análise dos dados.[11] O segundo "V", a velocidade, refere-se ao arcabouço tecnológico que permite acesso rápido e remoto de grandes volumes; enquanto a variedade, terceiro "V", aponta para a diversificação das fontes dos dados (prontuários eletrônicos, exames, *gadgets* etc.). Podemos ainda acrescentar a veracidade da forma como os dados são coletados (a fim de evitar erros) e o valor que esses dados podem trazer no cuidado às pessoas.[12]

Os dados em saúde são captados das mais diversas fontes. Informações de prontuários médicos, exames laboratoriais e de imagem, aferições dos mais diversos tipos constituem os dados normalmente mais acessíveis dos pacientes e os mais lógicos a se considerar. Porém, atualmente, há uma enormidade de outros dados que também podem ser estudados, mas que não são tão óbvios assim. Registros de celular como os de GPS e redes sociais que podem indicar comportamentos ou dados de biossensores também podem fazer parte do banco de informações de cada pessoa. Estudos moleculares chamados "Omics" que incluem dados genéticos (genOMICS), epigenéticos (epigenOMICS), de RNAs, proteínas (proteOMICS), entre outras moléculas metabólicas assim como provenientes de estudos da flora intestinal, demonstram a variedade de informações que podem compor um indivíduo.[13]

Há pelo mundo bancos com as mais variadas camadas de informações pessoais que incluem dados de fenótipos e moléculas de grandes quantidades de indivíduos, que são chamados "biobanks".[14] O UK Biobank, por exemplo, é um estudo prospectivo detalhado com mais de 500.000 participantes no qual se coletou, e continua coletando, extensos detalhes fenotípicos e genotípicos sobre os seus participantes, incluindo dados de questionários, medidas físicas, amostras para ensaios, acelerômetro, imagem multimodal, genotipagem de todo o genoma e acompanhamento para uma ampla gama de resultados relacionados com a saúde.

Essa rica variedade de dados sustenta uma singularização cada dia maior de cada pessoa. O estudo dessa caracterização minuciosa pessoal por meio do *Big Data* permite a diferenciação mais precisa de cada indivíduo de modo que, no futuro, cada diagnóstico ou tratamento

---

[a] 1 exabyte (EB) = 10^{18} bytes; 1 zettabyte (ZB) = 10^{21} bytes; 1 yottabyte (YB) = 10^{24} bytes.

será totalmente individualizado. Daí surge o que chamamos de medicina de precisão. O médico do futuro precisará de habilidades interpretativas para esse novo amontoado de informações.

Inteligência Artificial

A inteligência artificial (IA) será uma das grandes aliadas no futuro da medicina. O termo IA é amplamente usado de maneira genérica como a capacidade de computadores apresentarem soluções para os mais diversos tipos de problemas que mimetizam a inteligência humana.[15] Sendo mais preciso, dentro do estudo da IA, uma área em franca expansão na medicina é o aprendizado de máquina ou *machine learning* (ML). Essa expressão vem do fato do uso de algoritmos que "aprendem", por meio do *Big Data*, a cumprir as mais diversas tarefas, como diagnosticar uma doença ou indicar um tratamento. Certamente, no futuro, esses algoritmos treinados nos auxiliarão nas mais diversas práticas de cuidado, diminuindo a quantidade de erros, aumentando a precisão dos acertos, de modo que o médico ficará mais livre para cuidar de forma mais humana e menos técnica de seus pacientes.[16]

Entre as muitas áreas nas quais o aprendizado de máquina pode agir na medicina, a medicina diagnóstica é uma das mais avançadas. Com o uso de uma técnica chamada *deep learning*, o computador ajudou médicos a aumentarem a precisão do diagnóstico de fraturas de pulso pela radiografia de 81% para 92% e reduziu erros de interpretação em 47%.[17] Outro computador, treinado com imagens de 34 mil pessoas, foi capaz de superar 17 em cada 18 médicos na detecção de nódulos cancerígenos pulmonares.[18] Em um estudo, um computador foi mais rápido em diagnosticar câncer de mama em 129 imagens patológicas e com melhor acurácia do que patologistas que dedicaram duas horas para estudar as mesmas imagens.[19] Ao estudar o perfil de metilação do DNA de 1.155 amostras tumorais de cérebro, um programa foi capaz de reclassificar 12% das amostras alterando o seu diagnóstico com impacto clínico.[20]

A IA também é capaz de fazer diagnósticos de maneiras inusuais. Um aplicativo (*app*) chamado *Face2gene* é capaz de sugerir síndromes cromossômicas apenas analisando a foto de uma criança.[21] Um programa foi capaz de diagnosticar fibrilação atrial pelo uso da gravação de vídeo da face dos pacientes.[22] Na Hungria, o sistema de saúde pública disponibiliza um *app* com a finalidade de rastrear e diagnosticar doenças de pele com a foto das lesões.[23] Em outra vertente, têm-se usado computadores treinados para detectar risco de suicídio a partir de dados extraídos das postagens que as pessoas publicam em redes sociais.[24] Um exemplo é o estudo que foi capaz de treinar um programa que pode prever o risco de suicídio com uma área sob a curva (AUC, do inglês *area under the curve*) 0,89 a 0,93 usando as mais diversas fontes de dados (p. ex., Tumblr, Strava, Fitbit, Facebook, Twitter, Instagram, Reddit). Isso tudo assumindo uma taxa de alarme falso de 1% a 2%.[25]

Não é somente para o diagnóstico que a IA será útil ao médico do futuro. Há máquinas capazes de prescrever o antidepressivo mais apropriado, no que podemos chamar de psiquiatria de precisão.[26] Outras já conseguem prever a possibilidade de nova internação de pacientes.[27] Há também programas que auxiliam pacientes na escolha de médicos de atenção primária.[28]

Há também o uso de assistentes virtuais, que são programas que se comunicam por meio das técnicas de ML de maneira multimodal (voz, texto, telas) e simulam uma conversa humana. Quando um desses assistentes virtuais usa a voz, chamamos de assistentes de voz; quando a comunicação se dá por textos, denominamos *chatbots*. A "Siri", da empresa Apple, e a "Alexa", da Amazon, são exemplos conhecidos dessas inteligências de conversação que usam a fala.[29] Na pandemia de Covid-19, por exemplo, a Microsoft e os Centers for Disease Control and Prevention (CDC) dos Estados Unidos criaram um *chatbot* com informações confiáveis e baseadas em evidência, assim como a OMS (Organização Mundial de saúde) criou um outro assistente para responder a perguntas via Whatsapp. As assistentes virtuais das empresas Apple e Amazon também foram atualizadas com informações do mesmo tipo.[30] Por meio de um checador de sintomas, outro programa de conversação foi usado para o rastreio de suspeitas de Covid-19.[31] Existem robôs de conversação que auxiliam na saúde mental empregando técnicas como a terapia cognitivo comportamental, como o *Weobot,* que promove melhora da ansiedade e da depressão, por exemplo.[32] Os robôs também podem ajudar o paciente no controle da asma[33] ou na perda de peso.[34] Ou, ainda, prometem diagnosticar por meio da voz doenças como doença de Parkinson, esclerose múltipla, doença de Alzheimer, doença arteroesclerótica, entre outras.[35]

Recentemente, modelos de linguagem avançados têm ganhado destaque, causando um impacto significativo em várias áreas do conhecimento, incluindo a medicina. Entre eles, o GPT-4, desenvolvido pela OpenAI, é um dos mais conhecidos e poderosos. Esse modelo altamente sofisticado pode lidar com uma ampla gama de tarefas, como responder a perguntas diversas, compor poemas, redigir textos e até mesmo auxiliar na criação de códigos de programação.[36]

O Med-PaLM, desenvolvido pelo Google, é outro modelo de linguagem impressionante que tem demonstrado grande potencial na medicina.

Esse modelo alcançou um desempenho notável, acertando 85% das questões no exame de licença médica dos Estados Unidos.[37] Essa conquista destaca a capacidade dos modelos de linguagem, como o GPT-4 e o Med-PaLM, de auxiliar médicos e outros profissionais de saúde em suas práticas diárias, fornecendo informações rápidas e precisas para facilitar o diagnóstico e o tratamento de pacientes.[38]

Com o avanço contínuo da IA e o desenvolvimento de modelos de linguagem cada vez mais sofisticados, espera-se uma maior aplicação da abordagem multimodal na prática médica, ou seja, a combinação de diversas fontes de informação. Essa abordagem inclui a utilização de modelos de linguagem para analisar e sintetizar informações presentes em prontuários eletrônicos de pacientes, literatura médica e estudos de caso, possibilitando que os médicos tomem decisões informadas e embasadas em evidências. Além disso, a combinação de análises de texto e imagem, pode ser empregada para criar sistemas de apoio à decisão clínica mais eficientes, auxiliando os profissionais de saúde na identificação de padrões e tendências em condições médicas, bem como no desenvolvimento de tratamentos personalizados e abordagens terapêuticas.[39]

Ao contrário do que muitos profetizam, é provável que a inteligência artificial não substitua os médicos, mas se tornem grande auxílio para uma ciência de cuidado mais precisa e econômica.[40] Essa ajuda permitirá que o médico foque na parte mais humana da medicina.

Healthcare Software-as-a-Service – *Softwares* Como Serviços

Desde meados do século passado pôde-se observar um desvio no foco do *hardware* (em que o aparelho em si era o centro das atenções) para o *software* (em que a funcionalidade é o centro das atenções). Uma evolução natural da demanda das sociedades se consideramos que, numa era industrial, a dificuldade em "produzir coisas" não era mais a primeira restrição encontrada pelos meios de produção e que, naquela ocasião, com o aumento dos níveis produtividade, a ideia era que os produtos passassem a desempenhar mais funções e cada vez melhor.

Essa "evolução" apresenta forte paralelo com a transição entre as diferentes revoluções industriais descritas anteriormente e pode ser resumida de forma simplista como a passagem entre os mundos mecânico, elétrico e eletrônico para o mundo microeletrônico. Nesse contexto, insere-se a importância da informática.

Os ganhos de funcionalidade almejados por todos seriam, obviamente, condicionados ao desenvolvimento de *software* que, geralmente, era produzido *ad hoc* e muitas vezes com padrões de qualidade aquém do desejado, custos superiores ao orçado e atrasos na conclusão dos projetos. E o pior: não havia força de trabalho para suprir a demanda que pressionava as indústrias de maneira crescente.

Essa situação foi denominada crise do *software*[41] por participantes da primeira NATO Software Engineering Conference (Conferência de Engenharia de Software da OTAN), em 1968, comumente conhecida como o "nascimento" da engenharia de *software* como ciência. Nesse evento (e a partir de então) passou-se a definir e desenvolver conjuntos de técnicas, métodos e ferramentas que visavam aumentar a produtividade dos processos de desenvolvimento de *software* e a confiabilidade nos produtos resultantes.

Desde então, novos paradigmas de desenvolvimento de *software* e os recursos para esse desenvolvimento foram criados, aprimorados e, por vezes, suplantados por novas tecnologias.[34] Mais importante para a presente discussão, a abordagem dada ao *software* evoluiu igualmente.[42]

Esse progresso pode resumir, também de maneira simplista, como a evolução de *software* como produto para *software* como serviço ou SaaS (do inglês *Software as a Service*).[34] Essa transição corrobora o foco em funcionalidade anteriormente discutido. Opta-se pelo uso de (e frequentemente paga-se por) um serviço, não um produto.

Como exemplo claramente ilustrativo de *software* como produto, podemos pensar nas antigas compras e instalações de aplicativos do pacote Office da Microsoft. O *software* era produzido e comercializado como um produto físico. Pagava-se pelo produto físico que daria acesso às funcionalidades desejadas.

SaaS, por outro lado, pode ser exemplificado como o conjunto de aplicativos do Google. Ao optar-se pelo uso, o acesso fica dependente de cadastro e subscrição que, após realizados, liberam acesso e uso de diversas funcionalidades, desde visualização de arquivos até acesso a salas de reunião virtuais.

Cabe aqui um breve (e levemente fora de contexto) aparte relacionado com a pergunta: "Mas então, como o Google ganha dinheiro se eu não preciso pagar para usar suas ferramentas?". No modelo de negócio dessa companhia a capitalização vem da venda de serviços a usuários de grande porte (empresas, instituições de ensino, governos etc.) e também dos serviços de *e-marketing* (os anúncios que vemos em *websites* e buscadores) vendidos a comerciantes e divulgados a usuários com base em parâmetros de uso que apresentam, o que permite melhor direcionamento de anúncios aos perfis corretos e aumenta a taxa de retorno sobre os investimentos feitos em *marketing*.[43]

Exemplos de SaaS atualmente aplicados a serviços de saúde incluem portais de prescrições médicas como o Memed, sistemas de prontuário eletrônico *web-based* como o Feegow, sistemas de gestão hospitalar como o Tasy e, evidentemente, os famosos *Health Apps*. O número de pessoas que usam esses aplicativos em seus celulares está estipulado em 84 milhões.[44] O uso dessas ferramentas na prestação de serviços de saúde traz, previsivelmente, vantagens, riscos e desafios.[45]

Entre as vantagens incluem-se atualizações dos sistemas em tempo real, possibilidade de customização (visto que o acesso a ferramentas específicas pode ser vendido separadamente) e menor custo. Como o *software* (e, muitas vezes, o processamento) é centralizado no servidor (empresa que fornece o produto), a estrutura necessária ao usuário (pessoa ou empresa que usa o serviço) torna-se mais simples e menos custosa.[38]

Um dos maiores riscos envolvidos é basicamente o conjunto de tudo o que se relaciona à proteção de dados, seja no âmbito pessoal ou nos âmbitos empresariais ou governamentais.[40] Exemplos de problemas ocorridos nesse sentido são os frequentes sequestros de dados (quando *hackers* invadem algum sistema e bloqueiam o acesso a informações contidas em bancos de dados até que recebam algum tipo de compensação exigida), envolvendo grandes empresas, e vazamentos ou, até mesmo, venda de dados pessoais de usuários de aplicativos a sistemas nacionais ou seguros de saúde. Esse tipo de crime virtual já aconteceu em nosso país em 2017.

Além da questão da proteção de dados, outro desafio importante enfrentado, e em parte causado pelo advento e pela implantação de múltiplos e distintos sistemas, relaciona-se com a interoperabilidade. Pensando-se em conceitos consagradamente benéficos na assistência à saúde, como cuidado integrado e tomada de decisão baseada em dados (a versão da medicina baseada em evidências no contexto da ciência de dados), sistemas não interoperáveis não trazem todo benefício em potencial das novas tecnologias aos pacientes nem aos sistemas de saúde.

Existem diversas iniciativas visando à interoperabilidade entre diferentes sistemas de informação em saúde, desde códigos de classificação como CID e DSM (que permitem a padronização de diagnósticos), passando por ontologias (estruturas que organizam o conhecimento e permitem extrair a semântica, o significado, independentemente da língua ou do código usado para expressar uma ideia), como LOINC, SNOMED-CT, até os ditos padrões de interoperabilidade como HL7, FHIR e DICOM, que propõem modelos mais ou menos rígidos para estruturação de dados, visando facilitar a troca de informações entre sistemas distintos e baseados em arquiteturas diversas.

Dispositivos e *Wearables*

A interconectividade entre dispositivos ou a IoT tem sido cada vez mais presente nas nossas vidas. De acordo com a empresa de consultoria

Gartner, em 2020 foram conectados à internet aproximadamente 20,4 bilhões de coisas.[46] Na área médica, esses dispositivos estão gerando um grande impacto com os mais diversos tipos de sensores, desde *wearables* ("vestíveis", em português) como relógios inteligentes, óculos, capacetes, faixas de cabeça, fones de ouvido, adesivos, braceletes, até os próprios sensores dos nossos celulares, novos equipamentos de uso médico ou pílulas comestíveis.[47] Esses dispositivos se comunicam com celulares ou com outros aparelhos conectados à internet, permitindo o monitoramento remoto dos dados gerados, e podem ser do tipo vestíveis (*wearables*) ou desenhados para usos específicos, como estetoscópios ou otoscópios digitais. Assim, podem funcionar também para prevenção, diagnóstico, controle e reabilitação de maneira remota.[48]

Os *wearables* (ou dispositivos vestíveis inteligentes) são aparelhos eletrônicos pelos quais se consegue coletar os mais diversos parâmetros vitais, como frequência cardíaca, pressão arterial, temperatura, frequência respiratória, saturação venosa de oxigênio, entre outros.[49] O número de dispositivos vestíveis conectados em todo o mundo mais que dobrou em um espaço de três anos, passando de 325 milhões em 2016 para 722 milhões em 2019. A previsão é que o número de dispositivos chegue a mais de um bilhão até 2022.[50] Os dispositivos vestíveis mais comuns são os relógios inteligentes, mas também há outros tipos como faixas torácicas, anéis ou fones de ouvido. A grande massificação dessas tecnologias traz algumas vantagens para a saúde: o fato de serem equipamentos mais baratos com relação aos aparatos médicos em geral e mais confortáveis; a forma contínua de coleta, ao contrário de medidas pontuais, e o grande volume de dados que são gerados em situações mais próximas à realidade do paciente; os dados podem ser transferidos em tempo real, possibilitando um monitoramento a distância; a possibilidade de o próprio paciente participar do seu monitoramento, trazendo-o para o centro do cuidado.[51]

A possibilidade de diagnosticar arritmias precocemente é um exemplo do uso de dispositivos desse tipo. Por exemplo, a Alivecor,[52] uma companhia americana, produz aparelhos portáteis do tamanho de um cartão de crédito que podem fazer um eletrocardiograma de seis derivações com a ajuda de um celular e, por meio da IA, consegue identificar alguns ritmos cardíacos. A empresa, que tem autorização do FDA (departamento sanitário dos Estados Unidos) para muitos de seus dispositivos, já teve seus aparelhos testados em mais de 40 ensaios clínicos.[53] Há casos reais que ilustram essas aplicações, como o de um paciente que, por volta dos 70 anos, teve uma taquicardia paroxística alertada pelo seu *smartwatch Fitbit*[54] e, então, fez uso de seu *Kardia* da Alivecor (Figura 1.2), que, conectado ao seu celular, analisou um eletrocardiograma

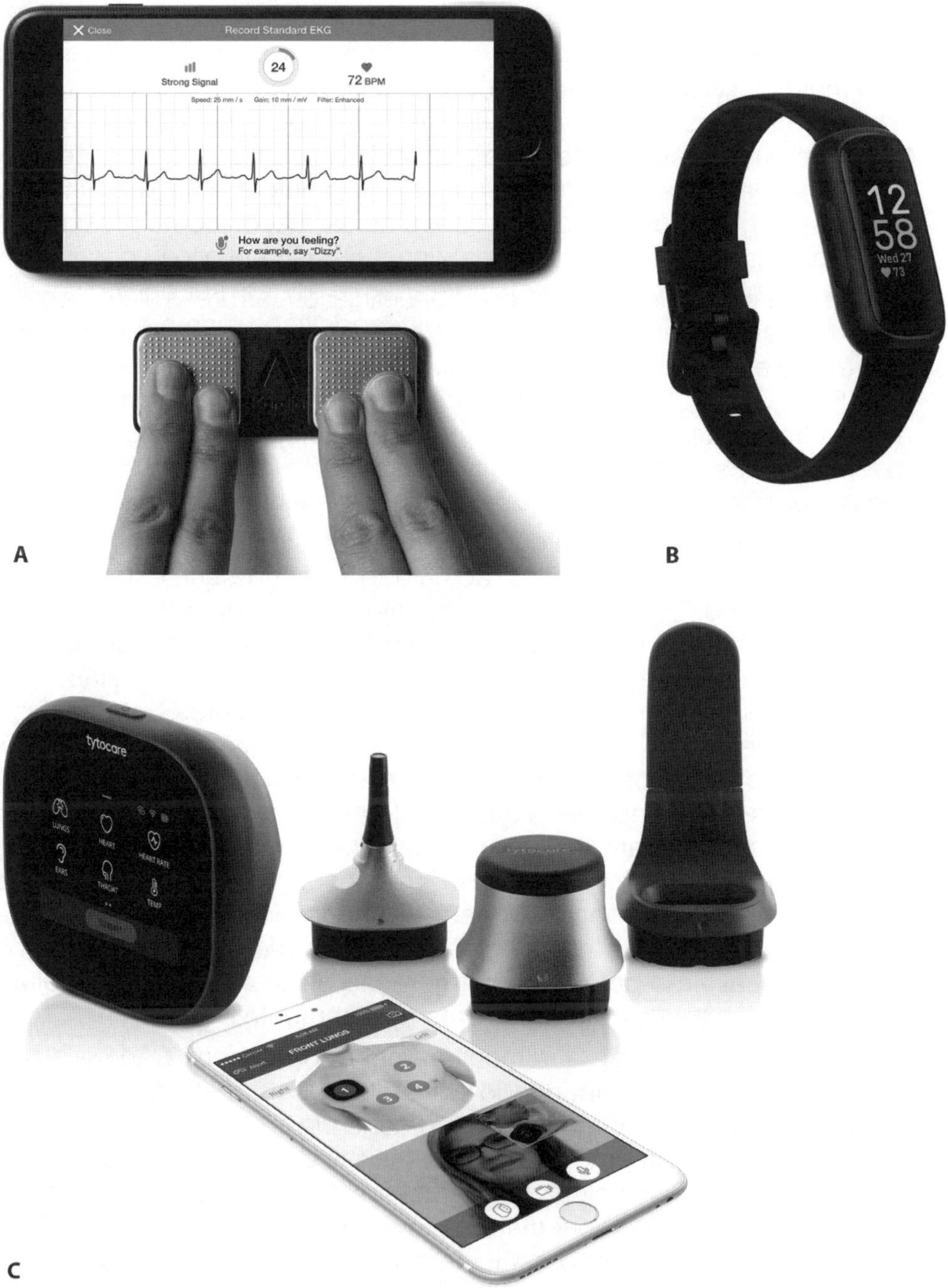

Figura 1.2. Dispositivos e *wearables*. **A:** O Kardia da Alivecor com uso no celular; **B:** *Smartwatch* da Fitbit; **C:** O aparelho de exame físico remoto Tyto.
Fonte: Imagens disponíveis gratuitamente na internet.

de uma derivação evidenciando realmente um distúrbio patológico corrigido posteriormente.[55]

O mesmo relógio inteligente pode ser usado para prever reinternações secundárias a insuficiências cardíacas.[56] O concorrente Apple Watch já foi usado em um estudo com mais de 400 mil pessoas para a detecção de algumas arritmias.[57] Há no mercado uma infinidade de aparelhos com sensores capazes de ajudar nos controles cardíacos como pressão arterial e nos casos de suspeita ou reabilitação de infarto do miocárdio.[58]

O uso de *wearables* também pode beneficiar outras áreas além da cardiologia. Na saúde mental, por exemplo, o seu uso pode prever sintomas de depressão e ansiedade ou monitorar efeito de medicações em pacientes com Parkinson.[59] Anéis, capacetes ou fitas na cabeça e fitas torácicas, entre outros receptores, extraem dados como eletroencefalograma (EEG), movimentações captadas por acelerômetro ou mesmo o ritmo cardíaco que, analisados por IA, contribuem para o melhor manejo da qualidade de sono.[60]

Além dos *wearables*, em outra faceta dessa realidade, há outros aparelhos com finalidades de apoio ao cuidado à saúde que estão cada vez mais conectados. Há uma crescente utilização de dispositivos portáteis para o exame físico remoto. Um exemplo é o *Tytocare*, dispositivo remoto um pouco maior que um celular que é capaz de fazer auscultas cardíacas e pulmonares, oro e otoscopias, além de tirar fotos bem nítidas de lesões de pele. Isso tudo de forma *on-line*, permitindo ao médico examinar de forma remota. Aparelhos médicos tradicionais estão sofrendo atualizações e tornando-se digitais. Estetoscópios digitais são capazes de usar algoritmos para melhorar a ausculta pulmonar além de transferir os dados para a nuvem.[61] O uso de dermatoscópios digitais também tem demonstrado grande benefício para o diagnóstico a distância na atenção primária, por meio da telemedicina.[62] Os mesmos benefícios para a saúde visual virão por uma nova geração de oftalmoscópios digitais e portáteis que beneficiarão o paciente remotamente.[63]

Aparelhos digitais de automonitoramento de glicemia demonstraram eficiência no uso acompanhado de profissionais a distância. O surgimento de aparelhos de monitorização contínua e não invasiva do açúcar sanguíneo provavelmente trará novas formas de cuidado para pacientes com diabetes.[64] Os pacientes hipertensos serão beneficiados por aparelhos de pressão interconectados e, provavelmente, sem *cuff*.[65] Não há dúvidas de que no futuro o paciente será o centro do cuidado digital.

Realidade Virtual, Aumentada e Metaverso

Apesar de serem termos comuns, as definições de realidade virtual e aumentada não são tão simples. A primeira, também chamada de VR (do inglês *virtual reality*), pode ser exemplificada pelo uso de aparelhos de vídeo e áudio por meio de algo parecido com um capacete e que permite uma total imersão em um ambiente virtual. O usuário dessa tecnologia pode interagir com essa realidade. Já a realidade aumentada (AR, do inglês *augmented reality*) normalmente depende de aparelhos como óculos ou celulares para adicionar elementos digitais ao ambiente, mas o substrato para interações e inserção dos elementos virtuais é o meio real.[66]

Ilustrativamente falando, e usando como exemplo a atividade de dirigir, realidade virtual seria algo parecido com um jogo de videogame no qual o jogador tem a experiência de imersão no universo criado para o jogo (como oferecido por alguns VR *headsets*, como Oculus Quest® ou HTC Vive®). Um exemplo de realidade aumentada (nada impensável atualmente), nesse contexto, seria um aplicativo semelhante ao Waze, mas que projetasse sugestões de rotas no para-brisa do carro, permitindo ao motorista enxergar o trânsito (mundo real), com uma camada virtual sobreposta. Outro exemplo (provavelmente um dos mais notáveis de AR), é o jogo Pokemon Go®, que adiciona desenhos ao ambiente que podem ser visualizados por meio do celular.

Além dessas duas definições e com avanços tecnológicos, alguns autores também definem a realidade mista ou híbrida, que é um contínuo entre elementos digitais e reais com possibilidade de interação com o usuário.[67] Imagine jogar tênis de mesa com bolinha e raquetes virtuais, mas a mesa sendo real. Aqui, usaremos a AR como sinônimo de realidade mista ou híbrida.[68]

Nas últimas duas décadas houve um grande interesse por essa área digital. O mercado global sobre esse tipo de tecnologia na área da saúde foi avaliado em US$ 2,3 bilhões em 2021 e com expectativa de atingir US$ 19,6 bilhões até 2030.[69] Já estão disponíveis no mercado vários tipos de óculos de realidade virtual: do econômico Google Cardboard®, uma espécie de suporte para o acoplamento do celular à frente dos olhos, aos mais modernos, como o Quest 2®, aparelho da Meta (antigo Facebook), e os vários modelos da concorrente, Vive. Apesar do que se poderia imaginar, esses aparelhos não são tão caros. O aparelho da Meta custa 400 dólares (ou seja, mais barato que um Iphone® de última geração). Os aparelhos de AR mais comuns são o Hololens da Microsoft® e o Google Glass® (Figura 1.3).

Dentro da medicina, a VR parece oferecer grandes possibilidades para o cuidado. Os usos para o controle da dor ou ansiedade, tanto em crianças como adultos, têm demonstrado resultados promissores.[70–72] Em saúde mental, patologias como fobias, autismo, doença de Alzheimer e até esquizofrenia parecem ser beneficiadas por esse ambiente imersivo.[73]

Por sua vez, a AR promete mais inovações. A educação e o treinamento serão impactados por essas novas tecnologias. Um programa

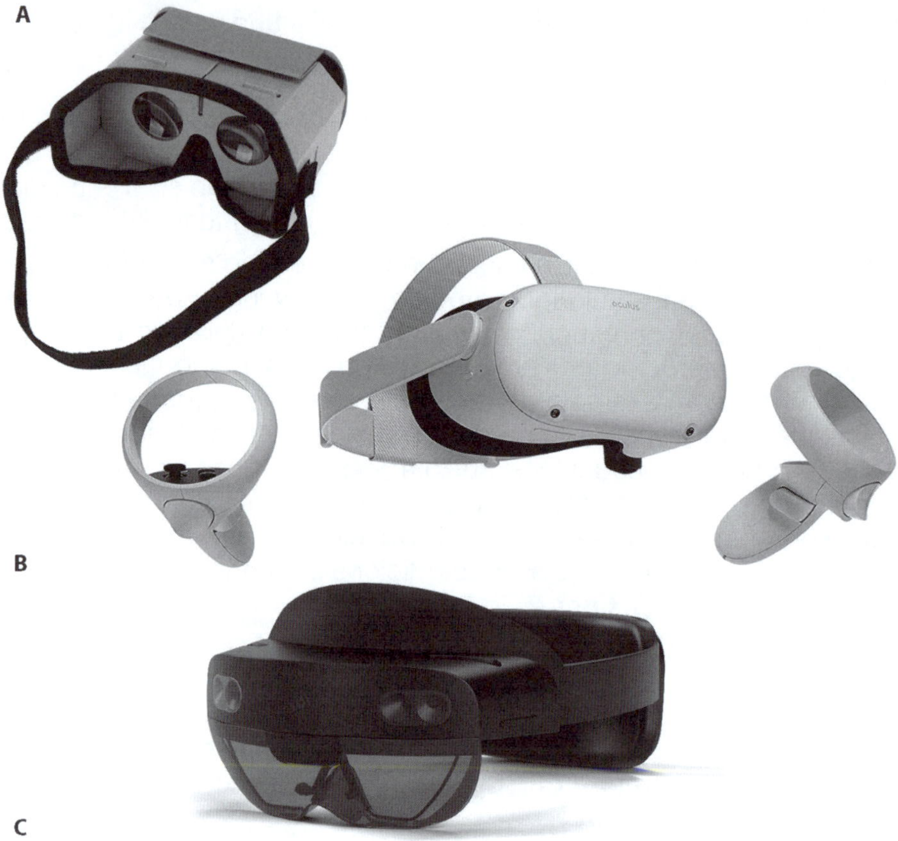

Figura 1.3. Óculos de **realidade virtual (VR) e realidade aumentada (AR). A:** O Google Cardboard para uso com celular; **B:** Óculos VR Quest 2®; **C:** Hololens da Microsoft®.
Fonte: Imagens disponíveis gratuitamente na internet.

chamado Artemis realizou treinamentos cirúrgicos usando um manequim e simulações virtuais de procedimentos por meio de de uma luva sensorial, além dos óculos. O projeto realizou treinamento entre duas pessoas, a distância, sendo a interação feita por avatares, o que foi chamado de telementoria.[74] Outras áreas além da cirurgia têm aproveitado o potencial educador da tecnologia.[75] Um desses exemplos é o Acumap®, um programa de VR para treinamento de técnicas de acupuntura que permite a visualização de estruturas nobres nas proximidades dos pontos de acupuntura e fornece *feedback* tátil por meio de manoplas. O uso da AR na telemedicina também tem se mostrado promissor, permitindo a realização de consultas imersivas a distância.[76]

Por outro lado, o metaverso é o uso da realidade virtual em um ambiente estruturado e conectado sustentado por tecnologias de criptografia e segurança, como o NFT (do inglês *tolken* não fungível), que permite o uso de dinheiro real na compra de produtos virtuais.[77] Esse ambiente seria como uma realidade própria na qual as pessoas interagem com outras ou com ambientes. Já existe um grande interesse médico nesse mundo virtual. Algumas empresas estão criando soluções de saúde como clínicas virtuais ou ambientes para meditação ou ioga. E é bem provável que esse tipo de realidade virtual faça parte de diversos tipos de tratamentos, começando pelos cuidados mentais.[78] Desse modo, esses contextos para cuidados de saúde serão uma evolução da telemedicina como conhecemos atualmente.

Robótica

Mais antiga que a quarta revolução industrial, a robótica é uma das grandes áreas de avanço no campo da saúde. O envelhecimento da população gerará uma demanda crescente por profissionais de saúde. Assim, o uso de robôs no cuidado das pessoas não é apenas uma promessa, mas uma necessidade.[79] O uso dessas máquinas automáticas no campo da saúde não é recente. A tomografia, basicamente um equipamento de raios X em um braço robótico, é usada há pelo menos quatro décadas.

Podemos classificar o uso dessas tecnologias em duas grandes partes: os robôs cirúrgicos ou invasivos e os outros. A robótica cirúrgica foi primeiro desenvolvida com a intenção de possibilitar cirurgias a distância por meio da RV.[80] Em 2001, por exemplo, foi relatada a primeira telecirurgia transatlântica realizada por uma equipe em Nova York em um paciente na França.[81] É provável que com a chegada de novas tecnologias, como a internet móvel de 5ª geração, haja um aumento no número desses procedimentos a distância.[82] Entretanto, o crescimento dessa tecnologia, até o momento, ocorreu sem a telepresença.

Cirurgias robóticas já são muito presentes em algumas especialidades, como a urologia. Estima-se que 90% das prostatectomias radicais nos EUA sejam desse tipo.[83] O dispositivo mais usado no momento é nomeado de robô Da Vinci, que traz além de ganho ergonômico para o cirurgião, movimentos sem tremores (por meio da IA) e visão com realidade aumentada. Ainda em desenvolvimento, há uma nova geração de robôs semiautônomos e alguns até totalmente autônomos. Um robô chamado STAR (do inglês *smart tissue autonomous robot*) foi capaz de realizar, de maneira autônoma, anastomoses intestinais com mais eficiência do que humanos.[84] Todavia, não é apenas nas áreas cirúrgicas que há avanços tecnológicos. Há, por exemplo, máquinas capazes de automatizar o processo de intubação,[85] assim como aparelhos que realizam coleta de sangue venoso com grande eficiência.[86]

Além de máquinas direcionadas a procedimentos invasivos, temos uma grande variedade de outros tipos de aplicações de robôs na saúde, como as máquinas para o uso em ambiente hospitalar. Em alguns hospitais, já foram implantados dispositivos capazes de realizar o envio de medicamentos por meio de tubos pneumáticos, o que agiliza a chegada ao paciente, reduzindo a possibilidade de erros.[87] A epidemia de Covid-19 tornou comum o uso de robôs para a desinfecção de ambientes.[88] O *Robear*® é outro caso de uma máquina que consegue retirar um paciente de uma maca e acomodá-lo numa cadeira de rodas.[89]

Aparelhos com o intuito de ajudar diretamente no cuidado, via interação com os pacientes, constituem outra vertente do uso dessas tecnologias. Esses robôs sociais (humanoides, na maioria) falam, escutam, interagem com as pessoas e são usados principalmente para amparo de idosos e crianças (Figura 1.4).[90] Um desses robôs, chamado *Pepper*®,

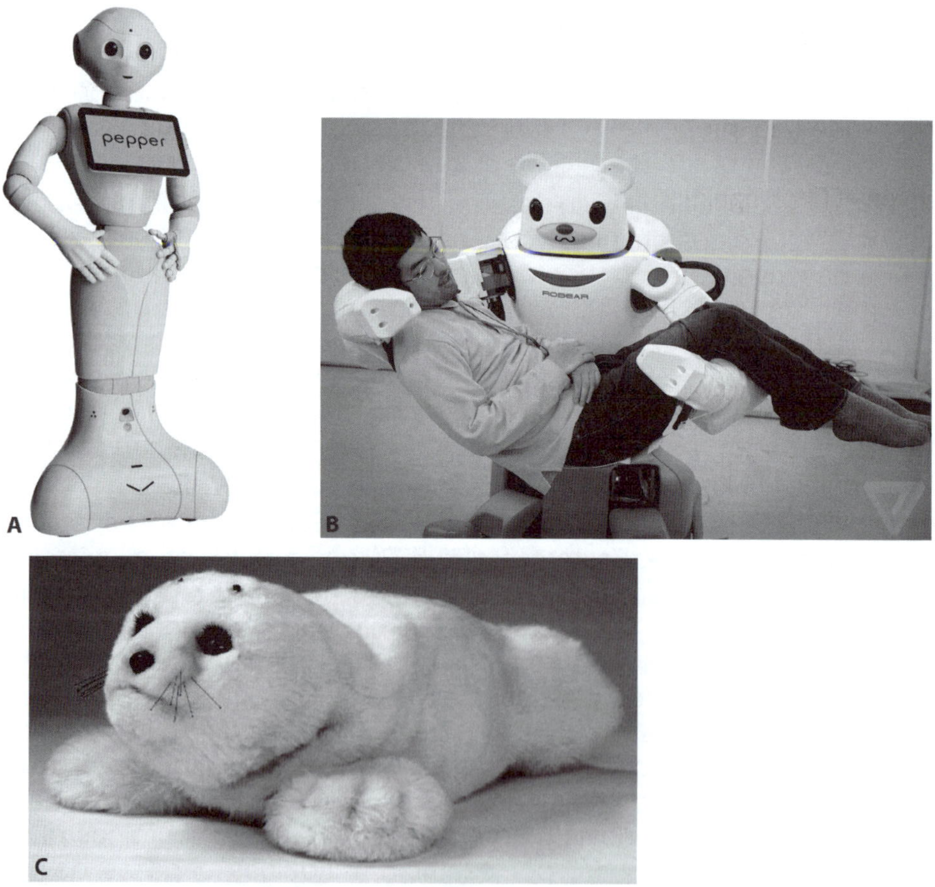

Figura 1.4. Aplicação de robôs na área de saúde. **A:** *Pepper*®; **B:** *Robear*®; **C:** *Paro*®.
Fonte: Imagens disponíveis gratuitamente na internet.

é capaz de compreender faces e sentimentos humanos enquanto conversa. Pode ser usado no cuidado com pacientes idosos com demência e esquizofrenia.[91] Outro, chamado *Pharos*, consegue passar exercícios para idosos, além de avaliar como está a execução.[92] O *Nao*®, outro humanoide, é capaz de ajudar crianças autistas.[93] Há também robôs de telepresença, ou seja, máquinas que se deslocam e apresentam uma tela com equipamento de áudio e podem ser úteis no atendimento a distância. Os aparelhos da Double Robotics® têm essa finalidade.[94] O Paro, que diferentemente dos anteriores (e curiosamente), tem o formato de uma foca, demonstra grandes benefícios no cuidado com demência.[95]

Outras grandes áreas em que há avanços proporcionados pela robótica é a assistência a pessoas com limitações físicas e a reabilitação motora. Há cadeiras de rodas automatizadas com controle para pessoas com tetraplegia,[96] capazes de aprender comandos por gestos da cabeça[97] e dispositivos para ajudar essas pessoas na atividade de vestir-se.[98] No auxílio à reabilitação há os exoesqueletos, estruturas mecânicas capazes de auxiliar nos movimentos fisiológicos do corpo. Estes já foram usados para reabilitação de acidentes cerebrais que levam à paralisia tanto de membros inferiores como superiores, de forma remota durante a pandemia do Covid-19, evidenciando o potencial para a telerreabilitação.[99,100]

Referências Bibliográficas

1. Brasil tem dois dispositivos digitais por habitante, revela pesquisa da FGV, Fundação Getúlio Vargas, 21 de dez de 2021. Disponível na Internet: https://portal.fgv.br/noticias/retrospectiva-2021-brasil-tem-dois-dispositivos-digitais-habitante-revela-pesquisa-fgv (10 set. 2021).
2. Rodrigues A. Em 2021, 82% dos domicílios brasileiros tinham acesso à internet. Agência Brasil, Brasília, 21 de junho de 2022. Disponível na Internet: https://agenciabrasil.ebc.com.br/geral/noticia/2022-06/em-2021-82-dos-domicilios-brasileiros-tinham-acesso-internet (10 set. 2021).
3. Branco AL. Revoluções industriais: primeira, segunda e terceira revoluções. Educação, Universo Online. Disponível na Internet: https://educacao.uol.com.br/disciplinas/geografia/revolucoes-industriais-primeira-segunda-e-terceira-revolucoes.htm (10 set. 2021).
4. Al-Jaroodi J, Mohamed N, Abukhousa E. Health 4.0: on the way to realizing the healthcare of the future. IEEE Access. 2020;8:211189-210.
5. Shuva P, Riffat M, Yasir A, Mahim MN, Sharnali BY, Naheen IT, et al. Industry 4.0 applications for medical/healthcare services. J SensorActuator Networks. 2020;10(3):43.
6. AIL-Jaroodi J,, Jameela; Mohamed N, Nader; Abukhousa E, Eman. Health 4.0: on the way to realizing the healthcare of the future. IEEE Access. 2020;8:, [s. l.], v. 8, p. 211189–211210, 2020.

7. Shuva P, Riffat M, Yasir A, Mahim MN, Sharnali BY, Naheen IT, et al. Industry 4.0 applications for medical/healthcare services. J Sensor Actuator Networks. 2020;10(3):43.
8. Yang J, Li Y, Liu Q, Li L, Feng A, Wang T, et al. Brief introduction of medical database and data mining technology in big data era. J Evid Based Med. 2020 Feb;13(1):57-69.
9. Firmani D, Leotta F, Mandreoli F, Mecella M. Editorial: Big Data Management in Industry 4.0. Front Big Data. 2021 Nov 25;4:788491.
10. Asri H, Mousanif H, Moatassime H, Zahir J. Big data and reality mining in healthcare: promise and potential. 2020; 12119:122-9. Em: [S. l.: s. n.], 2020.
11. Senthilkumar SA, Rai B, Gunasekaran A. Big data in healthcare management: a review of literature. Am J Theoretic Applied Business. 2018;4(2):57.
12. Dash S, Shakyawar SK, Sharma M, Kaushik S. Big data in healthcare: management, analysis and future prospects. J Big Data. 2019;6(1):54.
13. Lee J, Hyeon DY, Hwang D. Single-cell multiomics: technologies and data analysis methods. Exp Mol Med. 2020;52(9):1428-42.
14. Shilo S, Rossman H, Segal E. Axes of a revolution: challenges and promises of big data in healthcare. Nat Med. 2020;26(1):29-38
15. Sudlow C, Gallacher J, Allen N, Beral V, Burton P, Danesh J, et al. UK Biobank: an open access resource for identifying the causes of a wide range of complex diseases of middle and old age. PLoS Med. 2015;12(3):e1001779.
16. Ngiam KY, Khor IW. Big data and machine learning algorithms for health-care delivery. The Lancet Oncol. 2019;20(5):e262-e273.
17. Panesar S, Cagle Y, Chander D, Morey J, Fernandez-Miranda J, Kliot M. Artificial intelligence and the future of surgical robotics. Ann Surg. 2019;270(2):223-6.
18. Lindsey R, Daluiski A, Chopra S, Lachapelle A, Mozer M, Sicular S, et al. Deep neural network improves fracture detection by clinicians. Proc Natl Acad Sci U S A. 2018;115(45):11591-6.
19. Nam JG, Park S, Hwang EJ, Lee JH, Jin KN, Lim KY, et al. Development and validation of deep learning–based automatic detection algorithm for malignant pulmonary nodules on chest radiographs. Radiology. 2019;290(1):218-28.
20. Ehteshami Bejnordi B, Veta M, Johannes van Diest P, van Ginneken B, Karssemeijer N, Litjens G, et al. Diagnostic assessment of deep learning algorithms for detection of lymph node metastases in women with breast cancer. JAMA. 2018;318(22):2199-210.
21. Capper D, Jones DTW, Sill M, Hovestadt V, Schrimpf D, Sturm D, et al. DNA methylation-based classification of central nervous system tumours. Nature. 2018;555(7697):469-74.
22. Mishima H, Suzuki H, Doi M, Miyazaki M, Watanabe S, Matsumoto T, et al. Evaluation of Face2Gene using facial images of patients with congenital dysmorphic syndromes recruited in Japan. J Hum Genet. 2019 Aug;64(8):789-94..
23. Yan BP, Lai WHS, Chan CKY, Au ACK, Freedman B, Poh YC, et al. High-throughput, contact-free detection of atrial fibrillation from video with deep learning. JAMA Cardiol. 220;5(1):105-7.

24. Sreekala K, Rajkumar N, Sugumar R, Sagar KVD, Shobarani R, Krishnamoorthy KP, et al. Skin disease detection using artificial intelligence. Comput Intell Neurosci. 2022;2022:6138490.
25. D'Hotman D, Loh E. AI enabled suicide prediction tools: a qualitative narrative review. BMJ Health Care Inform. 2020;27(3):e100175.
26. Coppersmith G, Leary R, Crutchley P, Fine A. Natural language processing of social media as screening for suicide risk. Biomed Inform Insights. 2018;10:1178222618792860.
27. Lin E, Lin CH, Lane HY. Precision psychiatry applications with pharmacogenomics: artificial intelligence and machine learning approaches. Int J Mol Sci. 2020;21(3):969.
28. Shameer K, Johnson KW, Yahi A, Miotto R, Li LI, Ricks D, et al. Predictive modeling of hospital readmission rates using electronic medical record-wide machine learning: a case-study using Mount Sinai Heart Failure Cohort. Pac Symp Biocomput. 2017;22:276-87.
29. Han Q, Ji M, Troya IMR, Gaur M, Zejnilovic L. A hybrid recommender system for patient-doctor matchmaking in primary care. 2018.
30. Hoy MB. Alexa, Siri, Cortana, and More: An Introduction to Voice Assistants. Med Ref Serv Q. 2018;37(1):81-8.
31. Sezgin E, Huang Y, Ramtekkar U, Lin S. Readiness for voice assistants to support healthcare delivery during a health crisis and pandemic. NPJ Digit Med. 2020 Sep 16;3:122.
32. Martin A, Nateqi J, Gruarin S, Munsch N, Abdarahmane I, Zobel M, et al. An artificial intelligence-based first-line defence against Covid-19: digitally screening citizens for risks via a chatbot. Sci Rep. 2020;10(1):19012.
33. Kadariya D, Venkataramanan R, Yip HY, Kalra M, Thirunarayanan K, Sheth A. kBot: Knowledge-enabled personalized chatbot for asthma self-management. Proc Int Conf Smart Comput SMARTCOMP. 2019;2019:138-43.
34. Kadariya D, Venkataramanan R, Yip HY, Kalra M, Thirunarayanan K, Sheth A.KADARIYA, Dipesh et al. kBot: Knowledge-enabled personalized chatbot for asthma self-management. Proc Int Conf Smart Comput SMARTCOMP. 2019;2019:138-43.
35. Chew HSJ. The Use of artificial intelligence–based conversational agents (chatbots) for weight loss: scoping review and practical recommendations. JMIR Med Inform. 2022;10(4):e32578.
36. Fagherazzi G, Fischer A, Ismael M, Despotovic V. Voice for health: the use of vocal biomarkers from research to clinical practice. Digit Biomark. 2021;5(1):78-88.
37. Brown TB, Mann B, Ryder N, Subbiah M, Kaplan J, Dhariwal P, et al.. Language models are few-shot learners. Comp Science. 2005:14165.
38. Matias Y, Corrado G. Our latest health AI research updates. Disponível na Internet:https://blog.google/technology/health/ai-llm-medpalm-research-thecheckup/(14 mar. 2023).
39. Will ChatGPT transform healthcare? (2023). Nat Med. 2023;29(3):505-6. Disponível na Internet: https://doi.org/10.1038/s41591-023-02289-5.

40. Acosta JN, Falcone GJ, Rajpurkar P, Topol EJ. Multimodal biomedical AI. Nat Med. 2022 Sep;28(9):1773-1784. Disponível na Internet: https://doi.org/10.1038/s41591-022-01981-2.
41. Topol E. Deep medicine: how artificial intelligence can make healthcare human again. New York: Basic Books, 2019.
42. Pressman R, Maxim B. Software engineering: a practitioner's approach, 8th ed. New York: MacGraw-Hill, 2015.
43. Sommerville I. Software engineering. 10th ed. Boston: Pearson Education Limited, 2016.
44. Stokes R. eMarketing: the essential guide to marketing in a digital world., 6th ed. Cape Town: The Red & Yellow Creative School of Business, 2018.
45. Phaneuf A. The number of health and fitness app users increased 27% from last year. 2020. Disponível na Internet: https://www.insiderintelligence.com/content/number-of-health-fitness-app-users-increased-27-last-year (1 set. 2022).
46. Gordon WJ, Landman A, Zhang H, Bates DW. Beyond validation: getting health apps into clinical practice. NPJ Digit Med. 2020;3:14.
47. El-Wakeel AS, Noureldin A, Hassanein HS, Zorba N. Towards a practical crowdsensing system for road surface conditions monitoring. IEEE Internet of Things J. 2018;5(6):4672-85.
48. Lu L, Zhang J, Xie Y, Gao F, Xu S, Wu X, et al. Wearable health devices in health care: narrative systematic review. JMIR Mhealth Uhealth. 2020;9;8(11):e18907.
49. Vishnu S, Ramson SRJ, Jegan R. Internet of medical things (IoMT) - an overview. 2020. 5th International Conference on Devices, Circuits and Systems (ICDCS). IEEE. 2020:101-4.
50. Dias D, Paulo Silva Cunha J. Wearable health devices—vital sign monitoring, systems and technologies. Sensors. 2018;18(8):2414.
51. Statista. Number of connected wearable devices worldwide from 2016 to 2022. 2019. Disponível na Internet: https://www.statista.com/statistics/487291/global-connected-wearable-devices/ (1 set. 2022).
52. Loncar-Turukalo T, Zdravevski E, Machado da Silva J, Chouvarda I, Trajkovik V. Literature on wearable technology for connected health: scoping review of research trends, advances, and barriers. J Med Internet Res. 2019;21(9):e14017.
53. Alivecor. Disponível na Internet: www.alivecor.com (2 set. 2022).
54. Meskó B, Görög M. A short guide for medical professionals in the era of artificial intelligence. NPJ Digit Med. 2020;3(1):126.
55. Fitbit. Disponível na Internet: www.fitbit.com (2 set. 2022).
56. Ip JE. Wearable devices for cardiac rhythm diagnosis and management. JAMA. 2019;321(4):337-8.
57. Stehlik J, Schmalfuss C, Bozkurt B, Nativi-Nicolau J, Wohlfahrt P, Wegerich S, et al. Continuous wearable monitoring analytics predict heart failure hospitalization. Circ Heart Fail. 2020;13(3):e006513.
58. Turakhia MP, Desai M, Hedlin H, Rajmane A, Talati N, Ferris T, et al. Rationale and design of a large-scale, app-based study to identify cardiac arrhythmias using a smartwatch: The Apple Heart Study. Am Heart J. 2019;207:66-75.

59. Bayoumy K, Gaber M, Elshafeey A, Mhaimeed O, Dineen EH, Marvel FA, et al. Smart wearable devices in cardiovascular care: where we are and how to move forward. Nat Rev Cardiol. 2021;18(8):581-99.
60. Corrà MF, Warmerdam E, Vila-Chã N, Maetzler W, Maia L. Wearable health technology to quantify the functional impact of peripheral neuropathy on mobility in Parkinson's disease: A systematic review. Sensors. 2020;20(22): 6627.
61. Lujan MR, Perez-Pozuelo I, Grandner MA. Past, present, and future of multisensory wearable technology to monitor sleep and circadian rhythms. frontiers in digital health. Front Digit Health. 2021;3:721919.
62. Lee SH, Kim YS, Yeo WH. Advances in microsensors and wearable bioelectronics for digital stethoscopes in health monitoring and disease diagnosis. advanced healthcare materials. Adv Healthc Mater. 2021;10(22):e2101400.
63. Deda LC, Goldberg RH, Jamerson TA, Lee I, Tejasvi T. Dermoscopy practice guidelines for use in telemedicine. NPJ Digit Med. 2022;5(1):55.
64. Taylor C. Digital ophthalmoscopy: through a non-specialist lens. Future Healthc J. 2021; 8(1): e76–e78.
65. Bolla AS, Priefer R. Blood glucose monitoring- an overview of current and future non-invasive devices. Diabetes Metab Syndr. 2020;14(5):739-51.
66. Fujiwara T, McManus RJ, Kario K. Management of hypertension in the digital era. Hipertens Riesgo Vasc. 2022;39(2):79-91.
67. Viglialoro RM, Condino S, Turini G, Carbone M, Ferrari V, Gesi M. Augmented reality, mixed reality, and hybrid approach in healthcare simulation: a systematic review. Appl. Sci. 2021;11(5): 2338.
68. Gerup J, Soerensen CB, Dieckmann P. Augmented reality and mixed reality for healthcare education beyond surgery: an integrative review. Int J Med Educ. 2020;11:1-18.
69. Eckert M, Volmerg JS, Friedrich CM. Augmented reality in medicine: systematic and bibliographic review. JMIR Mhealth Uhealth. 2019;26;7(4):e10967.
70. Globenewswire. 2022. Disponível na Internet: https://www.globenewswire.com/en/news-release/2022/08/23/2503208/0/en/Augmented-and-Virtual-Reality-in-Healthcare-Market-Size-to-Reach-USD-19-6-Bn-by-2030.html (2 set. 2022).
71. Tas FQ, van Eijk CAM, Staals LM, Legerstee JS, Dierckx B. Virtual reality in pediatrics, effects on pain and anxiety: a systematic review and meta-analysis update. Paediatr Anaesth. 2022;32(12):1292-304.
72. Lambert V, Boylan P, Boran L, Hicks P, Kirubakaran R, Devane D, et al. Virtual reality distraction for acute pain in children. Cochrane Database Syst Rev. 2020;10(10):CD010686.
73. Smith V, Warty RR, Sursas JA, Payne O, Nair A, Krishnan S, et al. The effectiveness of virtual reality in managing acute pain and anxiety for medical inpatients: systematic review. J Med Internet Res. 2020;22(11):e17980.
74. Emmelkamp PMG, Meyerbröker K. Virtual reality therapy in mental health. Annu Rev Clin Psychol. 2021;17:495-519.
75. Gasques D, Johnson JG, Sharkey T, Feng Y, Wang R, Xu ZR, et al. ARTEMIS: A collaborative mixed-reality system for immersive surgical telementoring.

Proceedings of the 2021 CHI Conference on Human Factors in Computing Systems. 2021;662:1-14.

76. Gerup J, Soerensen CB, Dieckmann P. Augmented reality and mixed reality for healthcare education beyond surgery: an integrative review. J Med Educ. 2020;11:1-18.
77. Sirilak S, Muneesawang P. A new procedure for advancing telemedicine using the HoloLens. IEEE Access. 20218;6:60224-33.
78. Chengoden R, Victor N, Huynh-The T, Yenduri G, Jhaveri RH, Alazab M, et al. Metaverse for healthcare: a survey on potential applications, challenges and future directions. Comp Science. 2022;2209.04160.
79. Usmani SS, Sharath M, Mehendale M. Future of mental health in the metaverse. Gen Psychiatr. 2022;35(4):e100825.
80. Kyrarini M, Lygerakis F, Rajavenkatanarayanan A, Sevastopoulos C, Chaitanya KK, Babu AR, et al. A survey of robots in healthcare. Technologies. 2021;9(1):8.
81. Satava RM. Surgical robotics: the early chronicles. surgical laparoscopy, endoscopy & percutaneous techniques. 2002;12(1):6-16.
82. Marescaux J, Leroy J, Gagner M, Rubino F, Mutter D, Vix M, et al. Transatlantic robot-assisted telesurgery. Nature. 2001;413(6854):379-80.
83. Zhang Q, Liu J, Zhao G. Towards 5G enabled tactile robotic telesurgery. Comp Science. 2018:1803.03586.
84. Navaratnam A, Abdul-Muhsin H, Humphreys M. Updates in Urologic Robot Assisted Surgery. F1000Res. 2018;7:F1000 Faculty Rev-1948.
85. Panesar S, Cagle Y, Chander D, Morey J, Fernandez-Miranda J, et al. Artificial intelligence and the future of surgical robotics. Ann Surg. 2019;70(2):223-6.
86. Boehler Q, Gage D, Hofmann P, Gehring A. REALITI: a robotic endoscope automated via laryngeal imaging for tracheal intubation. IEEE Transactions on Medical Robotics and Bionics. 2020;2(2):157-64.
87. Chen AI, Balter M, Maguirre TJ, Yarmush M. Deep learning robotic guidance for autonomous vascular access. Nature Machine Intelligence. 2020;2(2):104-15.
88. Alahmari AR, Alrabghi KK, Dighriri IM. An overview of the current state and perspectives of pharmacy robot and medication dispensing technology. Cureus. 2022;14(8):e28642.
89. Fan Y, Hu Y, Jiang L, Liu Q, Xiong L, Pan J, et al. Intelligent disinfection robots assist medical institutions in controlling environmental surface disinfection. Intelligent Medicine. 2021;1(1):19-23.
90. Jiang C, Hirano S, Mukai T, Nakashima H, Matsuo K, Zhang D, et al. 2A2-U06 Development of high-functionality nursing-care assistant robot Robear for patient-transfer and standing assistance. Comp Science. 2015
91. Papadopoulos I, Koulouglioti C, Lazzarino R, Ali S. Enablers and barriers to the implementation of socially assistive humanoid robots in health and social care: a systematic review. BMJ Open. 2020;10(1):e033096.
92. Sato M, Yasuhara Y, Osaka K, Ito H, Dino MJS, Ong IL, et al. Rehabilitation care with Pepper humanoid robot: A qualitative case study of older patients with schizophrenia and/or dementia in Japan. Enfermeria Clinica. 2020;30:32-6.

93. Martinez-Martin E, Costa A, Cazorla M. PHAROS 2.0—A PHysical Assistant RObot System Improved. Sensors. 2019;19(20):4531.
94. Alnajjar F, Cappucci M, Renawi A, Mubin O, Loo C. Personalized robot interventions for autistic children: an automated methodology for attention assessment. Int J Soc Robotics. 2021;13(1):67-82.
95. Fiorini L, Mancioppi G, Becchimanzi C, Sorrentino A, Pistolesi M, Tosi F, et al. Multidimensional evaluation of telepresence robot: results from a field trial. 2020 29th IEEE International Conference on Robot and Human Interactive Communication (RO-MAN). IEEE. 2020:1211-16.
96. Kang HS, Makimoto K, Konno R, Koh IS. Review of outcome measures in PARO robot intervention studies for dementia care. Geriatr Nurs. 2020;41(3):207-14.
97. Graser A, Heyer T, Lange U, Fotoohi L. A supportive FRIEND at work: robotic workplace assistance for the disabled. IEEE Robotics & Automation Magazine. 2013;20(4):148-59.
98. Kyrarini M, Zheng Q, Haseeb MA, Graser A. Robot learning of assistive manipulation tasks by demonstration via head gesture-based interface. EEE Int Conf Rehabil Robot. 2019;2019:1139-46.
99. Zhang F, Cully A, Demiris Y. Probabilistic real-time user posture tracking for personalized robot-assisted dressing. IEEE Transactions on Robotics. 2019;35(4):873-88.
100. Akbari A, Haghverd F, Behbahani S.. Robotic Home-Based Rehabilitation Systems Design: From a Literature Review to a Conceptual Framework for Community-Based Remote Therapy During Covid-19 Pandemic. Front Robot AI. 2021;8:612331.

2 Aspectos Técnicos da Teleconsulta

Eduardo Picelli Vicentim

Marcela Mitie Missawa

Débora Sampaio Banduk

Gabriel Arthur Bolorini Pereira

Telemedicina – Definição e Prática

Em 11 de março de 2020, o mundo foi confrontado com uma realidade completamente nova para a era pós-moderna: a Organização Mundial de Saúde (OMS) declarou a condição de pandemia para a síndrome gripal causada pelo coronavírus SARS-CoV-2, a *Coronavirus disease*, também chamada de Covid-19. Uma ampla reorganização foi necessária por parte de todos os setores da sociedade diante de medidas de *lockdown* difundidas por diversos países. Em face da necessidade de isolamento e de se evitar aglomerações, uma questão se sobrepôs: como lidar com o grande influxo de pessoas que buscavam atendimento diante da difusão da doença?

A solução já vinha sendo discutida desde a década de 1970, quando programas-piloto nos Estados Unidos buscavam dinamizar o atendimento médico de áreas rurais levando o cuidado médico por atendimento telefônico a diferentes localidades. Em resposta à pandemia, uma área que vinha se desenvolvendo a passos lentos teve um salto de uso e, consequentemente, tecnológico, para se tornar a vanguarda do cuidado e do combate à Covid-19.

Pesquisadores da Universidade Duke (Drake *et al.*, 2022) constataram aumento de uso na telemedicina, seja em consultas por vídeo ou telefone, desde o início da pandemia. Após a redução dos casos de Covid-19, houve queda na procura, mas a modalidade consolidou-se em alternativa importante para a prática médica (algumas especialidades pesquisadas, como psiquiatria e endocrinologia, alcançaram índices de realização de 98% das consultas por meios digitais). Chu *et al.* (2020) corroboraram esse dado em pesquisa realizada na província de Ontário no Canadá, constatando um aumento de procura de 7 a 10 consultas/1.000 pacientes para 147 a 220 consultas/1.000 pacientes.

Pesquisa do CETIC (Centro Regional de Estudos para o Desenvolvimento da Sociedade da Informação) concluiu que 26% dos usuários de internet (16 anos ou mais) realizaram consulta médica ou com outro profissional de saúde pela internet (teleconsulta) no período de 1 ano (NIC.br, 2022).

Dessa forma, faz-se necessário discutir e consolidar essa modalidade de cuidado em saúde, bem como estabelecer uma práxis da melhor forma de estabelecimento dessas consultas.

O Que é Telemedicina?

Por se tratar de uma modalidade de atendimento relativamente nova e alvo de muitas discussões ao longo dos anos, a telemedicina ainda não tem uma definição consolidada. A OMS define a telemedicina como "a oferta de serviços ligados aos cuidados com a saúde, nos casos em que a distância é um fator crítico. Esses serviços são providos por profissionais da área de saúde, usando tecnologias de informação e de comunicação para o intercâmbio de informações válidas para diagnósticos, prevenção e tratamento de doenças e a contínua educação de provedores de cuidados com a saúde, assim como para fins de pesquisa e avaliações. O principal objetivo é melhorar a saúde das pessoas e de suas comunidades." (WHO, 2005)

Outras diferentes definições de entidades diversas (Telemedicine Information Exchange – TIE, American Telemedicine Association – ATA, European Health Telematics Observatory – ETHO) foram propostas, diante de conceituação similar. Deve-se implementar uma diferenciação fundamental, mais ampla, entre o conceito de telemedicina e o de telessaúde, que descreva formas de atuação de outros profissionais de saúde a distância, a exemplo da enfermagem, psicologia, nutrição e fisioterapia.

Soirefmann *et al.* (2008) propõem uma definição coerente, como o "uso de informação médica através da comunicação eletrônica para a saúde do paciente e educação dos profissionais da saúde. Ela também pode ser caracterizada como o emprego de sinais eletrônicos para transferir informações médicas (fotografias, imagens em radiologia, áudio, dados de pacientes, videoconferências) de um local a outro através da Internet, de computadores, de satélites ou de equipamento de videoconferência, com a finalidade de melhorar o acesso à saúde", abrangendo tanto o aspecto técnico quanto o prático da atuação do médico a distância.

Maldonado *et al.* (2016), por sua vez, sintetizam os elementos básicos na conceituação de telemedicina como sendo: "distância física entre o serviço médico e o paciente; uso da tecnologia para realizar a assistência, em substituição à presença física; disponibilidade de equipe médica e de profissionais de saúde para prestar o serviço; disponibilidade de profissionais das áreas de tecnologia responsáveis pelo desenvolvimento e pela manutenção da infraestrutura de telemedicina; sistematização do processo de teleassistência, com desenvolvimento de protocolos de dados clínicos; e estruturação de segurança, qualidade e sigilo dos dados e serviços oferecidos pela telemedicina". Assim, concluem, uma definição simples que resume as demais, segundo os autores, seria o "*uso das tecnologias de informação e comunicação na saúde, viabilizando a oferta de serviços ligados aos cuidados com a saúde (ampliação da atenção e da cobertura), especialmente nos casos em que a distância é um fator crítico*".

Como descrito, apesar de se tratar de um assunto discutido desde o advento dos meios de comunicação a distância e tecnologias no cuidado à saúde, datando as primeiras discussões na década de 1970, ainda não temos uma definição unânime do conceito de telemedicina, nem mesmo de suas aplicações e limitações. Limites têm sido traçados arbitrariamente entre conceitos como telessaúde, telemedicina, teleconsulta e teleassistência, mas não há uma padronização, o que tende a se tornar ainda mais complexo diante de novas realidades da tecnologia, como o advento da realidade virtual, realidade aumentada e do metaverso.

Porém, encontramos denominadores comuns no conceito da utilização de tecnologias (atuais e futuras) para promover o contato via áudio e/ou vídeo entre profissional e paciente, em um ambiente com segurança de transmissão de dados, para estabelecer um "encontro" entre duas subjetividades: a do profissional de saúde, em sua atuação de exercer o cuidado e o compartilhamento de decisões com o outro; e o paciente, com suas aflições e seus anseios, estabelecendo uma relação participativa no diagnóstico e nas condutas clínicas, a fim de construir um cuidado o mais humanizado possível diante da distância física.

Requisitos para a Teleconsulta

A teleconsulta ou o teleatendimento, obviamente, envolvem elementos que habitualmente não estão presentes em uma consulta presencial. Como muitos cuidados são necessários em um atendimento presencial para garantir direitos do paciente (como o direito à privacidade da relação médico-paciente), o estabelecimento do contato não enfrenta obstáculos tecnológicos como nos meios virtuais.

Assim, alguns cuidados devem ser elencados como necessários para a prática dessa modalidade de atendimento. O médico (ou profissional de saúde) deve atentar para garantir as condições possíveis para estabelecer esse contato de sua parte, além de avaliar se o paciente terá as mesmas condições para estabelecer a conexão e o contato adequados durante a consulta.

Muitas vezes, limitações tecnológicas (tanto de dispositivos quanto de habilidades) serão o elemento fundamental para optar por uma teleconsulta via telefone ou via videoconferência. É fundamental compreender e ter a delicadeza de buscar alternativas diante de situações de dificuldade conforme os contextos do médico e do paciente. Algumas medidas são importantes para garantir a consulta de forma adequada (Quadro 2.1).

Para esses desafios tecnológicos, uma consultoria do setor de tecnologia de informação pode recomendar os requisitos mínimos para o atendimento, a depender da plataforma e/ou do aplicativo utilizado. Fatores importantes a serem considerados envolvem: idade, velocidade e qualidade de processador, e placa de vídeo. Esses atributos devem ser avaliados de antemão previamente à atuação nessa modalidade de atendimento. Cumpre o lembrete de se ter cuidado para que o aparelho

Quadro 2.1. Cuidados tecnológicos na teleconsulta

Hardware	Aparelho de computador com *hardware* adequado para manter contatos de áudio e vídeo de alta qualidade.
Monitor, caixa de som, microfone	Monitores com qualidade HD, caixas de som e microfones testados e com bom funcionamento, e, sempre que possível, a preferência deve ser dada para o uso de *headsets*.
Câmera de vídeo	Recomenda-se uso de câmera *full* HD 1080p com foco automático. Câmeras via USB ou HDMI tendem a ser superiores à câmera integrada ao *laptop*.
Smartphones* e *tablets	Utilizar dispositivo profissional, e não pessoal. Certificar-se de estabilidade de sinal de internet, preferir uso de *wi-fi* ao uso de rede móvel. Para as consultas por vídeo, manter dispositivo em suporte/tripé estável e bem posicionado.
Conexão à internet	Sempre que possível, a conexão mais adequada é cabeada, e não de *wi-fi*/4G, já que a conexão a cabo Ethernet/banda larga é mais estável e consistente, com menos interferências.
Velocidade da internet	A conexão deve ter velocidade de, ao menos, 1 Mbps, sendo o ideal conexões mais potentes.
Tempo de latência (*lag*)	Não realizar teleatendimento com latência maior de 200 ms; idealmente, buscar latência abaixo de 100 ms.
Registro em prontuário e aplicativos	Utilizar aplicativos e *softwares* já validados e autorizados pelos órgãos competentes do país.
Configurações	As configurações de sistema do computador, telefone ou *tablet* devem garantir privacidade nas consultas, bem como autorizações de acesso a microfone e áudio por parte dos *softwares* e aplicativos.
Interoperabilidade	O sistema escolhido deve ser adequado tanto para o profissional quanto para o paciente. O paciente deve ser informado dos recursos a que tem acesso no sistema que está utilizando (suspender ou liberar áudio e vídeo, tela cheia, anexos etc.).

Fonte: Elaborado pelos autores.

de computador esteja sempre conectado à fonte de energia, carregado e com bateria suficiente para a sua utilização.

Para melhor experiência, conforto e facilidade nos teleatendimentos, é desejável o uso de dois monitores de computador com qualidade HD: um para o registro em prontuário e outro para manter o contato visual na videoconsulta.

As caixas de som devem ser adequadas para que não haja comprometimento da qualidade da coleta de informações e da confidencialidade do paciente, e, sempre que possível, a preferência deve ser dada para o uso de *headsets*.

Um microfone de qualidade adequada também é fundamental para a compreensão das orientações por parte do paciente.

As consultas de vídeo, em específico, dependem de boa captação do profissional de saúde. Apesar de a visualização do médico não estabelecer benefícios objetivos, do ponto de vista subjetivo facilita o envolvimento do paciente na consulta e o estabelecimento de um vínculo empático. Muitas vezes, a qualidade de uma câmera dedicada via USB ou HDMI é muito superior à da câmera integrada ao *laptop*, o que resulta em diferença importante na qualidade da captação da imagem e, por conseguinte, no bom andamento e sucesso da teleconsulta.

O uso de *tablets* e *smartphones* também é possível para a teleconsulta, com vantagens (portabilidade, facilidade de uso), mas também desvantagens (tela menor, necessidade de um suporte, conectividade *wi-fi* pior do que cabeada). Ao se optar por esses dispositivos, sempre dê preferência para o uso de dispositivo profissional, e não pessoal (especialmente no uso de FaceTime ou WhatsApp para a consulta, que são sistemas ligados ao número de telefone).

É importante testar todos os equipamentos antes do início das consultas, a fim de evitar imprevistos.

Além dos equipamentos e dispositivos em uso, a conectividade é fator central para a ocorrência e o sucesso da teleconsulta. Deve-se buscar velocidades de conexão a partir de 1 Mbps (velocidade de *download*), e o sinal de 4G, se usado, deve ser o mais potente possível. Cada sistema ou aplicativo usado tem suas características e demandas de sistema, e o ajuste deve sempre ser feito considerando-se as modalidades utilizadas. A videoconferência demanda significativamente mais da velocidade de conexão. Realizar teste de velocidade de conexão e latência (*lag*) é imprescindível para evitar surpresas inconvenientes. O tempo de latência (*lag*) envolve o atraso da resposta de uma ação no sistema *on-line*. Uma latência maior que 200 ms é proibitiva, e o ideal é que seja menor do que 100 ms. Esses testes estão amplamente disponíveis na internet por meio de uma busca simples.

Iniciando a Consulta – Preparação e Cuidados

A realidade do *home office* causou grandes mudanças na forma de compreender e encarar as atividades laborais. Diante da ascensão da telessaúde, profissionais que antes apenas orbitavam esse tipo de atuação passaram a atuar de forma preponderante nos modelos de teletrabalho, o que trouxe muitas dificuldades organizacionais, processuais e adaptativas.

Ribeiro e Antunes (2021), em revisão integrativa sobre os processos adaptativos ao teletrabalho, concluem que "o *home office* mobiliza e aciona um processo abrangente de reorganização da vida pessoal e relacional do indivíduo, associando aspectos pragmáticos e emocionais, os quais carecem de ser adequadamente analisados e visibilizados no nível das organizações e também da família".

Compreendemos que a realidade do profissional de saúde é a mesma, exigindo uma reorganização pessoal, profissional e familiar para atuar, seja do próprio ambiente domiciliar ou de serviços presenciais para lidar com pacientes em seu próprio ambiente domiciliar. Alguns cuidados e preparações se tornam, então, necessários para estabelecer um ambiente formal e de confiabilidade entre profissional e paciente (Quadro 2.2).

Quadro 2.2. O início da consulta: preparação e cuidados

Teste do sistema	Realizar sempre ao iniciar toda jornada de teleatendimentos. Verificar: dispositivo carregado e conectado à fonte de energia, conexão à internet adequada, acesso a sistemas e plataformas, áudio e câmera funcionando e com boa captação.
Ambiente	Ambiente privativo e silencioso. Dar preferência a um cenário com parede lisa ou com poucas distrações atrás do médico. Em algumas plataformas há opção de ocultar o fundo.
Iluminação	A iluminação natural é importante, mas a iluminação artificial deve ser usada sempre que necessário, e o profissional sempre deve ficar a favor da luz, a fim de não ficar sombreado por um posicionamento em contraluz.
Vestimenta (*dress code*)	Cuidados de vestimenta e higiene são tão necessários quanto em uma consulta presencial. Uso de uniforme (jaleco, avental) confere segurança e a identificação do paciente de se tratar de um atendimento formal como ocorre presencialmente. Utilizar roupas adequadas inclusive em partes do corpo que não aparecem na videoconsulta, já que a qualquer momento o profissional pode precisar se levantar ou se movimentar durante a consulta e, dessa forma, expor vestimentas inadequadas.
Aplicativo e sistema	Dominar as funcionalidades que utiliza; se necessário, realizar consultas-teste para familiarizar-se com todos os recursos.
Apresentação	Ao iniciar uma consulta por vídeo ou telefone, o profissional deve se apresentar de forma adequada, com seu nome, função e vinculação profissional.
Confirmação dos dados	É necessário confirmar os dados do paciente: nome completo e data de nascimento são suficientes para impedir registros incorretos por homônimos, mas é possível também solicitar documentos pessoais (p. ex., CPF) para aumentar a confiabilidade do registro. Atente-se para compreender como o paciente prefere ser chamado, inclusive se tem algum nome social.
Confirmação do telefone	Apesar de incluso na confirmação dos dados, é algo que deve ser destacado em particular. Em uma consulta de vídeo, a confirmação do telefone permite que, diante de problemas de conexão, uma tentativa de contato telefônico seja feita para dar continuidade à consulta. Em consultas que já são realizadas por telefone, possibilidade de se obter um segundo número de contato reduz o risco de problemas na comunicação.

Fonte: Elaborado pelos autores.

Um cuidado em particular deve ser tomado com a privacidade do paciente, para que a consulta não seja ouvida por outras pessoas (inclusive familiares do profissional). Uma parede lisa ou com poucas distrações atrás do médico, em situações que o fundo não pode ser ocultado, é importante para direcionar adequadamente a consulta. Na apresentação, é importante saber se há disponibilidade de ambiente que atenda a essas necessidades também pelo paciente. Assim como a consulta não deve ser realizada se o médico não possui ambiente que permita segurança e privacidade das informações tratadas em consulta, o paciente também deve atender a esses requisitos. O paciente deve ser comunicado caso esteja em local inadequado para a realização do teleatendimento (como local público, com muito barulho etc.), solicitando-se, nesse caso, a mudança de ambiente ou, se necessário, reagendando-se a consulta.

Sugestão de apresentação ao se iniciar uma consulta médica por vídeo ou telefone: "Olá, meu nome é _______________, sou (médico/enfermeiro/nutricionista/etc.) do serviço de atendimento de vídeo/telefone da empresa _______________. Bom dia/tarde/noite! O sr./sra. tem disponibilidade para realizar a consulta neste momento?". Dessa forma, cria-se um ambiente de confiança para que o paciente possa prosseguir com a consulta. Nos casos em que se identifica algum problema de ambiente: "Verifico uma dificuldade para a realização de sua consulta no ambiente em que se encontra. Poderia, por favor, ir para um ambiente privativo e silencioso? Se não for possível, estou à sua disposição para remarcarmos a teleconsulta para um momento mais adequado."

Recomendações Gerais ao Atendimento

A telemedicina foi assunto de muitas discussões ao longo dos últimos anos. Desde 2018, no Brasil, o Conselho Federal de Medicina (CFM) tinha aberto amplo debate com análise de quase 2 mil propostas sobre o tema, até a resolução nº 2.314/2022, que regulamentou a prática da telemedicina no país em 04/05/2022.

Diante de uma visão tradicionalista da medicina, é de se compreender a dificuldade na aceitação dessa prática, tendo em vista que o exame físico é parte importante do processo de diagnóstico clínico. A prática da telemedicina de modo algum nega essa realidade, mas entende que a anamnese e o exame direcionado podem frequentemente ser resolutivos quanto às necessidades do paciente, além de se tratar de uma ferramenta importante para combater a superlotação de serviços presenciais e facilitar o acesso a pacientes com dificuldades de deslocamento aos serviços presenciais.

A construção da consulta de vídeo e telefone envolve ferramentas que podem facilitar esse contato. A escolha dos pacientes com relação às situações clínicas as quais entendem que podem ser atendidos nessa modalidade é parte do processo. Apesar de muitos meios serem de livre acesso ao paciente, uma adequada instrução pode educá-los sobre quais as principais demandas a serem atendidas por essa modalidade (Quadro 2.3).

Igualmente importante, porém, é compreender as limitações das ferramentas e entender quando as teleconsultas não são uma boa opção (Quadro 2.4).

Algumas medidas, ainda, devem ser lembradas para um estabelecimento de contato coerente e para que garantias essenciais dos direitos da relação médico-paciente sejam feitas. É necessário que o profissional obtenha o consentimento verbal (em consultas gravadas) ou por escrito

Quadro 2.3. Situações de aplicabilidade clínica da teleconsulta
Condições em que a consulta por vídeo/telefone protege populações vulneráveis, como idosos e pacientes com comorbidades com risco de complicações da Covid-19.
Situações relacionadas com a Covid-19 ou outras condições de risco de transmissão e disseminação.
Check-ups e acompanhamentos de doenças crônicas, em particular quando o paciente está estável e tem sistemas de monitoramento em domicílio.
Renovações de prescrições para fármacos controlados e/ou de uso contínuo.
Avaliações de exames e seus resultados.
Consultas de saúde mental ou aconselhamentos clínicos.
Qualquer queixa clínica aguda sem sinais de alarme.

Fonte: Elaborado pelos autores.

Quadro 2.4. Situações clínicas com limitações para a prática da teleconsulta
Condições potencialmente graves ou de alto risco.
Exame físico indispensável para a decisão clínica.
Comunicação de más notícias ou diagnósticos graves.
Quando o paciente tem dificuldades de acesso a tecnologias ou de usá-las na prática para estabelecer uma consulta adequada.
Quando a habilidade do paciente de se comunicar por vídeo ou telefone está comprometida e ele não tem um acompanhante para auxiliá-lo, impactando a qualidade do cuidado oferecido e a segurança do paciente.
Situações de dúvida se a consulta por vídeo ou telefone é apropriada (inclusive em casos em que o paciente demonstra preferência pela consulta presencial).

Fonte: Elaborado pelos autores.

(em geral, em termos oferecidos para anuência digital antes da consulta) para realizar o atendimento por via telefônica ou videoconferência, e sempre enfatizar que a consulta será feita em ambiente de privacidade e confidencialidade da parte do médico se o paciente tiver qualquer ansiedade quanto a isso. A comunicação deve ser constante. Por exemplo, se o profissional olha para uma direção diferente da câmera para proceder com o registro, o paciente deve ser esclarecido sobre isso. O mesmo deve ser feito em situações em que o profissional faz uma pausa, seja para pesquisar algo, digitar informações no prontuário ou mesmo para pensar, mantendo sempre o paciente informado de que não se trata de problemas de conexão. Para fins de privacidade do próprio profissional, é importante confirmar se o paciente está em um ambiente igualmente adequado, que garanta a privacidade e que a consulta não esteja sendo transmitida de nenhuma outra forma. Como já mencionado, reforçamos que a consulta não deve ser feita sem que esses requisitos de privacidade sejam garantidos (p. ex., quando o paciente acessa a consulta de um carro, transporte público ou enquanto está andando em um ambiente público).

Um adendo importante deve ser feito quanto à percepção do profissional com relação ao paciente. Em uma consulta de telefone, muitos sinais não verbais são impossíveis de se captar, mas ainda existem alguns sinais que podem denotar sentimentos ou agendas ocultas do paciente: hesitações, pausas, momentos de silêncio e diferenças no padrão respiratório podem ser percebidos e são igualmente informativos. Na videoconsulta, alguns sinais não verbais (expressão facial e movimentação corporal) também podem ser adequadamente captados e trazem mais informações para a compreensão do caso e o diagnóstico clínico.

Ferramentas a Serem Utilizadas na Telemedicina para Transmitir Segurança

Um bom serviço digital precisa estar bem regulamentado tecnicamente e enquadrado nos termos legais vigentes, além de ofertar serviço de saúde qualificado e referenciado, integrado às inovações tecnológicas de forma segura e eficaz. Com essa finalidade, sugerem-se 13 etapas que integram uma boa prática em telemedicina e telessaúde (Quadro 2.5).

Eficácia da Teleconsulta no Contexto da Atenção Primária à Saúde

Os sistemas de telefonia, *e-mail*, consulta eletrônica, vídeo ou a combinação deles têm sido utilizados em diversos países para mediar a relação médico-paciente. Já existem evidências conclusivas de bons resultados e custo-efetividade em todos os segmentos e quando aplicados

Quadro 2.5. As 13 etapas para boa prática em telessaúde
1. Cadastramento e elegibilidade bem definidos
Dados cadastrais como CPF, *e-mail*, número de telefone, número do operador de saúde. Deve haver também perfil etário ou presença do responsável durante o atendimento prestado.
2. Consentimento amplamente esclarecido previamente à consulta
Deve-se contemplar concordância com as limitações decorrentes da ausência do exame clínico presencial e acordar decisão terapêutica baseando-se na suficiência das informações obtidas sob teleatendimento.
3. Perfil das teleconsultas
Em situações agudas ou crônicas com diagnóstico previamente estabelecido; situações de baixa complexidade e baixo risco.
4. Registro clínico
Toda consulta deve ser adequadamente registrada em prontuário. Na consulta por vídeo, não se recomenda a gravação e anexação dos arquivos dos vídeos completos, a fim de proteger a privacidade do paciente.
5. Evitar potenciais riscos ambientais ou comportamentais no teleatendimento
Evitar riscos relacionados com: instabilidade da conexão de internet; qualidade de áudio e imagem; ruído ambiente elevado; iluminação inadequada; ausência de privacidade; incapacidade de o paciente se comunicar adequadamente no meio utilizado para o teleatendimento; trajes inadequados; situação de risco, como estar na direção de veículo em movimento, caminhando ou em área exposta a perigos; paciente sob responsabilidade de outro serviço médico (como, p. ex., paciente admitido em internação hospitalar ou durante atendimento médico presencial).
6. Registro em prontuário e dispositivos de telepropedêutica
A obrigatoriedade de manter registro clínico em prontuário, sendo importante possibilitar o registro de sinais vitais, fotos, glicemia capilar, escala de dor, dados de dispositivos de telepropedêutica (quando disponíveis), que auxiliam na avaliação e no plano terapêutico.
7. Consulta centrada na pessoa e pautada em saúde baseada em evidências
A melhor prática é resultado da capacidade de personalizar o cuidado para atender mais precisamente às necessidades reais de cada indivíduo, em particular seguindo as melhores recomendações científicas da atualidade.
8. Protocolos clínicos que auxiliem na estruturação de fluxos importantes
O cuidado deve ser personalizado a cada paciente, porém mantendo-se algum grau de homogeneidade técnico-clínica que garanta respaldo, qualidade e segurança aos atendimentos. Protocolos em telessaúde devem atuar nesse sentido, podendo contemplar desde situações pontuais específicas até critérios de elegibilidade para condução, diagnóstico e tratamento.
9. Emissão de documento com assinatura digital e sua validação
Documentos devem apresentar assinatura digital validada pelos órgãos e autoridades do país. Deve-se dispor de meios de contato ágeis e suporte técnico durante todo o horário de funcionamento do serviço em caso de problemas de acesso à documentação eletrônica.
10. Controle de qualidade dos processos de teleatendimento
Estratificar os indicadores de processo de estrutura de trabalho e realizar *feedback* periódico com equipes e profissionais, assim como acompanhamento da satisfação dos pacientes e beneficiários dos serviços de telemedicina.

continua

Quadro 2.5. As 13 etapas para boa prática em telessaúde *(Continuação)*
11. Situações de urgência e emergência
Treinamento específico e fluxos assistenciais bem definidos devem ser estabelecidos, assim como dispor meios de direcionamento e encaminhamento de pacientes com registro adequado e até relatório médico, se couber, para apresentação em atendimento presencial.
12. Pacientes com deficiência auditiva, visual ou cognitiva
Recomenda-se que haja treinamento da equipe de suporte técnico e desenvolvimento de fluxos de acessibilidade para atendimento a essas populações. Na ausência, recomenda-se que um acompanhante maior de idade seja intermediário das informações prestadas, garantindo comunicação adequada.
13. Prática de segurança de informação
Apresentar políticas de segurança de informação e privacidade e proteção de dados pessoais conforme prerrogativas da Lei Geral de Proteção de Dados Pessoais (LGPD, 13.709/2018). As estruturas de segurança mais utilizadas são o *framework* CIS Controls e a norma ISO/IEC 27001.

Fonte: Elaborado pelos autores.

para diagnóstico, tratamento, monitoramento ou manejo das condições agudas e crônicas.

No Brasil, após o advento da pandemia e a regulação dessa modalidade pelo CFM, estamos vivenciando nos últimos anos a prática usual da rotina digital nos atendimentos.

As vivências e experiências em todo o mundo comprovam que a teleconsulta mostrou-se eficaz e segura, avaliando casos suspeitos e orientando diagnóstico e tratamento, minimizando o risco de transmissão da Covid-19 e permitindo que muitos dos principais serviços clínicos continuassem operando de forma regular, evitando o colapso do sistema de saúde.

Entretanto, muito mais do que isso, abriu-se todo um universo de atendimento e acompanhamento em saúde a ser investido, desenvolvido e disseminado no contexto de Atenção Primária à Saúde, que favorecerá o seu protagonismo como porta de entrada ao sistema de saúde e à coordenação de cuidados entre os mais diversos atores em uma rede de cuidados integrada pela tecnologia.

A teleconsulta permite superar desafios importantes enfrentados historicamente pela Atenção Primária à Saúde. A facilidade de acesso oportuniza que se evite que demandas agudas não urgentes superlotem hospitais e prontos-socorros. Além disso, oferece resolução para barreiras de distância e locais de difícil provimento, de maneira flexível e conveniente para os pacientes, com a possibilidade de contribuir adicionalmente para a longitudinalidade do cuidado. A integração a centros de referência de capitais e atendimentos interestatais, valiosa principalmente para municípios mais distantes e carentes, possibilita acesso, orientação e cuidado em saúde com mais qualidade assistencial. Com relação a custo-efetividade, evitam-se custos de estruturas físicas e de deslocamentos, além da obtenção de um ganho de escala, podendo-se utilizar um menor número de profissionais por meio da telemedicina. A tecnologia atrelada aos atendimentos e a facilidade de acesso também permitem uma melhor gestão de filas de espera para consultas, exames ou atendimentos especializados, diminuindo-se a carga de doença e o tempo, além de um efetivo monitoramento a distância.

Portanto, a oferta de teleatendimento com consulta qualificada na Atenção Primária à Saúde, integrando diferentes organizações e profissionais, com planejamento e suporte cuidadoso, permite o seu potencial máximo, integrado aos demais serviços de saúde, englobando questões clínicas, técnicas e organizacionais de forma complementar e com segurança.

Bibliografia

Brasil. Ministério da Saúde. Guia de Avaliação, implantação e monitoramento de programas e serviços em telemedicina e telessaúde. Departamento de Ciência e Tecnologia da Secretaria de Ciência, Tecnologia e Insumos Estratégicos do Ministério da Saúde (DECIT/SCTIE/MS). Brasília: Ministério da Saúde; 2017.

Car J, Koh GC, Foong PS, Wang CJ. Video consultations in primary and specialist care during the Covid-19 pandemic and beyond. BMJ. 2020;371:m3945.

Chu C, Cram P, Pang A, Stamenova V, Tadrous M, Bhatia RS. Rural telemedicine use before and during the Covid-19 pandemic: repeated cross-sectional study. J Med Internet Res. 2021 Apr 5;23(4):e26960.

Conselho Federal de Medicina (Brasil). Resolução nº 2.314/2022, de 20 de abril de 2022. Define e regulamenta a telemedicina, como forma de serviços médicos mediados por tecnologias de comunicação. Diário Oficial da União. Publicado em: 05/05/2022, Edição: 84, Seção: 1, Página: 227.

Drake C, Lian T, Cameron B, Medynskaya K, Bosworth HB, Shah K. Understanding telemedicine's "new normal": variations in telemedicine use by specialty line and patient demographics. Telemed J E Health. 2022;28(1):51-9.

El Khouri SG. Telemedicina: análise da sua evolução no Brasil. São Paulo. Dissertação (mestrado). Faculdade de Medicina, Universidade de São Paulo; 2003. p. 238.

Maldonado JMSV, Marques AB, Cruz A. Telemedicina: desafios à sua difusão no Brasil. Cad Saude Publica. 2016;32(Supl2): e00155615.

Mariani AW, Pêgo-Fernandes PM. O impacto da COVID-19 no desenvolvimento e consolidação da Telemedicina. Diagn Tratamento. 2021;26(2):47-8.

Núcleo de Informação e Coordenação do Ponto BR (NIC.br). Pesquisa sobre o uso das tecnologias de informação e comunicação sobre o COVID-19 no Brasil: pesquisa Painel TIC COVID-19. 4. ed. 2022.

Ribeiro MM, Antunes MH. Repercussões do home office nos contextos do trabalho e da família: revisão integrativa. Nova Perspectiva Sistêmica. 2021;30(70):13-28.

Saúde Digital Brasil. Manual de Boas Práticas em Telemedicina e Telessaúde. 1. ed. Saúde Digital Brasil, 2022. p. 113.

Soirefmann M, Blom MB, Leopoldo L, Cestari T. Telemedicina: uma revisão da literatura. Clin Biomed Res. 2008;28(2).

The Royal Australian College of General Practitioners Ltd (RACGP). Guide to providing telephone and video consultations in general practice. East Melbourne: 2020. Vic: RACGP.

World Health Organization (WHO). Global Observatory for eHealth [Internet]. Geneva: WHO; 2005. Disponível em: http://www.who.int/goe/en/.

3

Ética no Cuidado Virtual em Saúde

Geovana Amaral Huber

Caio Seixas Soares

José Benedito Ramos Valladão Júnior

Bioética e Princípios

Os avanços no campo das ciências biológicas e o desenvolvimento de novas técnicas na assistência à saúde têm tido um impacto significativo no setor, especialmente com relação às inovações tecnológicas. Como resultado, tanto médicos quanto pacientes têm levantado novos questionamentos e dúvidas sobre as tecnologias envolvidas no cuidado e na assistência à saúde.

É importante ressaltar, assim, a importância de se discutir o que podemos chamar de bioética digital atualmente. De acordo com Neves (1996), a bioética é um novo domínio de reflexão e prática que se concentra em questões éticas relacionadas com a vida. Especificamente, a bioética se preocupa com as questões éticas que surgem na prática clínica e na investigação científica, utilizando sistemas éticos já estabelecidos ou teorias para orientar sua abordagem. Em resumo, a bioética é a ética aplicada à vida e representa um novo domínio de reflexão e prática.

Beachamp e Childress (1989) propõem quatro princípios bioéticos fundamentais: autonomia, beneficência, não maleficência e justiça (Quadro 3.1).

É importante se destacar que as interpretações desses princípios também evoluem com a evolução da sociedade, seus aspectos culturais, morais e legais. O trecho a seguir foi publicado por Piva & Carvalho em 1993: "Em um paciente com risco iminente de vida, está justificada a

Quadro 3.1. Os quatro princípios da bioética

Autonomia	Direito das pessoas capacitadas de tomarem decisões pessoais sobre questões relacionadas com o corpo e com a vida e serem tratadas com respeito. Em casos em que o paciente não tem capacidade de tomar decisões, como crianças ou pacientes intelectualmente inaptos, a autonomia deve ser exercida pela família ou pelo responsável legal formalmente designado.
Beneficência	Obrigação ética de se maximizar o benefício das ações em saúde. O profissional deve apresentar convicção das informações técnicas utilizadas em sua prática, assegurando que o ato médico seja benéfico ao paciente.
Não maleficência	Obrigação ética de se minimizar o prejuízo. A ação do profissional não deve causar prejuízos ou danos à saúde do paciente. *"Primum non nocere"*: minimizar efeitos adversos e indesejáveis das ações diagnósticas e terapêuticas em seres humanos.
Justiça	Cada indivíduo deve ser tratado conforme o que é moralmente correto e adequado, com imparcialidade e sem interferência de aspectos sociais, culturais, religiosos, financeiros ou outros na relação do profissional com o paciente. Além disso, os recursos em saúde devem ser distribuídos de forma equilibrada, visando alcançar o maior número possível de pessoas com eficácia.

Fonte: Adaptado de Beachamp e Childress (1989).

aplicação de medidas intervencionistas (diálise, amputação, histerectomia, ventilação assistida, transplantes etc.) mesmo que tragam algum grau de sofrimento, com o objetivo de valorizar o princípio da beneficência, em detrimento do princípio da não maleficência. O principal objetivo é a preservação da vida". Já em 2023, 30 anos depois, compreendemos que outros aspectos devem ser considerados na decisão de uma conduta intervencionista em pacientes graves, uma vez que as alternativas terapêuticas têm consequências como prolongamento indeterminado da vida. Entre os aspectos mais importantes, destacam-se os não técnicos, que são próprios da natureza humana: dor iatrogênica, tempo com qualidade de vida, crenças religiosas, sentimentos do paciente, consenso familiar e o sentido de preservação da dignidade humana. Da mesma forma, daqui a 30 anos, essas interpretações irão se modificar; o que deve ser assim, para corretamente responderem às necessidades e às especificidades de sua época.

Ética e Moral

A palavra ética tem sua origem na palavra grega "*ethos*", que significa caráter ou modo de ser. De acordo com Cohen & Segre (1999), a ética é a análise dos comportamentos humanos com relação à sua valoração, ou seja, a atribuição de valores para estabelecer o que é considerado bom ou mau. Desde que a humanidade existe, esse conceito esteve sempre presente. A questão da busca pelo bem e pelo mal é uma constante, pois essa avaliação visa à segurança e à preservação da espécie desde o nível de sobrevivência quanto a distinguir o predador do benfeitor até o nível de evolução civilizatória ao permitir a convivência pacífica em famílias, clãs e sociedades.

A moral, por sua vez, é um termo originário do latim "*moralis*", e refere-se a um conjunto de valores considerados universalmente orientadores das relações sociais e da conduta humana. Embora a conduta seja definida como o comportamento e a norma de indivíduos, grupos ou comunidades, não há diferença significativa com relação ao conceito de ética. As cinco normas básicas de moral estabelecidas por Gert em 1970 refletem a necessidade de a moral atender ao princípio essencial e vital (respeitando-se a essência e a vida do ser humano) de se evitar comportamentos prejudiciais: não matar, não causar dor, não inabilitar, não privar da liberdade ou de oportunidades, e não privar do prazer. Todos esses atributos dizem respeito à bioética, especificamente ao princípio da não maleficência, amplamente difundido entre os profissionais de saúde.

Podemos observar, por conseguinte, que estes conceitos – ética e moral – estão naturalmente imbricados e movendo-se em conjunto, perfazendo o ser humano, suas interações e seus modos de construir a vida em sociedade. O campo de saúde, por tratar da vida e do bem-estar, está inerentemente ligado a ambos.

Particularidades da Telemedicina que Merecem Cuidado com Relação à Ética

A telemedicina é uma modalidade de atendimento médico que utiliza tecnologias de comunicação para permitir a interação entre pacientes e profissionais de saúde, mesmo a distância. Embora a telemedicina ofereça muitos benefícios, como a possibilidade de atender pacientes em áreas remotas e reduzir custos para os pacientes e profissionais de saúde, é importante ter cuidado com relação às questões éticas envolvidas (Quadro 3.2).

É fundamental garantir que a consulta seja feita com o consentimento informado do paciente, que as informações sejam mantidas confidenciais, que a avaliação do paciente seja feita de forma adequada

Quadro 3.2. Cuidados éticos em telemedicina

Consentimento informado	O paciente deve ter ciência e estar de acordo com o uso da tecnologia. O profissional de saúde deve explicar como funciona a telemedicina e quais são os seus limites.
Confidencialidade	O profissional de saúde deve garantir a segurança e a privacidade das informações. Envolve o uso de sistemas de segurança adequados e a observância das leis e regulamentações de proteção de dados. As informações devem ser protegidas e mantidas em sigilo, e somente o paciente e pessoas legalmente autorizadas por ele podem ter acesso.
Avaliação adequada	O profissional de saúde deve reconhecer as limitações da telemedicina e realizar a avaliação mais precisa possível com as informações disponíveis e, quando necessário, indicar a avaliação presencial.
Acesso à tecnologia	Os profissionais de saúde devem compreender se o paciente tem acesso adequado à tecnologia e conexão de internet minimamente necessários para consultas a distância, esclarecendo os limites técnicos e as normativas aos pacientes, caso se deparem com situações que possam prejudicar o atendimento adequado, como ambiente escuro, com barulho ou local público.
Qualidade do atendimento	É importante que os profissionais de saúde estejam capacitados e treinados para oferecer atendimento e cuidado com a melhor qualidade possível, sempre respeitando os princípios éticos e padrões de qualidade da assistência convencional.
Relação médico-paciente	Os profissionais de saúde devem estar cientes dos limites éticos dessa relação sem a presença do paciente e sem contato físico, fortalecendo o vínculo por meio de empatia e boa comunicação, procurando entender as necessidades e preocupações do paciente e transmitindo informações de forma clara e acessível.

Fonte: Elaborado pelos autores.

e que os equipamentos e a conexão de internet sejam adequados para garantir uma consulta de qualidade. Os profissionais de saúde devem estar cientes desses desafios na telemedicina e atuarem de forma proativa, dentro dos preceitos da bioética, sendo responsáveis pelos atendimentos a distância.

Sigilo, Confidencialidade e Privacidade das Informações

Sigilo, confidencialidade e privacidade das informações são conceitos fundamentais e que estão intimamente interligados, no que dizem respeito à proteção dos dados pessoais e sensíveis de indivíduos e empresas.

O sigilo refere-se ao dever profissional de não divulgar informações sensíveis a terceiros sem a expressa autorização do proprietário das informações; no caso, o paciente (ou seu representante legal). O sigilo profissional é uma obrigação ética dos profissionais em diversas áreas, inclusive dos profissionais de saúde como médicos e enfermeiros.

A confidencialidade refere-se à proteção das informações confidenciais contra o acesso e a divulgação por pessoas não autorizadas, sejam elas profissionais da saúde ou não. É um princípio fundamental para a proteção da privacidade dos indivíduos e das organizações que prestam serviços de saúde (clínicas, hospitais, laboratórios, entre outros).

A privacidade refere-se ao direito que os indivíduos têm de controlar as informações que lhes dizem respeito e de decidir como essas informações serão utilizadas. A privacidade envolve a proteção dos dados pessoais e sensíveis, como informações médicas, financeiras e outras informações classificadas como confidenciais.

É importante destacar que, no Brasil, a proteção da privacidade e da confidencialidade das informações é um direito previsto em leis e regulamentações. Entre estas, destaca-se a Lei Geral de Proteção de Dados Pessoais (LGPD), que entrou em vigor em agosto de 2022 em vários países. Com isso, empresas que coletam, armazenam e processam informações pessoais devem adotar medidas de segurança adequadas para garantir a proteção desses dados contra acessos não autorizados, vazamentos ou outros incidentes que possam colocar em risco a privacidade e a segurança das informações.

O prontuário médico, seja físico ou eletrônico, é um documento que pertence ao paciente, que tem direito ao acesso e pode a qualquer momento solicitar cópia integral dele. Ao médico e à instituição de saúde cabem a elaboração e a sua guarda. Trata-se de um documento médico, com valor legal, sendo resguardado pelo sigilo médico, pois contém informações e registros sobre o paciente, sua identificação e suas condições clínicas.

Portanto, o sigilo médico é uma obrigação ética e legal e determina que o profissional deve manter em sigilo todas as informações confidenciais obtidas no exercício de sua profissão. Esse sigilo é protegido pela lei (LGPD) e pelo Código de Ética Médica, que determina o direito do paciente, que pode controlar o acesso e a divulgação de suas informações pessoais e médicas, referido aqui nos artigos mostrados no boxe a seguir.

" **É VEDADO AO MÉDICO:**

Art. 73. Revelar fato de que tenha conhecimento em virtude do exercício de sua profissão, salvo por motivo justo, dever legal ou consentimento, por escrito, do paciente.

Parágrafo único. Permanece essa proibição: a) mesmo que o fato seja de conhecimento público ou o paciente tenha falecido; b) quando de seu depoimento como testemunha. Nessa hipótese, o médico comparecerá perante a autoridade e declarará seu impedimento; c) na investigação de suspeita de crime, o médico estará impedido de revelar segredo que possa expor o paciente a processo penal.

Art. 74. Revelar sigilo profissional relacionado a paciente criança ou adolescente, desde que estes tenham capacidade de discernimento, inclusive a seus pais ou representantes legais, salvo quando a não revelação possa acarretar dano ao paciente.

Art. 75. Fazer referência a casos clínicos identificáveis, exibir pacientes ou imagens que os tornem reconhecíveis em anúncios profissionais ou na divulgação de assuntos médicos em meios de comunicação em geral, mesmo com autorização do paciente.

Art. 76. Revelar informações confidenciais obtidas quando do exame médico de trabalhadores, inclusive por exigência dos dirigentes de empresas ou de instituições, salvo se o silêncio puser em risco a saúde dos empregados ou da comunidade.

Art. 77. Prestar informações a empresas seguradoras sobre as circunstâncias da morte do paciente sob seus cuidados, além das contidas na declaração de óbito, salvo por expresso consentimento do seu representante legal.

Art. 78. Deixar de orientar seus auxiliares e alunos a respeitar o sigilo profissional e zelar para que seja por eles mantido.

Art. 79. Deixar de guardar o sigilo profissional na cobrança de honorários por meio judicial ou extrajudicial."

Tendência à Invasão de Privacidade

A invasão de privacidade na consulta é uma violação do direito à privacidade e à confidencialidade das informações, o que pode ter graves consequências para o paciente, como prejuízos à sua saúde, preconceito, discriminação ou mesmo ameaças à sua segurança.

Para evitar a invasão de privacidade na consulta, é importante que os profissionais de saúde adotem medidas de segurança adequadas para proteger as informações confidenciais dos pacientes, por exemplo, a adoção de sistemas de informação seguros, que garantam a limitação do acesso às informações apenas aos profissionais de saúde autorizados, e a adoção de medidas de segurança físicas para evitar a exposição indevida de informações pessoais durante as consultas.

A videoconsulta deverá ser individual nos pacientes maiores de 18 anos, realizada em ambiente seguro e silencioso, com som e iluminação adequados. A consulta por telefone também deverá ser realizada individualmente, em ambiente silencioso, com áudio em bom funcionamento para garantir a adequada transmissão das informações.

Com relação à tendência à privacidade, não está autorizada a realização de consultas em locais públicos. Também não está autorizada a participação de outras pessoas na consulta por telemedicina, exceto quando há consentimento do paciente ou nos casos de menores de 18 anos. A partir dos 12 anos, conforme previsto pelo Estatuto da Criança e do Adolescente (ECA), com autorização dos pais, também poderão ser feitas consultas sem a presença do responsável. Seguem os pareceres dos diferentes órgãos e conselhos profissionais sobre esse tema (Quadro 3.3).

Quadro 3.3. Recomendações éticas à privacidade	
Código de Ética Médica	"É vedado ao médico: Art. 103 – Revelar segredo profissional referente a paciente menor de idade, inclusive a seus pais ou responsáveis legais, desde que o menor tenha capacidade de avaliar seu problema e de conduzir-se por seus próprios meios para solucioná-los, salvo quando a não revelação possa acarretar danos ao paciente. Art. 107 – Deixar de orientar seus auxiliares e de zelar para que respeitem o segredo profissional a que estão obrigados."
Código de Ética do Profissional de Enfermagem	"Art. 27 – Respeitar e reconhecer o direito do cliente de decidir sobre sua pessoa, seu tratamento e seu bem-estar. Art. 28 – Respeitar o natural pudor, a privacidade e a intimidade do cliente. Art. 29 – Manter segredo sobre fato sigiloso de que tenha conhecimento em razão de sua atividade profissional, exceto nos casos previstos em Lei."

continua

Quadro 3.3. Recomendações éticas à privacidade *(Continuação)*	
Código de Ética do Assistente Social	"Art. 18 – A quebra do sigilo só é admissível, quando se tratar de situações cuja gravidade possa, envolvendo ou não fato delituoso, trazer prejuízo aos interesses do usuário, de terceiros e da coletividade. Parágrafo Único – A revelação será feita dentro do estritamente necessário, quer em relação ao assunto revelado, quer em relação ao grau e número de pessoas que dele devam tomar conhecimento."
Código de Ética do Psicólogo	"Art. 21 – O sigilo protegerá o atendimento em tudo aquilo que o psicólogo ouve, vê ou de que tem conhecimento como decorrência do exercício da atividade profissional."
Estatuto da Criança e do Adolescente (ECA)	"Art. 243 – Deixar o médico, professor ou responsável por estabelecimento de atenção à saúde e de ensino fundamental, pré-escola ou creche, de comunicar à autoridade competente os casos de que tenha conhecimento, envolvendo suspeita ou confirmação de maus-tratos contra criança ou adolescente."
Código Penal	"Art. 66 – Deixar de comunicar à autoridade competente: I – crime de ação pública, de que teve conhecimento no exercício de função pública, desde que a ação penal não dependa de representação; II – crime de ação pública, de que teve conhecimento no exercício da medicina ou de outra profissão sanitária, desde que a ação penal não dependa de representação e a comunicação não exponha o cliente a procedimento criminal."
Ministério da Saúde	"Considerando as dificuldades para o enfrentamento de algumas questões, recomenda-se: a) que a equipe médica busque sempre encorajar o adolescente a envolver a família no acompanhamento dos seus problemas, já que os pais ou responsáveis têm a obrigação legal de proteção e orientação de seus filhos ou tutelados; b) que a quebra do sigilo, sempre que possível, seja decidida pela equipe de saúde juntamente com o adolescente e fundamentada no benefício real para pessoa assistida, e não como uma forma de "livrar-se do problema"; c) no caso de se verificar que a comunicação ao adolescente causar-lhe-á maior dano, a quebra do sigilo deve ser decidida somente pela equipe de saúde com as cautelas éticas e legais já mencionadas (MS, 2005:42;43)."

Fonte: Conselho Federal de Medicina, 2019; Conselho Federal de Enfermagem, 2019; Conselho Federal de Serviço Social, 2020; Conselho Federal de Psicologia, 2019; Brasil, Lei nº 8.609/90; Brasil, Decreto-Lei nº 2.848/40; Ministério da Saúde, Portaria nº 529/13.

Considerações Finais

A consulta não presencial (ou por telemedicina) é considerada uma consulta tanto quanto aquela realizada convencionalmente e, portanto, deve seguir o mesmo roteiro e diretrizes idênticos àqueles desenvolvidos pela consulta presencial.

Para exemplificar, no caso de uma consulta eletiva, seja de rotina para solicitação de exames ou investigação clínica, o profissional está apto a auxiliar o paciente na consulta não presencial, seja por telefone ou vídeo. Nos casos de rastreamento de doenças ou avaliação de resultados de exames, o médico também poderá realizar as orientações ao paciente na forma de teleconsulta, o que traz benefícios para o paciente, os quais podemos destacar a acessibilidade e o atendimento no mesmo dia da demanda, o que reduz a ansiedade do paciente a respeito de um exame alterado. Além de evitar deslocamentos desnecessários, estresse e sentimentos de preocupação e angústia, a telemedicina proporciona qualidade de vida e otimização do tempo para o paciente. No entanto, em casos específicos, quando assim determinados pelo profissional de saúde, faz-se necessária e indispensável a avaliação presencial do paciente. Vale ressaltar que a telemedicina pode complementar o atendimento presencial, mas nunca irá substituí-lo.

Durante as internações hospitalares, geralmente o paciente se encontra longe de sua casa e com acesso restrito aos familiares e amigos. Nos casos mais complexos, quando há necessidade de internação em leito de alta complexidade como unidade de terapia intensiva (UTI), unidade de terapia semi-intensiva, unidades coronarianas ou isolamento no quarto, o contato do paciente será maior com a equipe hospitalar. Dessa forma, o tratamento e a evolução natural da doença podem ser prejudicados pelos sentimentos de tristeza e solidão do paciente, além do isolamento social. Também vale lembrar que nos casos de internações prolongadas, como observamos no diagnóstico de Covid-19 e outras doenças infectocontagiosas, as consultas de telemedicina ajudaram a cessar as dúvidas e os anseios dos pacientes sobre os sintomas e a evolução da doença. É importante destacar que o acolhimento e a escuta terapêutica recebidos por meio da telemedicina podem influenciar direta e positivamente a recuperação clínica do paciente.

Em um futuro próximo, sabemos que a telemedicina estará cada vez mais presente na rotina da população, seja de forma eletiva ou na urgência, assim como já acontece em outros países. Com isso, a telemedicina oferece maior acessibilidade e agilidade em diagnósticos e tratamentos, o que aumenta a resolutividade nas queixas e influencia diretamente a melhora dos desfechos clínicos dos pacientes, desde que realizada com responsabilidade e em observância com os princípios e limites éticos.

Bibliografia

Associação Médica Mundial. Declaração de Tel Aviv Sobre Responsabilidades e Normas Éticas na Utilização da Telemedicina. Adotada pela 51ª Assembleia Geral da Associação Médica Mundial em Tel Aviv, Israel. 1999. Disponível na Internet: http://www.dhnet.org.br/direitos/codetica/medica/27telaviv.html (22 mar. 2023).

Athanazio RA, Lemos KM, Fonseca DC, Cunha MS, Braghiroli, Almeida AM, et al. Academética: um novo método de estudo continuado sobre ética médica e bioética. Rev Bras Educ Med. 2004;28(1);73-8.

Beauchamp TL, Childress JF. Principles of biomedical ethics. New York: Oxford University Press; 1989.

Brasil. Decreto-Lei nº 2.848, de 7 de dezembro de 1940. Código Penal. Diário Oficial da União. 31 dez 1940. Disponível na Internet: http://www.planalto.gov.br/ccivil_03/decreto-lei/del2848compilado.htm (22 mar. 2023).

Brasil. Lei nº 8.609, de 13 de julho de 1990. Estatuto da Criança e do Adolescente (ECA). Diário Oficial da União. 16 jul 1990. Disponível na Internet: https://www.planalto.gov.br/ccivil_03/leis/l8069.htm (22 mar. 2023).

Brasil. Lei nº 13.709, de 14 de agosto de 2018. Lei Geral de Proteção de Dados Pessoais (LGPD). Diário Oficial da União. 15 ago 2018. Disponível na Internet: http://www.planalto.gov.br/ccivil_03/_ato2015-2018/2018/lei/L13709.htm (22 mar 2023).

Brasil. Ministério da Saúde. Portaria nº 529, de 1º de abril de 2013. Institui o Programa Nacional de Segurança do Paciente (PNSP). Diário Oficial da União. 2 abr 2013. Disponível na Internet: https://bvsms.saude.gov.br/bvs/saudelegis/gm/2013/prt0529_01_04_2013.html (22 mar 2023).

Catapan SC, Calvo MCM. Teleconsulta: uma revisão integrativa da interação médico paciente mediada pela tecnologia. Rev Bras Educ Med. 2020;44(01): e003.

Cohen C, Segre M. Definição de valores, moral, eticidade e ética. *In*: Segre M.; Cohen C. Bioética 2ª ed. São Paulo: EDUSP; 1999. p. 13-22.

Conselho Federal de Medicina (Brasil). Código de Ética Médica, Capítulo IX, Sigilo Profissional. Resolução CFM Nº 2.217 de 27 nov 2018. Brasília: 2019.

Conselho Federal de Enfermagem (Brasil). Código de ética dos profissionais de enfermagem. Brasília: 2019.

Conselho Federal de Serviço Social (Brasil). Código de ética do/a assistente social. 10. ed. Brasília, DF: CFESS, 2020.

Conselho Federal de Psicologia (CFP). Código de ética profissional do psicólogo. 5. ed. Brasília: 2019.

Conselho Regional de Medicina do Estado de São Paulo. Responsabilidade profissional, ética e jurídica do médico. São Paulo: 2001. 63p.

Cunha LA. A universidade temporã. Rio de Janeiro: Livraria Francisco Alves; 1986.

Debert-Ribeiro MB. Ética e epidemiologia. Bioética. 1994;2(1):7-11.

Diniz D. O que é Bioética? São Paulo: Brasiliense; 2002.

Gomes JCM. O atual ensino da ética para os profissionais de saúde e seus reflexos no cotidiano do povo brasileiro. Bioética. 1996;4(1):53-64.

Gogliano D. Pacientes terminais: morte encefálica. Bioética. 1993;1(2):145-56.

Jones A. ética na telemedicina. Bioética. 2019.

Maldonado JMSV, Marques AB, Cruz A. Telemedicina: desafios à sua difusão no Brasil. Cad Saude Pública. 2016;32(Supl2): e00155615.

Martin LM. A ética médica diante do paciente terminal nos Códigos Brasileiros de Ética Médica. São Paulo: Santuário; 1993.

Matos AV. O médico diante da ética como coerência do bem. *In*: Petroianu, A. Ética, moral e deontologia médicas. Rio de Janeiro: Guanabara Koogan; 2000.

Neves MCP. A fundamentação antropológica da bioética. Bioética. 1996.

Neves NC. Ética para os futuros médicos: é possível ensinar? Conselho Federal de Medicina. 2006.

Nittari G, Khuman R, Baldoni S, Pallotta G, Battineni G, Sirignano A, et al. Telemedicine Practice: Review of the Current Ethical and Legal Challenges. Telemed J E Health. 2020;26(12):1427-37.

ONU. Organização das Nações Unidas para a Educação, a Ciência e a Cultura. Declaração universal sobre bioética e direitos humanos [Internet]. Genebra: Unesco; 2005.

Piva JP, Carvalho PRA. Considerações éticas nos cuidados médicos do paciente terminal. Bioética. 1993;1(2):129-38.

Rezende E, Melo MC, Tavares E, Santos A, Souza C. Ética e telessaúde: reflexões para uma prática segura. Rev Panam Salud Publica. 2010;28(1):58-65.

Sá Jr LS. Ética do professor de medicina. Bioética. 2002;10(1): 49-84.

Stoco R. Tratado de responsabilidade civil: responsabilidade civil e sua interpretação doutrinária e jurisprudência. 5. ed. São Paulo: Revista dos Tribunais; 2001.

van der Kleij RMJJ, Kasteleyn MJ, Meijer E, Bonten TN, Houwink EJF, Teichert M, et al. Series: eHealth in primary care. Part 1: Concepts, conditions and challenges. Eur J Gen Pract. 2019;25(4):179-89.

Zoboli ELCP, Fortes PAC. Bioética e atenção básica: um perfil dos problemas éticos vividos por enfermeiros e médicos do Programa Saúde da Família. Cad Saúde Pública. 2004;20(6):1690-9.

4

Comunicação no Ambiente Virtual

Marcela Mitie Missawa
Henrique Viana Baião Lemos
Nelson Alves da Silva Júnior
Caio César Bezerra da Silva

CASO CLÍNICO

Paciente Luciana, 30 anos, entra em contato na madrugada com serviço de telemedicina, com a queixa de "muita dor no peito e medo de estar infartando".

Após triagem da equipe de enfermagem, ligação telefônica é transferida com prioridade para equipe médica.

Médica Paula prontamente busca entender todas as características da dor (tipo, início, duração, irradiação, fatores de melhora/piora).

Luciana apenas responde que já são três meses de dor, que vai e volta. E, junto a ela, muita angústia e pensamento acelerado.

A partir da anamnese, Paula entende que não é um quadro cardiológico e decide aprofundar no quadro de sofrimento e angústia.

"Luciana, o que te faz sofrer? Você gostaria de me falar mais sobre isso?"

Luciana começa a chorar. Paula faz uma pausa que comunica. Luciana conta que seu filho de 1 ano foi diagnosticado com retinoblastoma e que desde o diagnóstico não para de sofrer, não se alimenta adequadamente e não dorme bem. Durante o dia, tenta não transparecer para a família e principalmente para o filho. As noites são terríveis...

Paula pergunta se Luciana já faz acompanhamento de saúde mental. A paciente responde que não quer no momento, pois está focada no filho. E que, quando procurou o pronto-socorro, na última madrugada, apenas a medicaram com um calmante e nem buscaram entender os motivos reais da dor.

Após um tempo de escuta ativa, atenção plena, entendimentos, empatia e criação de vínculo, Paula diz: "Luciana, não consigo imaginar o tamanho da sua dor, mas, escutando-te, percebo o quanto será bom para você o acompanhamento de saúde mental com médico de família e psicólogo. O que acha de dar mais uma chance para os profissionais de saúde cuidarem de você? Para além do alívio da dor, você conseguirá se alimentar e dormir melhor. Você terá mais disposição para o seu filho em todo esse momento desafiador. E, claro, conte com nosso serviço aqui quando precisar".

"Dra. Paula, eu nem sei como lhe agradecer! Darei uma nova chance, sim, pois eu preciso me cuidar e estar forte. Eu nem acredito que pelo telefone conseguiria tanto alívio e carinho. Não tinha muitas expectativas e nem acreditava em telemedicina. Tenho uma nova visão. Muito obrigada!"

Nesse caso clínico vemos a importância da comunicação clara, assim como a validação das emoções da paciente com empatia para estabelecimento do vínculo.

Comunicação vem do latim *communicatio*, que significa repartir, compartilhar, trocar opiniões. A comunicação é necessária para a relação entre as pessoas. Comunicação é um processo social de compartilhamento de mensagens, sejam ideias, sentimentos, crenças e/ou valores.

Durante o atendimento em saúde, as habilidades de comunicação são necessárias para uma melhor interação entre profissionais e pacientes, uma vez que as relações interpessoais ocorrem não somente por meio do conteúdo transmitido, mas também pela forma com que nos comunicamos.

A baixa alfabetização em saúde afeta desproporcionalmente minorias raciais e étnicas, pessoas com situação socioeconômica mais baixa, pessoas para as quais a língua falada em determinado local não é sua primeira língua, pessoas com menos escolaridade e idosos (Kutner *et al.*, 2006). Esses grupos também tendem a sofrer altas cargas de doenças crônicas, bem como doenças agudas (incluindo Covid-19) e disparidades digitais persistentes na saúde.

Fatores emocionais, cognitivos e outros fatores comportamentais, não só dos pacientes, mas também dos profissionais de saúde, podem influenciar as consultas. Assim, a manutenção da saúde mental e física dos profissionais de saúde também é ponto relevante na comunicação. O monitoramento ativo junto aos pacientes e a avaliação pelos pares podem ser realizados para se obter avaliação da qualidade e satisfação da comunicação.

Tanto nos atendimentos presenciais quanto nos virtuais, algumas habilidades e técnicas de comunicação são importantes para que o diálogo na consulta ocorra de maneira satisfatória para o paciente e para o atendente, no sentido de cumprimento das expectativas e emoções.

Quando falamos de teleconsulta, a forma como a pessoa se sente com relação a quem está atendendo é diferente do formato presencial pelo fato de não podermos tocar o paciente para examiná-lo. Na consulta telefônica, a confiança se baseia ainda numa relação mais estrita à comunicação verbal. A linguagem pelo telefone é mais formal, assemelha-se à linguagem de texto escrito por ser menos pessoal e, por isso, pode trazer menos confiança.

Assim, diferentes técnicas de comunicação podem ser utilizadas, entre elas, a abordagem centrada na pessoa e a comunicação não violenta. Seja qual for a técnica utilizada, o roteiro de atendimento deve ser fluido para trazer confiança no atendimento.

Os profissionais de saúde devem utilizar uma linguagem simples e clara, e com uso hábil do tempo, para reduzir as barreiras de compreensão dos pacientes, seja na telemedicina ou pessoalmente.

Pacientes que tiveram o entendimento de que suas demandas foram exploradas por completo, e de como manejar a conduta compartilhada, têm menos probabilidades de solicitar retorno.

É importante ressaltar que apenas metade das informações é retida pelos pacientes ao final da consulta; depois disso, cerca de ¼ das informações retidas estará incorreta. Para evitar acúmulo de informações, quem deve fazer o "filtro" do que é mais importante é o profissional de saúde, concentrando-se em 1 a 3 itens "necessários" por encontro, se possível.

A comunicação clara ocorre quando a informação é fácil de entender e agir na primeira vez que é ouvida. Embora as melhores práticas de comunicação não tenham sido determinadas especificamente para a telemedicina, as práticas a seguir possibilitam diminuir as barreiras de compreensão para todos os pacientes, seja interagindo por telemedicina ou pessoalmente (Quadro 4.1).

Por outro lado, a comunicação não verbal é importante na relação médico-paciente, mas pouco se sabe sobre os seus efeitos sobre os

Quadro 4.1. Recomendações para a comunicação no ambiente virtual

Ser empático	Interaja com o paciente, sendo capaz de perceber a situação vivida pelo outro além da sua própria situação.
Ser assertivo	Posicione-se de forma clara, tranquila e objetiva sem ser agressivo ou passivo, sem gerar conflitos. Não tenha uma postura julgadora ou de não se importar com o paciente, nem fique passivo, evitando divergir ou contrariar a ideia ou expectativa do paciente com relação a algum pedido ou demanda. É necessário treinar empatia e manter a ética para demonstrar maturidade e segurança em ser assertivo.
Realizar escuta ativa	Esteja totalmente voltado para o diálogo, tendo a capacidade de compreender e ouvir com empatia, aguardando o momento de falar, com perguntas ativas e validando o que foi ouvido. Na escuta ativa, a comunicação não verbal também está alinhada à comunicação verbal. Estar em mente aberta e em atenção plena na escuta ativa é um diferencial na comunicação.
Ser franco	Seja franco sobre as dificuldades em se compreender o paciente, use afirmações simples, perguntas direcionadas, resuma com frequência e verifique o que foi entendido pelo paciente. Se em algum momento ocorrer um caso de maior complexidade de entendimento sobre as informações passadas, pergunte se há alguém próximo e de confiança que possa ajudar.
Ser cauteloso	Tenha cautela ao interpretar as informações fornecidas por outras pessoas, especialmente por telefone. Sempre estabeleça comunicação direta com outros informantes, quando necessário; mas, idealmente, fale diretamente com o próprio paciente.

Fonte: Elaborado pelos autores.

comportamentos de comunicação dos pacientes, incluindo a capacidade de amplificar ou neutralizar o significado das mensagens faladas (Roter *et al.*, 2006). Quaisquer efeitos da linguagem corporal não verbal são perdidos nos atendimentos telefônicos e podem ser minimizados nas consultas por vídeo. O contato visual permite maior negociação e comprometimento mútuo.

Durante a conversa telefônica, é interessante preencher o diálogo com falas curtas como: "hum", "sim", "ok" em períodos maiores de silêncio, para dar impressão de estar sendo ouvido e não o contrário. Na teleconsulta por vídeo não precisamos necessariamente preencher o silêncio, pois há a presença da comunicação não verbal da linguagem corporal; nesse caso, podemos fazer uso, por exemplo, do aceno com a cabeça e outras expressões faciais que demonstrem confirmação ou interesse pela história da pessoa.

Um cuidado importante que deve se ter ao preencher os "vazios" da conversa é de não falar repetidas vezes em cima do paciente, para não dar indicativos de que há mais interesse em falar do que escutar.

As controvérsias também são outro assunto importante: existem muitas maneiras de se falar um "não" sem se perder a confiabilidade do paciente. Durante a consulta, use frases que mantenham o relacionamento e transmitam empatia, como "Eu gostaria de poder, mas...".

Outro dado interessante quando falamos sobre comunicação é que grande parte das pessoas fixa melhor as informações quando usados múltiplos canais de comunicação, incluindo modalidades faladas, escritas, gráficas e cinestésicas.

Estima-se que 55% de nossa comunicação ocorra por meio de indicações visuais, isto é, linguagem corporal e expressão facial; cerca de 38% da comunição é determinada pelo tom ou inflexão da voz (energia, ritmo, intensidade, qualidade, efeito dramático); e, por fim, 7% da comunicação é feita pelo real conteúdo do que é dito ou pelas palavras usadas.

Antes da realização da teleconsulta, o profissional de saúde pode revisar o prontuário, se disponível. Uma voz receptiva e o sorriso no rosto serão o "aperto de mão verbal". O profissional da saúde deve acreditar no seu "telecarisma" ao longo da consulta. Isto é, energia na voz, atenção, acolhimento e comunicação clara. Pacientes satisfeitos com o atendimento confiarão e seguirão mais as recomendações do profissional. Com relação ao contato com o paciente, é importante se ter em mente cinco pontos principais a serem garantidos durante um atendimento remoto:

1. Localização geográfica do paciente: atentar para desafios logísticos, barreiras de acesso à saúde, características e competências culturais a serem consideradas na comunicação.

2. Se será preciso consulta presencial urgencial. Se sim, deve-se economizar as perguntas e os diagnósticos e ir direto para o desfecho.
3. Se será preciso exame físico presencial. Se sim, deve-se perguntar mais para direcionar assertivamente o cenário de urgência ou ambulatorial. Utilize, por exemplo, a frase "é mais seguro para você esse acompanhamento presencial".
4. Deve-se estabelecer a agenda no início e não deixar a resolução para o final da consulta. Determinar/listar os motivos de consulta logo no início do atendimento pode ser um dos itens mais importantes para se estabelecer a "agenda" e para evitar as "demandas de maçaneta" (ou perguntas logo antes do encerramento do atendimento).
5. Fazer com que os pacientes ou as pessoas que fazem a teleconsulta fiquem satisfeitos ou, talvez, até "felizes" com a maneira com que seus problemas foram abordados.

Cuidado com diagnósticos e condutas iniciais, pois o profissional de saúde pode mudar sua conduta coletando mais informações, e isso faz o paciente perder a confiança na consulta. Em consultas com acompanhantes, deve-se insistir em falar com o paciente, inclusive crianças.

Pode-se perguntar, por exemplo: "Você se importaria que eu falasse com (o paciente) um instante? Posso voltar a falar com você depois para obter mais informações; porém, é mais seguro se eu falar um pouco com o paciente nesse momento".

Não se deve continuar o atendimento na observação de um cenário inseguro. Não sendo possível falar ou ver o paciente, é preciso entender além de toda a história clínica, onde está o paciente, o que ele está fazendo e como o paciente parece estar para uma terceira pessoa, familiar ou conhecida. Ressalta-se que discutir o quadro clínico do paciente com outra pessoa, ainda que seja um familiar, pode ser considerado infração ética, uma vez que constitui quebra de sigilo, e o profissional deve sempre ponderar se a consulta em questão é realmente tão urgente para continuar sem a presença do paciente envolvido.

Assim como numa agenda de atendimento presencial, o clima emocional de um dia inteiro de consultas virtuais pode ser definido logo nas primeiras consultas. Em eventuais consultas "ruins", é necessário focar ativamente as partes boas da agenda. A crença numa agenda "azarada" e cheia de dificuldades não apenas estressa o profissional e o paciente, como pode colocar a perder valiosas habilidades de comunicação conquistadas com esforço e estudo.

São barreiras para a comunicação efetiva: conexão ruim, diferença de idioma, dificuldade de aprendizado e/ou de fala, problemas auditivos, estresse, falta de confiança, paciente que não é bom informante, ligações de terceiros, profissional com restrição de tempo ou com presunções diagnósticas a partir da história de pacientes hiperutilizadores e/ou com saúde mental acometida. Profissionais também podem bloquear sua capacidade de ouvir atentamente se houver distrações no ambiente, devaneios mentais, bloqueios ou transferências emocionais, pensar muito enquanto escuta (o ser humano tem capacidade de pensar 500 palavras/minuto, ouvir 250 e falar 125).

Com relação às habilidades de comunicação em saúde, destaca-se a Lei do Eco Emocional (Carrió, 2012): o mais provável é que o profissional receberá de volta aquilo que oferecer no primeiro contato da consulta (se oferecer sorriso, receberá sorriso; se oferecer hostilidade, receberá hostilidade); no contexto da comunicação virtual isso não muda, uma vez que continua sendo exercida por seres humanos.

Um dos principais recursos para uma excelente teleconsulta é a escuta ativa. O profissional da saúde deve: ofertar uma atenção de qualidade aos pacientes, preenchendo os espaços do atendimento; procurar confirmar, parafrasear, resumir o que está sendo dialogado, raciocinado; perceber o ambiente emocional do paciente; promover o acolhimento do início ao fim. Além disso, deve evitar sobrecarga de informações, além de prejulgamento. Cortar o paciente pode mostrar que o profissional quer "confirmar" um diagnóstico, em vez de escutar mais o que o paciente tem a dizer.

Podemos utilizar técnicas de questionamento durante a teleconsulta. A vantagem das questões abertas é que fazem o paciente refletir, pensar, podendo até autodiagnosticar-se. Elas representam a expressão das preocupações e ajudam a perceber a extensão do problema. Uma desvantagem das questões abertas é que o paciente pode perder o controle da conversa e divagar. Há pacientes que não gostam de perguntas abertas, preferem as fechadas, pois, por exemplo, têm dificuldade em descrever algo. As questões abertas podem ser utilizadas principalmente no início da conversa, para ajudar o paciente a se abrir quando muito quieto e para que o interlocutor se sinta bem com esta demonstração de preocupação. Por exemplo:

"Pode descrever a dor para mim?"

Questões fechadas têm a vantagem de a resposta ser sim ou não, são rápidas e ajudam a manter o controle da conversa. Algumas desvantagens das questões fechadas são: podem levar o interlocutor a dar uma determinada resposta; limitam a expressão das preocupações ou opiniões que podem fazer a diferença na tomada de decisão. Elas são utilizadas quando queremos uma informação específica após parafrasear, para estreitar as informações, validar o resumo de uma conversa, em situações de emergência (*red flags*, contato, segurança) ou mesmo quando queremos manter o controle da conversa. Por exemplo:

"Você tem dor de cabeça?"

Por outro lado, as questões de múltipla escolha são facilitadoras. A vantagem é que o profissional de saúde consegue descobrir informações sem que o paciente devaneie. Serão importantes em situações de crise sem conduzir o interlocutor, estreitar informações oferecendo opções, estimular a pessoa a se abrir, mas sem lhe passar o controle total da conversa. Na frase a seguir, se o paciente responder apenas sim ou não, é importante saber para qual ou quais dos sintomas:

"Você teve dor no peito, angústia e pensamentos acelerados?"

Perto da finalização da consulta, é necessário reorientar os pontos principais da conversa. Isso pode servir como uma transição natural para a obtenção de qualquer esclarecimento de dúvidas. A técnica *teach-back* (pedir aos pacientes que expliquem de volta informações-chave com suas próprias palavras) tem sido amplamente promovida como uma importante verificação da clareza e qualidade da comunicação, e foi identificada como uma prática de comunicação de primeira linha (Coleman *et al.*, 2017).

"Se não se importar, tenho todas as informações que você já transmitiu, mas seria muito mais seguro se pudesse ouvir de você pessoalmente."

O desfecho do teleatendimento envolve aconselhamento sobre autocuidado, mas deve-se ter atenção com informações em excesso. É importante o mapeamento da rede de suporte do paciente, além de meios e acessos aos demais serviços de saúde, quando necessários. É necessário foco na rede de segurança: por exemplo, quais sintomas o paciente precisa observar (o que); em quanto tempo (quando); quais pessoas deve procurar ajuda a depender da alteração (quem). Também se deve levar em consideração os pacientes com difícil acesso ou recurso para transporte, e aqueles socialmente isolados ou em instituição de cuidados.

Dependendo das necessidades do paciente, deve-se encaminhá-lo para o referenciamento de urgência ou para outras especialidades:

"Já que você entendeu que nesse momento é indispensável ser examinado presencialmente e talvez realizar alguns exames urgentes para termos certeza de que não haverá riscos ou complicações, você sabe para onde se dirigir? Existe alguém na sua casa para quem eu possa explicar isso?"

Incentive o paciente a entrar em contato caso haja alguma dúvida ou novas necessidades de orientações e oriente sinais e sintomas fora do esperado para o seu quadro que podem ser motivos de preocupação.

"Por favor, caso haja novas dúvidas após o final da nossa conversa ou se você pensar em algumas perguntas, pode retornar o contato com nossa equipe. Ressalto que os sintomas que expliquei são esperados para o seu quadro, mas se você sentir falta de ar grave ou sensação de desmaio, isto não é previsto para o seu quadro e então deve procurar um pronto-socorro imediatamente para avaliação presencial."

Em síntese, delineiam-se quatro etapas essenciais da comunicação que devem ser deliberadamente compreendidas e cuidadas pelo profissional de saúde para o sucesso do teleatendimento, cada uma delas com suas características e abordagens próprias: (1) Estabeleça a relação com o paciente (Quadro 4.2); (2) Defina a agenda e inicie a consulta (Quadro 4.3); (3) Responda empaticamente às emoções (Quadro 4.4); (4) Entregue as informações e encerre a teleconsulta (Quadro 4.5).

Quadro 4.2. Estabeleça a relação com o paciente

Processos	Vídeo	Telefone	Descrição	Exemplos
Verifique a tecnologia.	X	X	Logo ao início da chamada, verifique se o paciente consegue ouvir e/ou ver normalmente; no caso do vídeo, se a imagem está adequada.	"Você consegue me ouvir e me ver?" "Ajuste o seu celular um pouco para cima para que eu possa ver seu rosto por completo."
Faça as apresentações se vocês não se conhecem.	X	X	Apresente-se com o seu nome e a sua função. Aproveite e confirme também os dados do paciente, como nome e data de nascimento.	"Olá, sou Paula e sou médica! Por favor, confirme o seu nome e a sua data de nascimento e como você prefere que eu te chame."
Ou cumprimente o paciente (se não for o primeiro encontro).	X	X	Cumprimente apropriadamente o paciente.	"Olá, Luciana! Como você tem passado?"
Avalie a privacidade do paciente.	X	X	Confirme se o local onde o paciente está é confortável para discutir informações privadas de saúde.	"Antes de começarmos, gostaria de saber se você está em um lugar onde se sente confortável de falar sobre as suas questões de saúde."
Faça um plano B da tecnologia.	X		Estabeleça um plano B com falhas da tecnologia antes de elas surgirem.	"Você pode confirmar o seu número de telefone? Caso a videochamada caia, eu vou te ligar nesse número."

Fonte: Adaptado de Banerjee SC *et al.*, 2002.

Quadro 4.3. Defina a agenda e inicie a consulta

Processos	Vídeo	Telefone	Descrição	Exemplos
Inicie com perguntas abertas.	X	X	Comece o diálogo com perguntas abertas para dar espaço para esvaziar todas as demandas do paciente e entender os motivos da consulta.	"Gostaria de entender como posso te ajudar."
"Convide" a agenda do paciente.	X	X	Pergunte se há mais algum item que o paciente gostaria de trazer à consulta.	"Há mais alguma coisa que você queira falar ou que esteja acontecendo?"
Traga a sua agenda.	X	X	Diga o que você gostaria de discutir na consulta.	"Gostaria de falar sobre o que está te deixando angustiado."
Negocie as agendas.	X	X	Ajude o paciente a priorizar os assuntos mais importantes sobre os quais ele gostaria de sair da consulta orientado.	"No tempo que temos hoje, qual é o assunto mais importante pra conversarmos?"
Faça perguntas modificadoras.	X	X	Utilize questões de múltipla escolha ou facilitadoras no meio do diálogo quando você já tem os motivos da consulta e quer saber mais sobre cada item e explorar um pouco mais os sintomas apresentados.	"Você tem dor no peito, angústia e pensamentos acelerados?"
Utilize perguntas fechadas, se necessário.	X	X	Utilize perguntas fechadas quando precisar direcionar o assunto para explorar mais sobre um sintoma específico.	"Essa dor no peito irradia-se para algum lugar?"

Fonte: Adaptado de Banerjee SC *et al.*, 2002.

Quadro 4.4. Responda empaticamente às emoções

Processos	Vídeo	Telefone	Descrição	Exemplos
Reconheça.	X	X	Reconheça sinais emocionais não verbais, como inquietação, choro, distrações, tonalidade da voz ou se o paciente aparenta estar muito aborrecido.	"Você aparenta estar muito ansioso hoje."
Encoraje expressões de sentimentos.	X	X	Afirme que esse encontro é um espaço seguro para expressões de sentimentos.	"Eu sei que não estamos nos vendo pessoalmente, mas espero que você se sinta confortável em compartilhar qualquer coisa. Como você está se sentindo?"
Valide.	X	X	Declare que a expressão emocional do paciente é apropriada e razoável.	"Luciana, eu posso imaginar o quão difícil isso está sendo para você."
Normalize.	X	X	Faça uma comparação afirmativa dizendo que uma resposta emocional particular não é fora do comum.	"Não é incomum sentir-se angustiada e ansiosa em uma situação como essa. Pacientes passando por situações semelhantes compartilham esses sentimentos."
Use o silêncio.	X	X	O silêncio pode parecer estranho em uma teleconsulta, mas ele pode ser importante, assim como na consulta presencial, para que o paciente reúna os pensamentos e processe as informações. Permita que o paciente tenha tempo suficiente para responder ou falar, depois de fornecer informações ou responder a perguntas.	Faça uma pausa de alguns segundos e, no caso de uma videoconsulta, utilize sinais visuais como aceno de cabeça para mostrar que você está presente e ouvindo.

Fonte: Adaptado de Banerjee SC *et al.*, 2002.

Quadro 4.5. Entregue as informações e encerre a teleconsulta

Processos	Vídeo	Telefone	Descrição	Exemplos
Forneça informações.	X	X	Entregue as informações de forma clara e objetiva.	"Você tem uma dor no peito que está associada às angústias e à ansiedade que você vem sentindo. Escutando-te, percebo o quanto será importante para você o acompanhamento de saúde mental."
Verifique o entendimento/ *teach-back*.	X	X	Verifique se o entendimento das informações está claro.	"Sei que foram muitas informações. Você poderia dizer com suas palavras, para que eu tenha certeza de que ficou tudo claro?"
Resuma.	X	X	Examine os pontos principais de sua conversa.	"Então, só para ficar claro: caso a palpitação retorne sem a ansiedade ou você tenha dor no peito que não passe, você deve procurar o atendimento presencial."
Aprove perguntas.	X	X	Incentive o paciente a retornar o contato caso tenha dúvidas persistentes.	"Caso tenha dúvidas após o final do atendimento, você pode retornar o contato conosco para novas orientações."
Encaminhe, quando necessário.	X	X	Dependendo das necessidades do paciente, encaminhe-o a outras especialidades ou ao atendimento presencial ou encaminhe ao atendimento de urgência.	"Luciana, sugiro que você faça um acompanhamento em saúde mental com médico de família e psicólogo."

Fonte: Adaptado de Banerjee SC *et al.*, 2002.

É natural que em decorrência da falta de hábito, o atendimento remoto gere algumas inseguranças; porém, cabe destacar que telemedicina continua sendo medicina, ainda que com algumas particularidades. Mesmo com o novo cenário de atendimento e ferramentas tecnológicas, o que precisa prevalecer é a relação profissional-paciente, que continua sendo a verdadeira "pérola" da qualidade do atendimento, para a qual é possível desenvolver habilidades técnicas por meio de estudo, dedicação e experiência. Nesse sentido, a comunicação é uma habilidade de grande potência no atendimento remoto; porém, até o momento, ainda é necessária a utilização do referencial teórico de comunicação clínica de atendimento presencial, que pode ser adaptado e utilizado no ambiente virtual. No entanto, com a consolidação da telemedicina como modalidade viável e confiável de cuidado em saúde, é possível afirmar que, com o tempo, cada vez mais literatura específica estará disponível para esse aperfeiçoamento.

"Aplicarei os regimes para o bem do doente segundo o meu poder e entendimento, nunca para causar dano ou mal a alguém"

(Juramento de Hipócrates)

Bibliografia

Banerjee SC, Staley JM, Howell F, Malling C, Moreno A, Kotsen C, et al. Communicating effectively via tele-oncology (Comskil TeleOnc): a guide for best practices for communication skills in virtual cancer care. J Cancer Educ. 2022;37:1343-8.

Carrió F. Entrevista clínica: habilidades de comunicação para profissionais de saúde. Porto Alegre: Artmed; 2012. 344 p.

Chandra S, Mohammadnezhad M, Ward P. Trust and communication in a doctor-patient relationship: a literature review. J Healthc Commun. 2018;03(03):36.

Coleman C, Hudson S, Pederson B. Prioritized health literacy and clear communication practices for health care professionals. Health Lit Res Pract. 2017;1(3): e90-e99.

Kutner M, Greenberg E, Jin Y, Paulsen C. The health literacy of America's adults: results from the 2003 National Assessment of Adult Literacy. 2006.

Schofield T, Tate P, Havelock P, Rosemberg MB. Comunicação não violenta: técnicas para aprimorar relacionamentos pessoais e profissionais. 5. ed. São Paulo: Ágora; 2021. 280p.

Roter DL, Frankel RM, Hall JA, Sluyter D. The expression of emotion through nonverbal behavior in medical visits. Mechanisms and outcomes. Journal of General Internal Medicine, 2006, 21(Suppl. 1), S28-S34.

Silverman J, Kurtz S, Draper J. Skills for communicating with patients. 2nd ed. Oxford: Radcliffe Publishing; 2005.

Spriggs M. Autonomy and patients' decisions. Lanham: Lexington Books; 2005.

Stewart M, Brown JB, Weston WW, McWhinney IR, McWilliam CL, Freeman T. Medicina centrada na pessoa: transformando o método clínico. Porto Alegre: Artmed; 2017.

Stewart M, Brown JB, Donner A, McWhinney IR, Oates J, Weston WW, Jordan J. The impact of patient-centered care on outcomes. J Fam Pract. 2000;49:796-804.

5 Situações Clínicas em Telemedicina

Eduardo Picelli Vicentim
Marcela Mitie Missawa
Bianca Seixas Soares Sgambatti
Camila Yuki Fujii
Débora Sampaio Banduk
Gabriel Arthur Bolorini Pereira

Introdução

Segundo a Organização Mundial de Saúde (OMS), a telemedicina pode ser definida como a oferta de serviços ligados aos cuidados com a saúde, nos casos em que a distância ou o tempo é um fator crítico. Os serviços são realizados por profissionais da área da saúde, usando tecnologias da informação e de comunicação para o intercâmbio de informações válidas para diagnósticos, prevenção e tratamento de doenças, e a contínua educação de provedores de cuidados com a saúde, assim como para fins de pesquisa e avaliações. O objetivo principal é melhorar a saúde das pessoas e de suas comunidades.

Atualmente há muitos debates acerca da capacidade de a telemedicina realizar acompanhamento clínico. Estudos recentes que avaliaram a telessaúde no cuidado longitudinal do paciente tem mostrado benefícios no que concerne à melhor adesão ao plano de cuidado e à consequente melhora da qualidade de vida e satisfação do paciente. Uma das diferenças mais marcantes que pode derivar o acompanhamento virtual para uma avaliação presencial são as situações em que é imperativa a coleta de algum dado de exame físico diretamente pelo profissional de saúde. Todas essas questões encontram solução em qualidade e segurança aos pacientes, na medida em que o cuidado é personalizado para as particularidades de cada pessoa. Cada indivíduo em cada fase de sua vida tem suas particularidades e, portanto, as consultas devem ser sempre centradas no paciente e em suas demandas.

Cuidado Longitudinal em Telemedicina

Nos últimos anos, os recursos tecnológicos associados à telemedicina aumentaram o acesso à saúde de maneira simples e, muitas vezes, resolutiva.

No cuidado longitudinal, a telessaúde tem um papel essencial, ofertando acompanhamento integral ao longo do tempo, reduzindo barreiras, como deslocamento, processos burocráticos, filas, entre outros.

Por meio da telemedicina, podemos aumentar a resolutividade das demandas trazidas, como: solicitar exames ou avaliar exames solicitados na consulta presencial, avaliar queixas agudas, orientar sobre medicamentos, renovar receitas (paciente compensados), realizar o monitoramento de pacientes com doenças crônicas e problemas de saúde mental, realizar vigilância sobre doenças transmissíveis e monitorar as campanhas de vacinação e de rastreamento.

Vale ressaltar, entretanto, que a telemedicina não substitui a necessidade de consultas presenciais periódicas, ainda que, nos intervalos delas, esteja à disposição para diversas demandas. Existem similaridades e diferenças entre a teleconsulta e a consulta presencial que devem ser usadas a favor dos profissionais de saúde para a promoção do melhor acesso ao cuidado em saúde de qualidade (Tabela 5.1).

A consulta clínica virtual só é realizada após concordância do paciente para esse tipo de atendimento, por meio de um contrato, seja uma mensagem, via contato telefônico, esclarecendo e formalizando o formato de atendimento, ou um termo de consentimento, via consultas de vídeo, em que o paciente precisa assinar, concordando sobre a descrição técnica das etapas de atendimento e das normas de segurança.

Os teleatendimentos precisam estar regidos por um programa de segurança da informação, garantindo proteção dos dados em saúde criados, recebidos, mantidos ou transmitidos por via eletrônica. A grande maioria dos atendimentos presenciais, atualmente, também utiliza registro eletrônico; portanto, também precisa se adequar a essas normas, de forma similar.

No que se refere à estrutura de roteiro de anamnese, a teleconsulta e a consulta presencial são equivalentes. Seja por telefone ou por vídeo, com perguntas abertas e escuta qualificada.

O planejamento de tempo da consulta, em tópicos, para a coleta de dados, avaliação, elaboração de hipóteses e planejamento terapêutico, com formato de perguntas e encerramentos, é similar.

Na teleconsulta não há contato físico do profissional; porém, é possível fazer avaliação de todos os sistemas do corpo, ainda que parcialmente, que auxiliam na avaliação global e na tomada de decisões.

Com perguntas facilitadoras para avaliar, por exemplo, alívio ou melhora das dores por meio de palpação, em que o paciente é guiado e orientado

Tabela 5.1. Similaridades e diferenças entre teleconsulta e consulta presencial

Estrutura clínica	Consulta presencial	Teleconsulta
Contrato prévio		×
Anamnese	×	×
Exame físico	×	
Avaliação	×	×
Plano terapêutico	×	×
Prescrição, relatórios, atestado	×	×
Monitoramento	×	×

Fonte: Elaborada pelos autores.

a realizar; ou utilização de alguns aparelhos, para a coleta de sinais clínicos, como frequência respiratória, frequência cardíaca, pressão arterial, temperatura, registro fotográfico. No teleatendimento por vídeo, a inspeção visual, de maneira simultânea, também é uma ferramenta de grande utilidade.

A teleconsulta não substituirá a consulta presencial. Caso haja necessidade de avaliação presencial, isto precisa ficar claro na teleconsulta, bem como orientações de sinais de alerta ou monitoramento posterior, de maneira presencial, em consulta eletiva, em pronto atendimento ou mesmo em monitoramento virtual, para acompanhamento.

Uma limitação importante para o teleatendimento é a avaliação de paciente instável ou grave, por isso é muito importante que os programas virtuais alertem os pacientes nessas condições a procurarem o serviço de emergência; além disso, se durante a consulta o profissional perceber alguma instabilidade ou gravidade, deve reforçar e auxiliar encaminhamento do paciente para atendimento presencial.

Na prática, as teleconsultas tendem a ser mais breves e mais focadas. O que parece é que os pacientes já levam os seus tópicos e as suas dúvidas a serem perguntadas e o médico, por sua vez, realiza uma consulta mais pontual, visando identificar possíveis sinais de alerta e definindo conduta expectante ou orientações para avaliação presencial em pronto atendimento ou consulta eletiva.

As prescrições e os documentos enviados na teleconsulta utilizam certificado digital, que funciona como uma identidade digital, garantindo a autenticidade da assinatura e trazendo mais segurança para o médico prescritor e para o paciente. Em consultas presenciais, a maioria dos médicos também já aderiu a essa ferramenta, pois é mais segura que a assinatura à mão em papel.

Exame Clínico em Telemedicina

O exame físico é, por hora, limitado pela distância e tecnologia, sendo a observação atenta do paciente pelo médico a maior ferramenta durante um teleatendimento.

É por meio do olhar que o profissional de saúde observa sinais e sintomas: por exemplo, alterações da coloração do paciente (se o paciente está hipocorado, cianótico, ictérico), dos ritmos e dos ruídos respiratórios, do nível de consciência, da fala e da face (fácies de dor); também se observa a presença de sintomas, como tosse, lesões cutâneas, edema de membros, entre outros.

Na avaliação de problemas de pele, o uso da telemedicina por meio de fotografias pode colaborar para fornecer um diagnóstico preciso de lesões de pele, como eczemas, lesões congênitas, micoses, moluscos, acne, dermatite atópica, nevos, entre outros. Assim, pode-se gerenciar doenças comuns e otimizar as consultas dermatológicas para as doenças de pele mais graves, cirúrgicas ou complexas, reduzindo o tempo médio de espera para elas.

Além disso, o profissional de saúde pode empoderar o paciente em sua própria avaliação e orientá-lo a aferir sinais objetivos, como pressão arterial, saturação de oxigênio, frequência cardíaca e temperatura. Também é possível orientar o autoexame, por exemplo, com manobras diagnósticas mais simples, como a avaliação da orofaringe.

É claro que existem situações em que o exame físico mais detalhado e preciso deve ser realizado por um profissional presencialmente; nesse caso, a avaliação complementar, seja em pronto atendimento ou em consultas ambulatoriais, está indicada.

Vale citar as interconsultas nas quais a equipe de enfermagem se encontra com o paciente, enquanto o médico avalia a distância. Uma vez que a equipe de enfermagem é capacitada a realizar o exame físico e avaliar parâmetros vitais, sinais e sintomas, além de auxiliar na anamnese e na orientação do paciente, a interconsulta torna-se mais uma ferramenta importante no cenário da telemedicina.

Na telepropedêutica, por meio da inspeção, podemos acessar o estado geral do paciente, cor e sinais de desconforto respiratório. Com a ajuda de aparelhos auxiliares também podemos obter informações adicionais, como: temperatura (termômetro), frequência cardíaca e saturação de oxigênio (oxímetro de pulso) além de taxa de glicose no sangue (glicosímetro). Além disso, há outros dispositivos ("*gadgets*") cada vez mais disponíveis para auxílio ao exame clínico digital, como aparelhos que permitem ao paciente utilizar funções de estetoscópio e otoscópio digitais, que enviam informações simultaneamente para análise do profissional de saúde.

Teleconsulta – Âmbito Ambulatorial

No âmbito ambulatorial, a teleconsulta pode ser usada tanto em consultas de rotina (menos urgentes) quanto em consultas de urgência.

Como o acesso virtual facilita a manutenção das consultas, o profissional de saúde tem menos dificuldade com os pacientes que não conseguem comparecer às consultas, aumentando as oportunidades de coordenação e colaboração de cuidados e diminuindo as faltas nas consultas.

Num recente estudo de revisão sistemática, que analisou a viabilidade e a acessibilidade dos serviços de telemedicina, a satisfação de pacientes e de prestadores de cuidados e os resultados do tratamento relacionados com o uso de telemedicina entre populações com diferentes situações de saúde (asma, diabetes tipo 1, obesidade, doenças de pele, doenças mentais, otite, insuficiência pancreática relacionada com fibrose cística), observou-se como resultado que as intervenções de telemedicina em todos os estudos incluídos resultaram em desfechos comparáveis ou melhores que os seus grupos-controle. Esses desfechos estavam relacionados com:

- Melhor gerenciamento de sintomas.
- Melhoria da qualidade de vida.
- Aumento da satisfação.
- Aumento da adesão à medicação.
- Melhores taxas de conclusão das consultas e progressão da doença.

Em outro estudo (ensaio clínico randomizado), envolvendo gerenciamento via telemedicina de sintomas em crianças escolares asmáticas, percebeu-se que houve maior adesão a medicamentos e maior compreensão dos pais com relação à medicação em comparação ao grupo-controle. Além disso, o grupo da telemedicina teve um menor número de internações hospitalares no período.

A telemedicina pode ainda facilitar os cuidados médicos a pacientes com doenças crônicas, como vimos anteriormente, por meio de cuidados primários e cuidados com subespecialidades, apoiando e melhorando a comunicação e a colaboração entre médicos.

Pacientes com necessidades especiais de saúde têm desafios adicionais ao receber cuidados primários, cuidados subespecializados, saúde domiciliar, cuidados paliativos, serviços de educação, transição de cuidados para serviços secundários e terciários, serviços de desenvolvimento e habilitação, muitos dos quais podem ser melhorados com a integração promovida pela telessaúde.

Teleconsulta – Âmbito Hospitalar

Nas unidades de internação, em situações clínicas urgentes, as consultas por telemedicina podem permitir que os subespecialistas ampliem o alcance de seus conhecimentos a pacientes que recebem cuidados em regiões distantes (urbanas e rurais), carentes de serviços médicos.

O uso de videoconferência interativa ao vivo, aliado ao uso opcional de dispositivos periféricos, incluindo estetoscópios, otoscópios, oftalmoscópios, máquinas de ultrassonografia, entre outros, pode simular uma consulta presencial à beira do leito com um especialista.

A telemedicina também tem sido cada vez mais usada para fornecer interconsultas especializadas, incluindo cuidados intensivos a indivíduos hospitalizados em hospitais gerais ou unidades de terapia intensiva. Por exemplo, otimizando o atendimento, eliminando custos desnecessários com transferências e remoções, ou até mesmo possibilitando intervenções precoces que não seriam possíveis de serem realizadas ou seriam atrasadas em virtude do tempo perdido em deslocamento e acarretariam potenciais danos ao paciente pelo atraso (complicações, sequelas, morte).

Teleconsulta em Saúde da Mulher

As mulheres, particularmente, vivem diversos períodos de sua vida entre adolescência, gestação, puerpério, climatério e senilidade, que exigem cuidados. Além disso, estão também inseridas na sociedade em múltiplos papéis que, por vezes, levam-na a deixar de lado sua saúde.

Tendo isso em vista, o cuidado da mulher deve ser focado para esse grupo, e não de maneira genérica. Também deve-se atentar para o fato de que muitas vezes as atividades de saúde voltadas à mulher confluem também para o cuidado da família e o seu bem-estar geral.

Aqui, ressalta-se que queixas ginecológicas podem ser das mais variadas e podem exigir, em muitas situações, tecnologia dura, além da escuta qualificada e do conhecimento técnico; por exemplo, nas queixas ginecológicas que demandam exame físico, as quais devem ser realizadas em ambiente presencial, prezando pela segurança da paciente.

Vale também lembrar que o cuidado pré-natal, ainda que possa ser complementado por telemedicina, deve ser prioritariamente presencial em virtude da complexidade do binômio materno-fetal. Por outro lado, durante o puerpério a telemedicina pode se tornar mais ativa, uma vez que a particularidades desse período muitas vezes exigem mais a escuta ativa do que o exame físico.

No cuidado da mulher, então, é importante reforçar ao profissional da saúde que atenderá em telemedicina:

- Escuta ativa e acolhimento: saber ouvir e acolher os anseios da mulher (muitas vezes, centro de sua família), além da doença.
- Adequar o tempo de consulta à demanda da paciente.
- Ter conhecimento técnico para saber abordar e diagnosticar sintomas atípicos e inespecíficos e identificar quando a paciente deve ser orientada a procurar uma avaliação presencial de urgência ou não.
- Utilizar as ferramentas disponíveis para dar seguimento ao cuidado, seja em novas consultas ou com monitoramentos clínicos realizados por outros profissionais da saúde.

Teleconsulta em Saúde dos Idosos

No contexto pandêmico, a vulnerabilidade dos idosos e a importância de mantê-los em isolamento trouxeram a necessidade extrema de acompanhamento em saúde por meio de teleconsulta como dispositivo primordial no processo de cuidado a essa população.

Entretanto, as dificuldades no manuseio dos recursos tecnológicos e a falta de paciência de familiares mais jovens para auxiliá-los no processo de aprendizado trouxeram dificuldades a essa acessibilidade.

Outro fator dificultador foi a disseminação rápida e excessiva de informações requeridas durante a pandemia, principalmente de notícias incorretas somadas ao momento de grandes perdas, das mais diversas ordens, como perda de um ente querido, perda financeira e até perda de suporte social, em virtude do tempo prolongado de isolamento social, aumentando seus medos, receios e ansiedades, trazendo na teleconsulta comportamentos de resistência, negação, desconfiança ou confusão, dificultando um atendimento efetivo.

No que se refere ao modelo estrutural das consultas, há uma tendência de se seguir um padrão mais demorado e cauteloso, avaliando medicações, comorbidades, funcionalidade, independentemente da demanda aguda solicitada, principalmente em um primeiro contato, sem informações prévias.

A apresentação clínica da maioria das doenças costuma ser bastante inespecífica ou apresentar características atípicas, fazendo com que, na maioria das vezes, a avaliação presencial seja necessária.

Nos acompanhamentos de doença crônica não transmissível ou em demandas agudas, quando o paciente já é conhecido, é possível manter acompanhamento e monitoramento longitudinal com o teleatendimento.

Contudo, nos casos em que não há acompanhamento prévio, a tendência dos idosos de manifestarem doenças potencialmente graves por meio de sintomas inespecíficos ou quadro clínico menos exuberante torna arriscada a assistência apenas por meio de teleconsulta.

Na teleconsulta dos idosos, os seguintes pontos devem ser reforçados para o preparo adequado do profissional em atendimento a essa população:

- Acolhimento e a abordagem de processos de luto.
- Saber acolher e orientar cuidados com a saúde em perfis de idosos frágeis, ansiosos, inseguros, resistentes ou em negação.
- Apresentar flexibilidade de tempo, entendendo que as consultas podem ser um pouco mais demoradas.

- Conhecimento técnico para saber abordar e diagnosticar sintomas atípicos e inespecíficos.
- Clareza nas orientações e condutas, alertando sobre sinais de gravidade e/ou necessidade de atendimento presencial.
- Desfecho de consulta de forma prática, conseguindo sintetizar as informações mais relevantes.
- Utilização de alternativas de monitoramento e/ou novas consultas para acompanhamento da queixa aguda.
- Não deixar de encaminhar para avaliação presencial na incerteza diagnóstica ou no possível risco de agravamento.

Também é importante possuir aplicativo fácil de manejar, bem como contar com equipes de suporte em tecnologia e profissionais de saúde que auxiliem na teleconsulta e, posteriormente, no monitoramento de saúde e eventuais dúvidas que possam surgir.

Teleconsulta em Saúde da Criança e do Adolescente

O uso da telemedicina na faixa pediátrica, assim como em outras especialidades médicas, vem aumentando ao longo do tempo. Com a pandemia de Covid-19, em virtude das interrupções na assistência à saúde, esse crescimento foi exponencial. Isso gerou aumento no acesso aos cuidados de saúde, gerenciamento otimizado de doenças, progresso no monitoramento das condições de saúde e menos exposições a pacientes com doenças crônicas durante a pandemia. Mas também se observou a necessidade de se esclarecer os objetivos e as melhores práticas para o uso da telessaúde na população infantil.

Com relação à estrutura da teleconsulta, organização, segurança e privacidade, a consulta deve ser registrada dentro das normas da Lei Geral de Proteção de Dados (LGPD). O médico e a família devem decidir de maneira compartilhada qual será a melhor forma de atendimento, visando sempre o melhor para saúde da criança e do adolescente. Importante informar à família sobre as particularidades da consulta virtual, assim como as limitações (impossibilidade de se realizar o exame físico presencial). Logo após, é necessário enviar o Consentimento Livre e Esclarecido, que deverá voltar assinado adequadamente pelo responsável e, então, registrado no prontuário do paciente.

Durante a teleconsulta com a criança, o responsável também deverá estar presente. Para os adolescentes, é possível se realizar a consulta sem a presença do responsável, mas com todos os consentimentos firmados.

Vamos iniciar nossa discussão trazendo situações hipotéticas e nos transportar para um quadro clínico presente no cotidiano de práticas em saúde da criança e do adolescente.

CENÁRIO 1

Terça-feira, 10 horas. Pai solicita uma videochamada para a sua filha de 5 anos que apresenta coriza há 2 dias, pouca tosse há 1 dia e acordou com febre de 37,8° C nesse dia da teleconsulta. Está brincando e comeu bem até então. O pai gostaria de saber se seria necessário levá-la ao pronto atendimento (PA) após o horário comercial (pois está trabalhando). Durante a telepropedêutica, o médico vê que a criança está em bom estado geral, interage com ela no vídeo e não está com sinais de desconforto respiratório. O médico então orienta o responsável que provavelmente se trata de uma infecção respiratória e que, por enquanto, o tratamento deveria ser com sintomáticos (antitérmicos), lavagem nasal e repouso (a criança não deve ir à escola nesse dia da teleconsulta). Além disso, orienta e explica o responsável quais os sinais de alarme e quando a criança deveria ser encaminhada para consulta presencial (no consultório ou no PA).

CENÁRIO 2

Sábado, 7 horas. Mãe liga para o profissional de saúde relatando ao telefone que seu filho de 8 anos apresenta dor abdominal há 1 dia com piora nesse dia da ligação. Também relata que o filho, ao acordar, teve náusea e dificuldade para deambular. Relata que a dor é mais do lado direito e inferior do abdome. Mediu a temperatura, que era de 37,2° C. O médico então orienta o responsável a levar a criança ao hospital mais próximo, em jejum, para exame físico presencial, com o objetivo de descartar apendicite aguda.

No cenário 1, "há troca de informações (clínicas, laboratoriais e de imagens) entre médico e paciente, com possibilidade de prescrição e atestado médico", o que caracteriza uma teleconsulta. No cenário 2, temos uma teleorientação médica. A teleorientação é a "avaliação remota do quadro clínico do paciente, para definição e direcionamento ao tipo adequado de assistência de que necessita [...]; a teleorientação não deverá gerar conduta terapêutica, solicitação de exames complementares, atestados ou outros documentos médicos". Tanto a teleconsulta quanto a teleorientação podem ocorrer por vídeo ou por telefone.

Destaca-se que o atendimento virtual já é uma realidade há algum tempo. Médicos estão acostumados a receber telefonemas, mensagens de textos e áudios de pais em busca de orientações a respeito da saúde de seus filhos. A telemedicina pode ser usada para uma ampla gama de aplicações na saúde da criança e do adolescente, como:

- Teleconsultas (tanto de rotina quanto de urgências).
- Suporte ao diagnóstico.
- Interpretação de exames.
- Educação de pais e familiares com relação ao monitoramento e à documentação de doenças de seus filhos (p. ex., diabetes e asma).
- Telepesquisa.

A telessaúde tem, portanto, o potencial de transformar o modo como os cuidados são prestados aos pacientes pediátricos, expandindo o acesso aos cuidados em distâncias geográficas, alavancando a força de trabalho para a prestação de cuidados e melhorando as disparidades sistêmicas no acesso aos cuidados.

Um atendimento adequado deve contemplar promoção, proteção e recuperação da saúde, levando em consideração as diversas fases do processo de crescimento e desenvolvimento da criança e do adolescente, com o propósito não só de fazer diagnósticos e indicar tratamentos, mas também de orientar os pais nos cuidados para com os seus filhos.

O profissional da saúde e a família devem decidir de maneira compartilhada qual será a melhor forma de atendimento, visando sempre o melhor para saúde da criança. Para as consultas de puericultura, especialmente naquelas crianças com menos de 6 meses, ainda se recomenda que sejam realizadas consultas presenciais.

Com intuito de melhorar o relacionamento virtual com o paciente e as famílias, é interessante encaminhar previamente "dicas para os pais" de como realizar uma boa consulta virtual, como:

- Ter uma boa conexão de internet.
- Estar num local silencioso e iluminado.
- A criança deverá estar presente.

- O familiar ou um responsável deverá estar presente na consulta (participação opcional para adolescentes).
- Estar na "sala de espera virtual" antes de a consulta começar com anotações, receitas e exames (prévios, se tiver) e carteira de vacinação.

Segundo o *Manual de Telemedicina da Sociedade Brasileira de Pediatria* (SBP) é imperativo que o atendimento seja realizado com a mesma qualidade e respeito que o atendimento presencial. Em consultas para atendimentos a infecções de vias aéreas superiores (principal causa de procura em pronto atendimento infantil), a American Academy of Pediatrics (AAP) chama atenção para o aumento de uso de antibióticos para o tratamento dessas infecções pela telemedicina. Em estudo publicado na revista *Pediatrics* em maio de 2019, há um comparativo sobre o uso e a qualidade da prescrição de antibióticos para infecções de vias aéreas superiores em crianças em três ambientes: na telemedicina, no pronto-socorro (PS) e em consultório médico. A prescrição de antibiótico foi maior na telemedicina (52%) em comparação ao PS (42%) e em consultório médico (31%). Assim, são importantes algumas estratégias com a finalidade de se evitar o uso indiscriminado de antibióticos para infecções de vias aéreas superiores (IVAS) nos atendimentos virtuais. Entre elas, explicar qual o diagnóstico, orientar que a maior parte das IVAS é de origem viral e, portanto, o tratamento mais adequado não inclui a antibioticoterapia, orientar quais são os sinais de alarme e como agir na presença deles.

Diretrizes apontam que, em infecções respiratórias, a consulta deve ser presencial, se houver:

- Falta de ar ou suspeita de hipóxia.
- Desidratação.
- Alteração do estado geral.
- Dor torácica.
- Dor abdominal.
- Suspeita de pneumonia.
- Suspeita de otite.

Enfim, independentemente do contexto de telemedicina ou não, as indicações de procura por atendimentos de urgência e emergência não mudaram, e o médico precisa sempre orientar os sinais de alerta aos pais.

Destaca-se também que as preocupações comportamentais e de saúde mental são particularmente passíveis de cuidados virtuais e aumentaram desde o início da pandemia. Essa não é apenas uma realidade na saúde dos adultos, mas também na população de crianças e adolescentes. Observa-se que mais de um em cada quatro pais relatam piora da saúde mental e um em sete pais relata piora da saúde comportamental de seus filhos. A telemedicina é cada vez mais utilizada para atender às necessidades desses pacientes e, com boas práticas adotadas, pode beneficiar o tratamento de problemas de saúde mental, além de problemas comportamentais exacerbados pelo distanciamento social e aprendizado virtual. As visitas virtuais em casa também facilitam uma avaliação visual do ambiente doméstico e podem levar à identificação de preocupações psicossociais, como insegurança alimentar, que podem não ser reconhecidas em um ambiente clínico tradicional.

Em adolescentes, como usuários ávidos por tecnologia, o uso da telemedicina pode encontrar várias oportunidades para melhorar a saúde desse grupo etário, indo desde a promoção de comportamentos preventivos até a orientação para adolescentes com doenças crônicas no apoio à adesão ao tratamento e à transição para sistemas de saúde para adultos. Há evidências crescentes para apoiar os benefícios potenciais do uso de tecnologias para otimizar os resultados de saúde em adolescentes. É importante também estar atento às possíveis consequências prejudiciais não intencionais do uso das tecnologias e mídias sociais, destacando-se a necessidade de monitoramento contínuo conjunto por profissionais de saúde, pais e responsáveis.

Teleconsulta em Saúde Mental

Em pesquisa da Universidade Duke, após o início da pandemia de Covid-19 e a sua posterior estabilização quanto ao número de casos, cerca de 98% das consultas de psiquiatria passaram a ser realizadas de maneira remota, predominantemente, por videoconferências. Entende-se que o atendimento de saúde mental, por fazer uso preferencial do exame psíquico, tem mais facilidade de estabelecer fluxos clínicos diagnósticos e terapêuticos nessa modalidade.

Na verdade, as discussões relacionadas com a telepsiquiatria datam de muito antes de a Covid-19 surgir. Uma extensa revisão realizada em 2015 por Bashshur *et al.* constataram melhorias no acesso ao cuidado de saúde mental, na eficácia dos serviços e na qualidade do cuidado demonstrado. Hungerbuehler *et al.* (2015), em um ensaio clínico randomizado, concluíram que a adesão e a satisfação dos pacientes em cuidados de transtornos mentais eram altas com relação ao videoatendimento, modalidade também aprovada pelos próprios profissionais de saúde.

Sob uma perspectiva econômica, a revisão sistemática organizada por Naslund *et al.* (2020) demonstraram que a maioria dos programas de telepsiquiatria tem custo menor do que o atendimento presencial, com vantagens para médicos (tempo, transporte) e pacientes (menor perda no horário de trabalho e outras responsabilidades). Em geral, estimaram-se gastos maiores principalmente quando houver investimento inicial maior em equipamentos e adequações.

Não apenas da parte do paciente, mas os profissionais de saúde também manifestaram bons retornos quanto à experiência da teleconsulta. Em pesquisa mais recente conduzida por Grover *et al.* (2022) com 430 profissionais médicos de saúde mental, houve ampla aprovação (86,7%) da modalidade de consultas em telepsiquiatria, e apenas 12,2% de desconforto quanto a problemas de qualidade das ligações.

A teleconsulta em saúde mental, obviamente, lida com particularidades. Com base nessas especificidades, a American Psychiatry Association (APA) desenvolveu um guia com estratégias e ferramentas para estabelecer um contato proveitoso para esse perfil de atendimento (Quadro 5.1).

Quadro 5.1. Estratégias e ferramentas em telepsiquiatria

Praticar e observar se	Há benefício em gravar consultas ou mesmo ensaios, refletindo sobre como as sessões estão sendo conduzidas.
Cuidados individualizados	Atenção centrada no paciente; escuta ativa; relação respeitosa, compreensiva e empática; sensibilidade cultural; lidar com limitações (p. ex., trocar aperto de mão por uma conversa mais amena ao início do contato).
Comportamento não verbal	Olhar diretamente para a câmera, e não para os olhos do paciente, dá a impressão de contato visual direto; evite olhar para os lados e use a visão periférica para não quebrar o contato; garanta que o paciente tenha tempo para ouvir as perguntas e respondê-las sem pressa.
Preparo geral	Refletir sobre os objetivos do encontro, sumarizar o conhecimento, adequar o ambiente, a própria vestimenta e manter uma organização adequada do cuidado. Garantir que o paciente saiba como fazer uso das tecnologias.
Consentimento	Consentimento verbal e por escrito do paciente é importante no início ou antes do atendimento. Ao término da consulta, é sempre importante avaliar se o paciente se mantém confortável com o formato (é possível fazer isso, também, por meio de breve pesquisa após a consulta).
Alocação do tempo	A consulta por vídeo em saúde mental pode durar mais do que a consulta presencial. Esteja preparado para organizar o seu tempo de acordo com essa realidade. A demanda é maior do que uma consulta clínica, já que a investigação envolve uma pormenorização das relações pessoais, emocionais, psíquicas e sociais do paciente para o diagnóstico adequado e a compreensão do cenário.
Comunicação eficaz	"Menos é mais" em comunicação, em particular com realação a interrupções ou falas que prejudiquem a atenção e concentração do paciente.

Fonte: American Psychiatry Association (2019).

Um dos casos mais complexos no atendimento em telepsiquiatria diz respeito ao risco, à ideação ou à tentativa de suicídio. A abordagem do desejo de autoextermínio deve ser feita em toda e qualquer consulta de saúde mental, visando excluir o risco dessa emergência psiquiátrica. Ao lidar com situações de potencial emergência, existem recursos dos quais o médico pode lançar mão.

O profissional deve sempre avaliar o grau de agitação do paciente para compreender se existe risco de auto ou heteroagressão. Idealmente, em uma consulta de saúde mental, é importante que se obtenha o contato de algum familiar ou acompanhante que possa se responsabilizar por conduzir o paciente a um serviço de emergência em casos de sinais de risco para a integridade do paciente ou do outro, inclusive chamando-os, se estiverem no mesmo local, a participar da consulta. Muitas vezes, é possível manter o contato com o paciente enquanto se aciona um colega e/ou supervisor de plantão, a fim de mobilizar acompanhantes ou até mesmo o serviço de emergência para garantir o cuidado do paciente sem romper o momento de consulta. É possível, inclusive, informar-se sobre serviços de emergência próximo à residência do paciente durante o início da consulta para ter os recursos à mão, se necessário.

O profissional de saúde ainda pode precisar lidar com pacientes que já sofreram ou estão realizando medidas de autoagressão (intoxicação por uso de medicação, automutilação, ameaças de autoextermínio), uma situação delicada e sem diretrizes concretas sobre como agir. A orientação é que o contato sempre seja mantido com o paciente durante todo o processo de mobilizar as alternativas sugeridas anteriormente.

O profissional de saúde deve, ainda, atentar-se para a sua própria saúde mental no atendimento. Há atualmente na literatura científica discussão sobre um quadro denominado "fadiga de videoconferência", que se reflete no desgaste de passar o dia entre videoconferências, o que pode gerar, ao final do período, a impressão de que o profissional de saúde está desinteressado no atendimento. Esse desgaste decorre não apenas de passar o dia diante de uma tela de computador, mas também da necessidade de estar constantemente precisando "realizar uma *performance*" diante de uma câmera e de um microfone, causando uma sensação de autochecagem constante, inclusive lidando com dificuldades técnicas que aumentam ainda mais a sensação de cansaço. A atuação em saúde mental, em particular, intensifica ainda mais essa sensação por se tratar de um cuidado que demanda empatia e que discute sentimentos e experiências muito intensos, com um contato direto com o sofrimento psíquico do outro.

Recomenda-se, assim, que o profissional de saúde faça pausas frequentes durante o seu período de atendimento, seja para se alongar, "respirar" ou esvaziar a mente. Se possível, desativar a possibilidade de visualização em câmera (e ativá-la pontualmente apenas para garantir a boa conexão) pode ajudar a diminuir o estresse e a autocobrança.

Bibliografia

American Psychiatric Association. American Psychiatric Association Telepsychiatry Toolkit, 2019. [Acesso em 03/2023] Disponível na Internet: https://www.psychiatry.org/psychiatrists/practice/telepsychiatry/toolkit (mar. 2003).

Bantilan N, Malgaroli M, Ray B, Hull TD. Just in time crisis response: suicide alert system for telemedicine psychotherapy settings. Psychother Res. 2021;31(3):302-12.

Bashshur RL, Shannon GW, Bashshur N, Yellowlees PM. The empirical evidence for telemedicine interventions in mental disorders. Telemed J E Health. 2016;22(2):87-113.

Boisvert M, Lang R, Andrianopoulos M, Boscardin ML.. Telepractice in the assessment and treatment of individuals with autism spectrum disorders: A systematic review. Dev Neurorehabil. 2010;13(6):423-32.

Brasil. Resolução Nº 56, de 1º de abril de 2020. Dispõe sobre o atendimento médico por Telemedicina durante a pandemia de SARS-CoV2/COVID-19. Publicado no Diário Oficial da União: 03/04/2020;65(1):145.

Burke BL Jr, Hall RW. Section on telehealth care. telemedicine: pediatric applications. Pediatrics. 2015;136(1):e293-308.

Chao LW, Cestari TF, Bakos L, Oliveira MR, Miot HA, Zampese M, et al. Evaluation of an Internet-based teledermatology system. J Telemed Telecare. 2003;9 Suppl 1:S9-12.

Curfman AL, Hackell JM, Herendeen NE, Alexander JJ, Marcin JP, Moskowitz WB, et al. Section on telehealth care, committee on practice and ambulatory medicine, Committee On Pediatric Workforce. Telehealth: improving access to and quality of pediatric health care. Pediatrics. 2021;148(3):e2021053129.

Curfman A, Hackell JM, Herendeen NE, Alexander J, Marcin JP, Moskowitz WB, et al. Telehealth: opportunities to improve access, quality, and cost in pediatric care. Pediatrics. 2022;149(3):e2021056035.

Drake C, Lian T, Cameron B, Medynskaya K, Bosworth HB, Shah K. Understanding telemedicine's "new normal": variations in telemedicine use by specialty line and patient demographics. Telemed J E Health. 2022;28(1):51-9.

Giavina Bianchi M, Santos AP, Cordioli E. The majority of skin lesions in pediatric primary care attention could be managed by teledermatology. PLoS One. 2019;14(12):e0225479.

Grover S, Naskar C, Sahoo S, Mehra A. Clinician's experience of telepsychiatry consultations. Asian J Psychiatr. 2022;75:103207.

Halterman JS, Fagnano M, Tajon RS, et al. Effect of the School-Based Telemedicine Enhanced Asthma Management (SB-TEAM) Program on Asthma Morbidity: A Randomized Clinical Trial. JAMA Pediatrics. 2018 Mar;172(3):e174938.

Haun MW, Hoffmann M, Wildenauer A, Tönnies J, Wensing M, Szecsenyi J, et al. Health providers' experiences with mental health specialist video consultations in primary care: a qualitative study nested within a randomised feasibility trial. BMJ Open. 2021;11(11):e047829.

Hooshmand M, Yao K. Challenges facing children with special healthcare needs and their families: telemedicine as a bridge to care. Telemed J E Health. 2017;23(1):18-24.

Hungerbuehler I, Leite RFM, van de Bilt MTV, Gattaz WF. A randomized clinical trial of home-based telepsychiatric outpatient care via videoconferencing: design, methodology, and implementation. Arch Clin Psychiatry. 2015;42(3):76-8.

Khanna R, Forbes M. Telepsychiatry as a public health imperative: Slowing COVID-19. Aust N Z J Psychiatry. 2020;54(7):758.

Li H, Glecia A, Kent-Wilkinson A, Leidl D, Kleib M, Risling T. Transition of mental health service delivery to telepsychiatry in response to COVID-19: A literature review. Psychiatr Q. 2022;93(1):181-97.

Luxton DD, O'Brien K, Pruitt LD, Johnson K, Kramer G. Suicide risk management during clinical telepractice. International J Psychiatry Med. 2014;48(1):19-31.

Mahnke CB, Jordan CP, Bergvall E, Person DA, Pinsker JE. The Pacific Asynchronous TeleHealth (PATH) system: review of 1,000 pediatric teleconsultations. Telemed J E Health. 2011;17(1):35-9.

Mann DM, Chen J, Chunara R, Testa PA, Nov O. COVID-19 transforms health care through telemedicine: Evidence from the field. J Am Med Inform Assoc. 2020;27(7):1132-5.

McGinn MM, Roussev MS, Shearer EM, McCann RA, Rojas SM, Felker BL. Recommendations for using clinical video telehealth with patients at high risk for suicide. Psychiatr Clin North Am. 2019;42(4):587-95.

Munoz RA, Burbano NH, Motoa MV, Santiago G, Klevemann M, Casilli J. Telemedicine in pediatric cardiac critical care. Telemed J E Health. 2012;18(2):132-6.

Naslund JA, Mitchell LM, Joshi U, Nagda D, Lu C. Economic evaluation and costs of telepsychiatry programmes: A systematic review. J Telemed Telecare. 2022;28(5):311-30.

O'Brien M, McNicholas F. The use of telepsychiatry during COVID-19 and beyond. Ir J Psychol Med. 2020;37(4):250-5.

Patrick SW, Henkhaus LE, Zickafoose JS, Lovell K, Halvorson A, Loch S, et al. Well-being of parents and children during the COVID-19 pandemic: a national survey. Pediatrics. 2020;146(4); e2020016824.

Radovic A, Badawy SM. Technology use for adolescent health and wellness. Pediatrics. 2020;145(Suppl 2):S186-94.

Ray KN, Shi Z, Gidengil CA, Poon SJ, Uscher-Pines L, Mehrotra A. Antibiotic prescribing during pediatric direct-to-consumer telemedicine visits. Pediatrics. 2019;143(5):e20182491.

Roth CB, Papassotiropoulos A, Brühl AB, Lang UE, Huber CG. Psychiatry in the digital age: a blessing or a curse? Int J Environ Res Public Health. 2021;18(16):8302.

Saúde Digital Brasil. Manual de Boas Práticas em Telemedicina e Telessaúde. 1. ed. Saúde Digital Brasil; 2022. p. 113.

Shah AC, Badawy SM. Telemedicine in pediatrics: systematic review of randomized controlled trials. JMIR Pediatr Parent. 2021;4(1):e22696.

Shore JH, Yellowlees P, Caudill R, Johnston B, Turvey C, Mishkind M, et al. Best Practices in videoconferencing-based telemental health April 2018. Telemed J E Health. 2018;24(11):827-32.

Sociedade Brasileira de Pediatria. Telemedicina na Pediatria – Um Guia para Aplicação Prática/Sociedade Brasileira de Pediatria. Rio de Janeiro: DOC; 2022.

6

Telepropedêutica – O Exame em Telemedicina

José Benedito Ramos Valladão Júnior

Marcela Mitie Missawa

Geovana Amaral Huber

Eric Ryuiti Kojima

Nos últimos anos, a telemedicina tem se mostrado uma ferramenta eficiente, conveniente e de grande custo-efetividade, permitindo que profissionais de saúde expandam sua capacidade de abrangência, de forma rápida e em tempo real. Mesmo sem a possibilidade do exame clínico presencial, o avanço tecnológico e a propagação de recursos digitais permitiram que novas ferramentas de monitoramento de dados vitais chegassem às mãos de profissionais de saúde. E, atualmente, esse recurso é amplamente utilizado em clínicas de atenção básica a hospitais terciários do mundo todo, ultrapassando barreiras físicas e a escassez de capital financeiro.

Para alguns pacientes, o atendimento virtual mostra-se mais vantajoso, pela facilidade de acesso e agilidade em solucionar suas questões de saúde, em comparação com a modalidade presencial. No entanto, para outros, o exame físico presencial e o contato direto do profissional de saúde são mais importantes e necessários, dependendo da queixa apresentada.

Definição de Telepropedêutica

Tanto na consulta presencial quanto a distância, o primeiro passo de um atendimento são os cumprimentos, a cordialidade de bom dia ou boa tarde, e no caso da videoconsulta é fundamental garantir que paciente e médico estão se vendo e se escutando adequadamente.

O próximo passo é entender o motivo da consulta, as queixas e o que levou a pessoa a procurar ajuda. Serão pesquisados a história pessoal e familiar de saúde, as medicações em uso, os tratamentos atuais, as alergias medicamentosas e alimentares, e os hábitos de vida. Até então, um processo muito similar de cuidado.

Entretanto, um ponto que a princípio gera preocupação, tanto pelo paciente quanto pelo profissional de saúde, é o exame físico, pois, por falta de informação acredita-se que não seja possível de ser realizado a distância.

Chamamos de telepropedêutica a estruturação da propedêutica (conjunto de técnicas utilizadas para a elaboração de uma base de informações a partir das quais o profissional se orienta para chegar a um diagnóstico) em comunhão com os novos recursos tecnológicos. Ou seja, é possível que médicos e demais profissionais de saúde examinem seus pacientes por meio das novas tecnologias, mesmo que estejam em locais diferentes.

O objetivo não é substituir o toque e a palpação. É apenas uma nova maneira de se exercer a medicina, e uma atuação que impacta e se fortalece a cada dia por aprovação dos próprios pacientes que se percebem beneficiados pelo acesso, pelo custo e pela resolutividade de suas demandas.

O Exame Clínico em Telemedicina

O exame clínico em telemedicina pode ser obtido de forma visual por inspeção, referido pelo paciente, orientado pelo profissional de saúde ou por meio de dispositivo tecnológico complementar (Quadro 6.1).

O exame clínico visual por inspeção pode ser realizado na telemedicina por videochamada e podem ser utilizadas as mesmas técnicas não dependentes do toque como já acontece na consulta presencial e estão respaldadas por literatura científica. A inspeção consiste fundamentalmente em olhar o paciente, isto é, avaliar o estado geral da pessoa, o biotipo, o padrão respiratório, se há alteração nos olhos (vermelhidão, olhos amarelos), aparência de gripe (nariz escorrendo, avermelhado, olhos fundos, voz anasalada), machucados ou alterações na pele (alergias, inflamações, machucados, infecções por vírus e bactérias, queimaduras, coleção de pus), hidratação, sonolência, e demais características e sinais visualmente perceptíveis.

O exame clínico referido pelo paciente constitui-se em obter dados de exame de forma diretamente referida pelo paciente. Quando o paciente relata dor ao pressionar a sua barriga em uma determinada região é possível ver o local da dor. Além disso, muitas informações também podem ser coletadas por meio de questionários validados, como aqueles utilizados para avaliação cognitiva.

No exame clínico orientado pelo profissional de saúde pode-se, por exemplo, solicitar ao paciente que reproduza uma manobra já estabelecida. Como exemplo, solicitar a realização de descompressão brusca frente a queixa de dor abdominal pode ser uma informação extremamente importante para o raciocínio clínico. Outro exemplo é quando o médico solicita ao paciente que eleve o braço simulando estar "penteando o cabelo" até tocar o ombro do lado contralateral com a mão atrás da cabeça (teste de Apley). Se, nesse movimento, o paciente apresentar dor ou não conseguir realizar o movimento, isso indica tendinite degenerativa de um dos tendões do manguito rotador, normalmente o

Quadro 6.1. Formas de exame clínico em telemedicina
Visual por inspeção
Referido pelo paciente
Orientado pelo profissional de saúde
Por meio de dispositivo tecnológico complementar

Fonte: Elaborado pelos autores.

supraespinhoso. Ou seja, é possível se aplicar em telemedicina, de forma orientada pelo profissional, todas as técnicas já validadas de exame clínico que sejam passíveis de reprodução pelo paciente sob a orientação do profissional e não dependam de manobra ativa exclusivamente feita pelo profissional de saúde.

Dentre as ferramentas tecnológicas complementares utilizadas para a obtenção de dados de telepropedêutica, destacam-se: uso de questionários digitais; aparelhos de captação remota de dados vitais; dermatoscópios; algoritmos para aplicativos de *smartphones* e câmeras digitais; novos dispositivos médicos capazes de realizar ausculta cardíaca, pulmonar, otoscopia.

Além disso, diversas técnicas telepropedêuticas têm sido desenvolvidas, testadas e avaliadas em pesquisas no mundo todo. No entanto, ainda existem poucos estudos na literatura sobre a acurácia do uso dessas ferramentas no exame clínico remoto. Dessa forma, é importante avaliar quais técnicas demonstram resultados estatisticamente confiáveis e de real aplicabilidade para o exame clínico a distância. Para tanto, iremos expor neste capítulo algumas estratégias descritas para o exame clínico virtual e a existência de evidências sobre sua acurácia e validações para uso na prática da telemedicina.

Recomendações para Avaliações Específicas

É possível orientar o paciente a fazer avaliação de oroscopia, avaliação de lesões macroscópicas de pele, avaliação do estado geral, exame abdominal, avaliação cardiopulmonar, avaliação neurológica e avaliação musculoesquelética com o uso do próprio celular e por meio de instruções específicas. O médico deve orientar o paciente sobre qual o exame e a sua indicação, quais as manobras, fotos e gravações necessárias.

Avaliação Cardiopulmonar

Na avaliação cardiopulmonar podem-se observar a aparência geral do paciente, o grau de angústia, o tom de pele, o enchimento capilar, sinais de cianose, edema e respirações.

É possível pedir ao paciente para que, com a ponta dos dedos indicador e médio, verifique seu pulso radial. O profissional de saúde também deve pedir ao paciente que conte as batidas que sente e perguntar se há saltos ou pausas ou se o pulso é de natureza irregular, o que pode ser um indício de fibrilação atrial, *flutter* atrial com bloqueio variável ou ectopia atrial ou ventricular. Caso o paciente tenha um *smartwatch*, deve-se verificar se ele pode mostrar ou enviar os resultados (frequências cardíacas, oximetria e, se presente, eletrocardiograma) ao profissional de saúde.

A visualização da coloração da pele é o primeiro parâmetro para se avaliar a oxigenação, buscando-se observar se ocorre cianose. Com relação à frequência respiratória, para melhor aferição da contagem de incursões respiratórias por minuto, uma manobra já bem descrita para a telemedicina envolve solicitar ao paciente que coloque as mãos nos ombros contralaterais, como em posição de autoabraço, e relaxar. A avaliação respiratória também é feita quando o profissional de saúde observa se o paciente corre para terminar de falar as palavras ou interrompe as falas para respirar. Também pode ser solicitado ao paciente puxar o ar e soltar para se avaliar o tempo inspiratório e expiratório. Pode-se observar a presença de tosses, espirros, rinorreia, bem como solicitar silêncio por algum momento, para avaliação de chiado, que pode ser audível em determinados casos ou referido pelo paciente. O profissional de saúde também deve observar se há taquipneia e utilização de músculos acessórios como sinais de respiração prejudicada.

Na avaliação de edemas, deve-se verificar se há depressões na localidade examinada (observar nas pernas do paciente se há marcas de meias, p. ex., é um bom indicativo). Também é valioso solicitar ao paciente para fazer pressão com o dedo e visualizar na sequência se há sinais de edema.

Se o paciente possui em casa esfigmomanômetro e oxímetro portáteis também é possível avaliar os parâmetros de frequência cardíaca, pressão arterial e saturação por meio da orientação à aferição.

Avaliação Abdominal

Na avaliação abdominal, deve-se observar onde o paciente aponta a dor e pedir para que se deite e orientar a palpação abdominal entre a região peri, supra e infraumbilical, e lateralmente à linha do umbigo, acima e abaixo. Manobras já descritas para o exame abdominal podem ser aplicáveis via telemedicina, desde que o profissional de saúde oriente o paciente a realizá-las e, então, verifique se o paciente realmente conseguiu reproduzi-las com sucesso para se considerar o seu resultado na avaliação. Destaca-se, por exemplo, a manobra de descompressão brusca como uma técnica de fácil orientação e aplicação pelo paciente, e que pode ser muito útil para se afastar a possibilidade de um abdome agudo ou, eventualmente, direcionar o paciente de forma efetiva a um serviço de urgência.

Avaliação Musculoesquelética

O exame musculoesquelético via telemedicina, em grande parte, dependerá da orientação do profissional de saúde acerca de posições, movimentos, manobras e atividades necessárias a essa análise.

Dito isso, o profissional precisa ter bem estruturadas, de forma clara e objetiva, as instruções que serão dadas, para que seja possível a reprodução pelo paciente, e que os resultados coletados possam ser aplicáveis à tomada de decisões. Como sistematização, separamos algumas sugestões para o exame osteomuscular por intermédio da telemedicina nos grupos delimitados a seguir. Novamente, ressalta-se que qualquer manobra de exame clínico tradicionalmente descrita para o exame presencial pode ser utilizada em telemedicina, desde que seja passível de orientação e reprodução correta pelo paciente.

- **Inspeção:** qualquer área do aparelho musculoesquelético é passível de inspeção visual por videochamada ou envio de fotos, conforme indicação do profissional. Essa avaliação permite observar: postura (em pé, sentado e em outras posições), trofismo, simetria, deformidade (desvios, protuberâncias, depressões), amplitude, limitações ou restrições de movimento.
- **Mãos e punho:** movimentos de lateralização, flexão e extensão. Deve-se pedir ao paciente que palpe a região do punho, faça percussão com a ponta dos dedos no trajeto do nervo mediano, junte as palmas das mãos e depois os dorsos das mãos dobrando os punhos, cerre o punho, e hiperestenda e palpe a região do punho.
- **Cervical:** deve-se pedir ao paciente que vire a cabeça para o ombro, eleve a cabeça e com a mão contralateral pressione a cabeça para baixo para ver se há radiculopatias.
- **Ombros:** deve-se avaliar tendinopatias por meio da movimentação dos ombros e extensão para frente; depois pedir ao paciente que vire a palma da mão para cima e, com braço contralateral, faça pressão para baixo e tente sustentar o braço. Se não houver força ou houver dor para aguentar a resistência, pode haver sinais de tendinopatia bicipital. Com a palma da mão para baixo, braço lateralizado a 30 graus, o paciente deve fazer pressão com o membro contralateral (manobra de Jobe), pois pode ser sinal de lesão do músculo supraespinhal. O paciente também deve tentar levar o braço para trás e com a outra mão fazer resistência a empurrar (teste de Gerber), para avaliação do músculo subescapular. Para se verificar lesão nos músculos redondo menor e infraespinhal, deve-se pedir ao paciente que dobre o antebraço num ângulo de 90 graus e, então, tente empurrar e puxar a mão com o membro contralateral para vencer a resistência.
- **Região lombar:** o teste para a região ciática deve ser feito com o paciente sentado na cadeira. Ele estica uma das pernas e faz flexão do dorso do pé e dobra o pescoço até o tronco. Para avaliar

o disco lombar, o profissional de saúde deve pedir ao paciente que sente-se segurando as laterais da cadeira, puxe para baixo a cadeira, estenda o pescoço e desça o pescoço até o tronco. Se o paciente sentir dor lombar é porque pode haver lesão discal lombar. Com o paciente sentado e com as pernas um pouco afastadas, pede-se que ele se abaixe e toque com as mãos no chão para que se avalie se há estenose do canal espinhal e também porque isso promove alívio do canal espinhal.

- **Quadril:** o profissional de saúde deve orientar o paciente a elevar a coxa, virar a perna um pouco para o lado em movimento de pêndulo e para o outro. Deve-se pedir ao paciente que levante-se e mexa a coxa e o quadril de um lado e faça o mesmo do outro lado.
- **Joelho:** deve-se pedir ao paciente que levante-se da cadeira e apoie-se no encosto da cadeira; então, apoiado em uma perna só, o paciente deve fazer uma suave flexão do joelho e rotação para a direita e esquerda junto ao corpo, testando os meniscos. Em seguida, deve movimentar a patela com o joelho estendido e a perna apoiada na cadeira. O profissional de saúde deve orientar o paciente a trazer a patela para baixo e palpar a parte de baixo da patela, o tendão patelar e a bursa, para ver se há inflamação local. Deve também dobrar o joelho e palpar mais medialmente abaixo, para verificar se há dor na região da pata de ganso.
- **Tornozelo e pé:** o profissional de saúde deve pedir ao paciente que palpe a região lateral do tornozelo e verifique se há dor no tendão; além disso, deve palpar medialmente até a metade do pé para verificar sinal de dor. Deve-se também apertar os metatarsos para descartar neuromas de Morton, avaliar o metatarso em busca de fraturas e palpar a região plantar do pé para verificar sinais de fascite plantar.

Avaliação Neurológica

Na avaliação neurológica, é possível visualizar em videochamadas o estado geral, a fala, o equilíbrio, os pares de nervos cranianos, a força/fraqueza e a sensibilidade.

Para avaliação de pares de nervos cranianos, idealmente é recomendável o auxílio de um acompanhante do paciente. Por meio de uma lanterna o profissional de saúde deve pedir ajuda ao acompanhante para verificar a reação pupilar e se ambas as pupilas estão do mesmo tamanho. Na avaliação de campo e motricidade ocular, deve-se orientar o acompanhante a fazer movimento com o dedo para o paciente acompanhar com os olhos do centro para cima, para baixo e para o lado, e para cima e para baixo. O profissional de saúde também deve solicitar que o paciente realize expressões faciais: enrugar a testa, abrir e fechar olhos, sorrir, fazer bico, colocar a língua para fora. Deve-se fazer o paciente repetir palavras como "tenha um bom dia"; avaliar a sensibilidade dos dois lados da face, pedindo que o acompanhante passe a ponta dos dedos na região da fronte, do malar e do queixo; e, para completar, com a mão do acompanhante espalmada sobre um lado da face do paciente, pedir que o paciente faça uma pressão contrária à mão do acompanhante e depois repita para o outro lado da face.

Para avaliação de força motora, o profissional de saúde deve pedir ao paciente que mantenha os braços estendidos com os cotovelos retos, abra os dedos e vire as mãos para cima como se estivesse pegando chuva; então, deve perguntar ao paciente se ele nota tremores (ou tremores ao usar talheres para comer) ou se um braço está mais fraco que o outro. Para observação da marcha, o profissional deve pedir que o paciente sente-se e levante-se da cadeira e depois ande. Deve-se também pedir que o paciente aperte os dedos das mãos do acompanhante. Outra manobra é pedir ao paciente que fique com os braços dobrados para cima e pedir que o acompanhante puxe os antebraços do paciente para si e ver se o paciente consegue manter a força contrária. Depois, na mesma posição, o acompanhante deve empurrar os antebraços do paciente e verificar se o paciente consegue manter a força contrária.

Para avaliação de função cerebelar, o profissional de saúde deve pedir que o paciente estique os braços e faça movimentação com os dedos como se fosse tocar piano; com a mão espalmada, o paciente deve bater a mão contra a outra e virar dorso e palma da mão cada vez que for bater a mão contra a outra, em movimentos rápidos e alternantes.

Na avaliação de sensibilidade, o paciente deve ficar de olhos fechados e o acompanhante fará os testes. O acompanhante coloca um objeto na mão do paciente, que tenta adivinhar qual é com uma das mãos. Deve-se tentar sentir a quantidade de toques com a ponta de um objeto pontiagudo como um clipe, por exemplo, em uma parte da mão. Esse teste do toque pode ser feito em outras áreas do corpo suspeitas de sensibilidade afetada.

É importante lembrar que nas situações em que não exista métodos suficientes para se obter informações de telepropedêutica que se permita chegar a uma definição e conduta, os pacientes devem ser encaminhados para o atendimento presencial. Assim, os casos que precisarem de um atendimento presencial não serão apenas direcionados, mas terão uma parte da demanda solucionada, e os pacientes estarão mais informados sobre sua queixa, o desfecho, como serão os próximos passos e os motivos que justificam o atendimento presencial. A depender do caso e da urgência, o atendimento virtual direcionará uma parte dos pacientes para o atendimento presencial sem caráter de urgência (consulta ambulatorial) em uma determinada especialidade médica (pneumologia, cardiologia, medicina de família) ou para o pronto-socorro em situações mais urgentes.

Dispositivos de Telepropedêutica

Atualmente existem diversos aplicativos de celular e *gadgets*, ou dispositivos móveis, lançados para auxiliar pacientes e médicos.

Dispositivos vestíveis (como *smartphones*, *smartwatches* e rastreadores de atividade) ganharam força generalizada em escala planetária, com cerca de 5 bilhões de usuários de *smartphones* em todo o mundo em 2019. Esses dispositivos podem coletar de forma discreta e contínua dados objetivos e quantificáveis de seu usuário sobre atividade física (usando métricas como contagem de passos, gasto calórico e distância percorrida), sinais fisiológicos (como frequência cardíaca e variabilidade da frequência cardíaca) e padrões comportamentais (usando tendências no uso de *smartphones*).

Os smartphones e outros dispositivos vestíveis podem melhorar a identificação precoce e o monitoramento de transtornos mentais, fornecendo dados associados à saúde mental do paciente. Esses dados podem incluir tempo de uso do dispositivo, interação social por meio de serviços de mensagens, dados de voz (taxa e tom da fala), fatores ambientais (como exposição à luz ambiente e temperatura), dados contextuais (como número de chamadas telefônicas) e sistema de posicionamento global (GPS) traçados.

Da mesma forma, há dispositivos vestíveis e aplicativos utilizáveis em *smartwatches* que empregam dados de frequência cardíaca, saturação e movimentação do corpo, e conseguem até captar crises convulsivas. Outros dispositivos, ainda mais específicos, utilizam perucas portáteis de registro de eletroencefalograma.

Aplicativos dessas tecnologias cada vez mais farão parte do manejo de pacientes com doenças crônicas, oferecendo acesso, de qualquer localidade, aos profissionais de saúde a todo arsenal, atualizado e contínuo, de monitoramento dos parâmetros vitais de seus pacientes.

Já estão disponíveis dispositivos que, conectados ao *smartphone* ou *tablet*, permitem videoconsultas com captura de dados de exame físico por meio de diferentes ferramentas integradas (a depender do dispositivo), como termômetro, oxímetro, estetoscópio digital, otoscópio, abaixador de língua, aferição de pressão arterial, glicemia, hemoglobina, eletrocardiograma, valor de fluxo de pico, volume expiratório forçado e capacidade vital forçada. Esses dispositivos possibilitam a realização de fotos e gravações, e transmissão de forma síncrona ou assíncrona. Os valores de referência de cada aparelho são semelhantes aos aparelhos convencionais usados nos atendimentos presenciais.

Esses dispositivos apresentam concordância satisfatória comparativamente ao exame físico presencial para ausculta cardíaca e pulmonar, otoscopia, exame da orofaringe e da pele. Até o momento, alguns dispositivos encontrados e disponíveis são: N9®, TytoPro®, TytoCare®, MedWand®, estetoscópios digitais (Eko Core Digital Stethoscope®, Thinklabs One Digital Stethoscope®, 3M Littmann Electronic Stethoscope®), Orsense NBM 200® (sistema medidor de hemoglobina e frequência de pulso não invasivo), retinógrafo digital.

Esses são apenas alguns exemplos de dispositivos de alta tecnologia que são utilizados na telemedicina. À medida que a tecnologia avança, novos dispositivos e aplicativos são desenvolvidos para permitir que os médicos e demais profissionais de saúde forneçam cuidados de saúde remotos cada vez mais avançados e precisos.

Bibliografia

Benziger CP, Huffman MD, Sweis RN, Stone NJ. The Telehealth Ten: a guide for a patient-assisted virtual physical examination. Am J Med. 2021;134(1):48-51.

El-Miedany Y. Telehealth and telemedicine: how the digital era is changing standard health care, Smart Homecare Technology and TeleHealth. 2017;4:43-51.

Health Resources and Services Administration, US Department of Health and Human Services. Conduct a telehealth physical exam, 2023. Disponível na Internet: https://telehealth.hhs.gov/providers/preparing-patients-for-telehealth/telehealth-physical-exam/.

Imlach F, McKinlay E, Middleton L, Kennedy J, Pledger M, Russell L, et al. Telehealth consultations in general practice during a pandemic lockdown: survey and interviews on patient experiences and preferences. BMC Fam Pract. 2020;21(1):269.

Koinis L, Mobbs RJ, Fonseka RD, Natarajan P. A commentary on the potential of smartphones and other wearable devices to be used in the identification and monitoring of mental illness. Ann Transl Med. 2022;10(24):1420.

Lee PS, Koo S, Panter S. The value of physical examination in the era of telemedicine. J R Coll Physicians Edinb. 2021;51(1):85-90.

Morris NP. Staying apart during a pandemic. JAMA Intern Med. 2020;180:1047-8.

The California Telehealth Resource Center (CTRC). Telehealth Physical Exam. 2023. Disponível na Internet: https://caltrc.org/get-started/video-conducting-a-physical-exam/.

The Stanford University School of Medicine. How to administer a virtual physical exam, 2023. Disponível na Internet: https://medicine.stanford.edu/news/current-news/standard-news/virtual-physical-exam.html.

Wagnerv R, Lima TCL, Silva MRT, Rabha ACP, Ricieri MC, Fachi MM, et al. Assessment of pediatric telemedicine using remote physical examinations with a mobile medical device: a nonrandomized controlled trial. JAMA Netw Open. 2023;6(2):e2252570.

7

Boas Práticas para a Prescrição em Telemedicina

Geovana Amaral Huber

Marcela Mitie Missawa

José Benedito Ramos Valladão Júnior

Contexto Legal

Historicamente, a Medida Provisória (MP) nº 2.200-2, de 24 de agosto de 2001 (alterada pela Lei nº 14.063/2020) é uma das primeiras legislações específicas para garantir a autenticidade, a integridade e a validade jurídica de documentos em forma eletrônica. Por meio dessa legislação específica também foi criada a Infraestrutura de Chaves Públicas Brasileira (ICP-Brasil). Todavia, a sua utilização para fins de documentos médicos emitidos por meios eletrônicos veio apenas a ser praticada com a emergência da pandemia de Covid-19.

Por conseguinte, estabeleceu-se a Lei nº 14.063, de 23 de setembro de 2020, que dispõe sobre o uso de assinaturas eletrônicas em interações com entes públicos, em atos de pessoas jurídicas e em questões de saúde e sobre as licenças de *softwares* desenvolvidos por entes públicos; e altera a Medida Provisória nº 2.200-2, de 24 de agosto de 2001.

Adicionalmente, para atender às especificidades e particularidades da prescrição medicamentosa, em especial referente a fármacos controlados, em 2 de março de 2020, a Agência Nacional de Vigilância Sanitária (Anvisa) emitiu a Nota Técnica nº 31, que informa sobre a possibilidade de utilização de assinatura digital em receituário de medicamento, incluindo medicações sujeitas a controle especial. Vale ressaltar que essa Nota Técnica deixa claro que a prescrição eletrônica para medicamentos controlados aplica-se somente aos prescritos com Receita de Controle Especial, não sendo permitida até hoje a assinatura eletrônica nas Notificações de Receita que dependem de impressão prévia em gráfica e controle de numerações perante a vigilância sanitária (medicações de controle por talonários específicos). Conjuntamente, em 2021, o Conselho Federal de Medicina (CFM) publicou a Resolução nº 2.299, que regulamenta, disciplina e normatiza a emissão de documentos médicos eletrônicos. Autoriza a utilização de tecnologias digitais da informação e comunicação (TDICs) para a emissão dos seguintes documentos médicos: prescrição, atestado, relatório, solicitação de exames, laudo, parecer técnico.

A Portaria do Ministério da Saúde nº 913, de 22 de abril de 2022, estabeleceu o encerramento da Emergência em Saúde Pública de Importância Nacional (ESPIN) em decorrência da infecção humana pelo novo coronavírus (2019-nCoV) e revogou a Portaria nº 467, de 20 de março de 2020, que definia o caráter excepcional e temporário das ações de telemedicina para enfrentamento da pandemia; o respaldo para o atendimento via telemedicina com a emissão de documentos médicos por assinatura eletrônica com certificado digital foi regulamentado de forma definitiva pelo Ministério da Saúde (MS) e pelo Conselho Federal de Medicina (CFM) pela Portaria GM/MS nº 1.348, de 2 de junho de 2022, e pela Resolução do CFM nº 2.314, de 20 de abril de 2022, respectivamente.

É importante também destacar que todos os receituários medicamentosos, prescritos digitalmente ou não, têm validade em todo o território nacional, conforme Lei nº 13.732, de 8 de novembro de 2018: "O receituário de medicamentos terá validade em todo o território nacional, independentemente da unidade da Federação em que tenha sido emitido, inclusive o de medicamentos sujeitos ao controle sanitário especial."

O Que é Prescrição Eletrônica?

A prescrição eletrônica é uma versão moderna da receita médica tradicional emitida após consulta médica e enviada diretamente para o paciente. A prescrição eletrônica deve conter dados específicos do paciente e dos medicamentos, assim como a posologia. É imprescindível que os dados do paciente estejam corretos na receita digital: nome completo do paciente, nome do medicamento, além de doses e forma de utilização. Em alguns tipos de receitas, é obrigatório constar o endereço do paciente. Também vale lembrar a importância da assinatura eletrônica no arquivo digital, com nome completo do médico e número do Conselho Regional de Medicina (CRM) do estado onde está registrado.

As prescrições digitais emitidas com assinatura eletrônica têm validade em todo o território nacional, de acordo com as normas regulamentadas pelos órgãos competentes. São realizadas em plataformas específicas, tanto fornecidas por empresas privadas como por instituições nacionais como o CFM. Essas plataformas de prescrição eletrônica têm parceria com o Conselho Federal de Farmácia e com o Instituto Nacional de Tecnologia da Informação para garantir a segurança das informações. Assim, a rotina médica torna-se mais prática e ágil, o que favorece a eficácia durante o atendimento e a otimização do tempo.

Diferenças entre Receita Digitalizada e Prescrição Eletrônica

A receita digitalizada é um documento emitido em papel timbrado após consulta médica presencial. No envio *on-line* para farmácia, será necessário digitalizar a receita, o que torna o processo mais lento e trabalhoso. Atualmente, não há impedimento para digitalizar as prescrições de papel impresso, desde que contenham as informações essenciais de uma receita médica. Vale ressaltar a importância dos dados essenciais, entre eles, nome do paciente, endereço do local de atendimento, data, medicamento que deve ser administrado com a posologia adequada e dados do carimbo, que incluem nome do médico e número de CRM.

A prescrição eletrônica é uma receita transmitida de forma virtual, o que gera um documento digital em formato portátil de documento (PDF, do termo em inglês) enviado para o celular ou *e-mail* do paciente, seja após consulta médica presencial ou por telemedicina. Dessa forma, esse documento digital tem se popularizado em diversos países, substituindo o receituário de papel.

Quando analisamos o envio de receitas para as farmácias, podemos concluir que a prescrição eletrônica apresenta maior segurança com relação à receita de papel (digitalizada ou não). É importante destacar que há diversas vantagens na prescrição eletrônica, uma vez que beneficia o paciente, assim como o profissional de saúde. Dentre as principais vantagens, destaca-se: a descrição legível e completa da medicação, o que facilita a interpretação e compra da medicação correta, evitando erros; ausência de rasuras, papel rasgado ou perda da receita; e a facilidade de acesso à receita e aos dados do paciente em prontuário eletrônico.

Com relação às farmácias, há maior segurança na conferência da veracidade do documento, posto que os farmacêuticos podem consultar a versão *on-line* dos receituários, o que dificulta a falsificação da receita. Assim, as receitas digitais podem ser acessadas por qualquer aparelho conectado à internet, com segurança e comodidade. De acordo com pesquisa divulgada pela Universidade de Tóquio, 70% dos profissionais de saúde que utilizam a prescrição digital percebem um aumento significativo na produtividade e 50% afirmam que a emissão de medicamentos de forma digital permite menor tempo de consulta.

Requisitos para a Prescrição Eletrônica

A receita médica digital deve conter dados específicos do paciente, que se destacam entre os mais importantes: nome dos medicamentos, posologia e assinatura eletrônica. O receituário digital deve conter todos os campos exigidos para documentos impressos, regidos por resoluções do CFM, MS e outras normativas.

Com apoio dos Conselhos Regionais de Medicina, são divulgados manuais para facilitar o preenchimento correto das prescrições médicas, existindo algumas orientações e dados essenciais (Quadro 7.1).

Limites da Prescrição Medicamentosa Digital

Em 2022, foi emitida nova resolução sobre as exigências para notificações de receitas digitais. As principais características foram mantidas, como cores, redação, dados obrigatórios e validade das receitas.

Quadro 7.1. Requisitos de preenchimento da prescrição eletrônica	
Cabeçalho	Reúne nome e endereço do profissional ou do serviço onde atua, registro profissional (CRM) e de especialidade (RQE).
Superinscrição	Deve conter nome, número do documento legal (geralmente CPF), data de nascimento e endereço do paciente, assim como a recomendação sobre uso interno ou externo das medicações.
Inscrição	Deve trazer o nome do medicamento, a forma farmacêutica e a concentração.
Subscrição	Deve apresentar a quantidade total do fármaco que deve ser fornecida ao paciente. Exemplo: número de comprimidos.
Adscrição	Inclui as demais orientações realizadas pelo profissional de saúde. Exemplo: período de utilização da medicação.
Data, hora e assinatura digital	Deve ser utilizado certificado digital reconhecido pela ICP-Brasil.

Fonte: Elaborado pelos autores.

Receituário Médico Branco Simples

Há diversas medicações que podem ser precritas em receituário médico simples, com uma via na cor branca, como analgésicos, antitérmicos, anti-inflamatórios e antieméticos, entre outros medicamentos. Com relação à telemedicina, estão legalizadas a emissão desses tipos de receitas, sem qualquer impedimento ou necessidade específica no preenchimento da prescrição digital.

Receituário Médico Branco de Controle Especial

O receituário médico de controle especial na cor branca é utilizado para remédios de uso controlado, como antibióticos, antirretrovirais, antidepressivos, ansiolíticos, anabolizantes e alguns imunossupressores, entre outros. Também é possível prescrever nesse modelo algumas medicações entorpecentes de exceção (codeína, nalbufina, tramadol, oxicodona e buprenorfina), que não demandam o uso do talonário amarelo A1 e A2. Em todos esses casos, é necessária a prescrição em duas vias em receituário branco de controle especial, uma para uso do paciente e outra para retenção na farmácia. Esse tipo de receita geralmente tem validade por 30 dias após a sua emissão e limita a quantidade do medicamento fornecido na farmácia, somente para uso durante o tratamento. Na telemedicina, não podemos emitir receita do tipo C2 (retinoides de uso sistêmico) e C3 (talidomida).

Receituário Médico Azul

Para alguns medicamentos específicos, entre eles alguns psicotrópicos (B1) e substâncias anorexígenas (B2), será necessária a emissão de receita controlada do tipo azul por talonário específico. Esse tipo de receita não pode ser emitido por telemedicina.

Receituário Médico Amarelo

Para medicamentos extremamente controlados, como entorpecentes e alguns psicotrópicos, é obrigatório o uso de receituário do tipo amarelo por talonário específico (A1, A2, A3). Cada receituário pode conter a prescrição de apenas uma substância, assim como notificação da receita para análise da Anvisa. Esse tipo de receita não pode ser emitido por telemedicina.

Podemos concluir que a maioria dos medicamentos pode ser prescrita digitalmente; entretanto, há exceções (Quadro 7.2).

Quadro 7.2. Orientações para dispensação em telemedicina

<table>
<tr><th>Tipo de receita</th><th>Lista</th><th>Medicamento</th><th>Prescrição digital</th></tr>
<tr><td>Receituário amarelo (talonário)</td><td>A1/A2/A3</td><td>Substâncias entorpecentes
Anfetaminas</td><td>Não</td></tr>
<tr><td>Receituário azul (talonário)</td><td>B1/B2</td><td>Psicotrópicos
Anorexígenos</td><td>Não</td></tr>
<tr><td rowspan="2">Notificação de receita especial (talonário específico)</td><td>C2</td><td>Retinoides de uso sistêmico</td><td>Não</td></tr>
<tr><td>C3</td><td>Imunossupressores (Talidomida)</td><td>Não</td></tr>
<tr><td rowspan="6">Receituário branco de controle especial</td><td>C1</td><td>Substâncias de controle especial</td><td>Sim</td></tr>
<tr><td>C4</td><td>Antirretrovirais</td><td>Sim</td></tr>
<tr><td>C5</td><td>Anabolizantes</td><td>Sim</td></tr>
<tr><td>Adendos da lista C2</td><td>Retinoides para uso tópico: isotretinoína, tretinoína, adapaleno</td><td>Sim</td></tr>
<tr><td>Adendos da lista A1/A2/B1</td><td>Codeína, nalbufina, tramadol, oxicodona, buprenorfina, fenobarbital, zolpidem, zopiclona, perampanel</td><td>Sim</td></tr>
<tr><td colspan="2">Antimicrobianos</td><td>Sim</td></tr>
<tr><td>Receituário branco simples</td><td colspan="2">Medicamentos isentos de prescrição médica, sintomáticos, anódinos</td><td>Sim</td></tr>
</table>

Fonte: Adaptado de Anvisa, 2020.

Com relação ao prazo de utilização da receita, a maioria das prescrições tem validade de 30 dias. No entanto, para medicamentos do tipo C3, a validade muda para 20 dias; para os antimicrobianos, a receita terá validade de 10 dias a partir da data de emissão.

Atestado Médico – um Documento de Valor e Cunho Legal

O documento médico, conhecido como atestado, é um comprovante oficial emitido por um profissional de saúde e pertencente ao paciente, sendo uma parte importante do atendimento. Trata-se de um documento de fé pública com valor legal, sendo direito do paciente solicitar um atestado ou declaração que confirme a veracidade dos cuidados médicos recebidos. É, portanto, uma afirmação oficializada por escrito de fatos médicos e suas consequências.

A responsabilidade pela emissão do atestado médico compete apenas ao profissional de saúde registrado em um CRM. O profissional de saúde deve emitir o documento de forma clara e sem erros para garantir sua validade legal. A emissão do atestado deve ter como objetivo atender aos objetivos éticos e práticos, para que o paciente e a empresa em que trabalha entendam corretamente as informações contidas no documento.

Deve-se atentar para o tipo de atestado a se emitir. Os três tipos mais frequentes compreendem: atestado de saúde, atestado de portador de doença e atestado de óbito. Outro aspecto vital é entender as finalidades possíveis do atestado médico. Apesar de comumente ser associado ao afastamento ocupacional, o atestado médico não apresenta apenas essa finalidade e é inadequada a frequente e genérica expressão "para os devidos fins", habitualmente utilizada nesses documentos.

Entre as finalidades possíveis para atestados de saúde, temos: comprovação de capacidade física e/ou mental para realizar alguma atividade, função ou responsabilidade; viagem de avião de pessoas com condições especiais; atestado de saúde ocupacional (ASO); prática de atividade física ou esportiva. É importante o lembrete de que as academias não podem exigir atestado médico para a realização de atividade física, sendo orientado o uso do Questionário de Prontidão para Atividade Física (PAR-Q).

Entre as finalidades possíveis para atestados de portador de doença, temos: comprovação de doença, deficiência ou incapacidade; afastamento de atividades laborais; afastamento de atividades escolares; recomendação de necessidades especiais.

Na telemedicina, tanto por vídeo quanto por telefone, existem limitações para se avaliar a capacidade de uma pessoa realizar suas atividades diárias ou trabalhar. Além disso, as informações fornecidas pelo paciente durante a anamnese podem ser vulneráveis.

Exigências para a Emissão Responsável de Atestados por Telemedicina

Para compreendermos os requisitos e cuidados necessários à emissão responsável de atestado médicos por telemedicina, é importante termos como referência os códigos e as diretrizes de conduta e boa prática estabelecidos pelas instituições que regulam as atividades e os profissionais de saúde.

De acordo com o Código de Ética Médica, um princípio fundamental para a tomada de decisão sobre a emissão ou não de atestado médico é a autonomia do profissional. Ele está livre e tem respaldo ético-legal para não se submeter a qualquer influência ou intervenção de paciente, acompanhante, instituição de saúde, empregador ou outro agente.

> *"VIII – O médico não pode, em nenhuma circunstância ou sob nenhum pretexto, renunciar sua liberdade profissional, nem permitir quaisquer restrições ou imposições que possam prejudicar a eficiência e correção de seu trabalho."*

Existem requisitos formais estabelecidos para a emissão responsável de atestados médicos, em especial aqueles com finalidade de afastamento, que devem ser satisfeitos e respeitados (Quadro 7.3), sendo cinco requisitos materiais e três requisitos formais.

Além dessas recomendações previstas em resoluções, existem também outros requisitos a serem cumpridos para legitimar e certificar a validade do documento: identificação do paciente (nome completo, CPF) e data de emissão do documento.

Para garantir a precisão da informação contida no documento, é importante que a data de emissão reflita a data em que a consulta médica foi realizada. O ideal é que o documento seja emitido no mesmo dia da consulta. No entanto, em situações excepcionais, o profissional de saúde pode emitir um atestado com data retroativa, desde que assuma a responsabilidade de garantir a fidedignidade da informação sobre a consulta prestada ao paciente, por exemplo, tendo documentado em registro clínico, de acordo com os pareceres a seguir.

> *Parecer CRM-AM nº 06/2017: "Emissão de atestado médico com data retroativa ao atendimento. Validade. A legislação é silente quanto a este tipo de emissão, especificando somente sobre a ausência de validade nas hipóteses do art. 80 do CEM. Desta forma, havendo o atendimento médico realizado em prontuário médico, não há óbice em atestar atendimento anteriormente realizado."*

<table>
<tr><th colspan="3">Quadro 7.3. Requisitos para a emissão responsável de atestado médico</th></tr>
<tr><th colspan="3">Requisitos formais</th></tr>
<tr><td>1</td><td>Formulário com timbre da instituição vinculada ao atendimento</td><td>"É vedado ao médico: Usar formulários institucionais para atestar, prescrever e solicitar exames ou procedimentos fora da instituição a que pertençam tais formulários."</td></tr>
<tr><td>2</td><td>Dados legíveis</td><td rowspan="2">Art. 3º Na elaboração do atestado médico, o médico assistente observará os seguintes procedimentos:
I – Especificar o tempo concedido de dispensa à atividade, necessário para a recuperação do paciente;
II – Estabelecer o diagnóstico, quando expressamente autorizado pelo paciente;
III – Registrar os dados de maneira legível;
IV – Identificar-se como emissor, mediante assinatura e carimbo ou número de registro no CRM."</td></tr>
<tr><td>3</td><td>Identificação do emitente e registro profissional do emitente</td></tr>
<tr><th colspan="3">Requisitos materiais</th></tr>
<tr><td>1</td><td>Diagnóstico com CID, com anuência expressa do paciente</td><td rowspan="5">"Parágrafo único: Quando o atestado for solicitado pelo paciente ou seu representante legal para fins de perícia médica deverá conter:
I – O diagnóstico;
II – O resultado dos exames complementares;
III – A conduta terapêutica;
IV – O prognóstico;
V – As consequências à saúde do paciente;
VI – O provável tempo de repouso estimado necessário para a sua recuperação, que complementará o parecer fundamentado do médico perito, a quem cabe legalmente a decisão do benefício previdenciário, tais como aposentadoria, invalidez definitiva, readaptação."</td></tr>
<tr><td>2</td><td>Resultado de exames propedêuticos</td></tr>
<tr><td>3</td><td>Terapias clínico-cirúrgicas instituídas</td></tr>
<tr><td>4</td><td>Predição do curso da doença</td></tr>
<tr><td>5</td><td>Tempo de afastamento</td></tr>
</table>

Fonte: Código de Ética Médica e Resolução CFM nº 1.851/2008.

Parecer CRM-DF nº 30/17: "O atestado médico deve ser expressão da verdade sobre o que foi realizado em que foi executado o ato médico. Todavia, pode atestar que o início da vigência seja em data anterior, desde que consubstanciados por evidências incontestes, sobretudo se contidas no prontuário."

Por outro lado, considera-se inviável a possibilidade de emitir um atestado com data futura. Por exemplo, em situações como exames ou cirurgias eletivas, a emissão de um atestado pode comprometer a atuação e legitimidade do profissional, uma vez que se refere a um procedimento futuro e incerto. Consequentemente, o atestado não reflete com precisão a realidade do atendimento médico prestado.

Declaração Médica

O termo "declarar" pode ser definido como "comunicar" ou "expressar", enquanto o verbo "atestar" está associado a "certificar por escrito", "testemunhar" e "comprovar". Portanto, apesar de o CFM considerar que o atestado médico e a declaração médica têm validade jurídica semelhante, pode-se inferir para fins práticos de entendimento e aceitação de pacientes e instituições que um atestado tem maior valor ético e legal do que uma declaração médica. Para evitar situações e problemas desnecessários recomenda-se, então, a distinção da declaração médica para uso em fins meramente informacionais sem envolvimento de prerrogativas de cunho legal ou cumprimento de obrigações (p. ex., afastamentos, necessidades especiais), aos quais se recomenda o uso do atestado médico.

Atestado ou Declaração de Acompanhante

Atestado ou declaração de acompanhante podem ser feitos se solicitados a partir da avaliação e livre arbítrio de cada situação pelo médico assistente. A finalidade desses documentos deve, novamente, estar evidente, seja para comprovação de horas dispendidas no atendimento ou para afastamento laboral por motivos de necessidade de cuidados ao enfermo.

Embora não seja uma exigência, consideramos apropriado fornecer essa declaração quando solicitada pelo interessado, tanto do ponto de vista ético quanto prático. Isso é especialmente importante para acompanhantes de pacientes pediátricos, geriátricos ou de pessoas fragilizadas pela doença, e em alguns casos pode até ser parte essencial do tratamento.

É importante a lembrança ao acompanhante que, conforme a Consolidação das Leis do Trabalho (CLT), o empregador não é obrigado a aceitar afastamento do trabalho na situação em que uma pessoa saudável precisa acompanhar ou cuidar de um paciente doente. Ou seja, o atestado médico pode ser desconsiderado pelo empregador, e o trabalhador terá desconto salarial em caso de falta.

As exceções previstas pela CLT são: para acompanhar a esposa grávida em consultas e exames, por até seis dias durante o período de gravidez ou para acompanhar o(a) filho(a) de até 6 anos, por um dia ao ano.

Limites para a Emissão de Atestado Médico por Telemedicina

Na telemedicina, uma primeira limitação considerável refere-se à competência necessária para se realizar atestados com a finalidade de afastamento. Para atestar afastamento é necessário que o profissional de saúde estabeleça que a condição ou situação identificada no paciente gere incapacidade à realização de suas atividades. À distância, sem a avaliação direta e o exame clínico, pode-se assegurar que grande parte do poder do profissional de saúde em decretar real incapacidade, mesmo que transitória, de um indivíduo encontra-se comprometida. Soma-se a isso o fato de que ele deve no atestado médico atestar a certeza de incapacidade em um documento de fé pública e cunho legal.

Dessa forma, o profissional de saúde precisa estar atento à fala e ao comportamento do paciente durante o atendimento. Se houver fornecimento de informações divergentes ou contraditórias, que lhe trazem incerteza, sugere-se orientar o atendimento presencial. Nesse ponto de atenção, é preciso deixar claro que não é função do profissional de saúde julgar ou ter o papel de investigador policial; mas sim, realizar os atendimentos com o mais alto nível de qualidade e segurança ao paciente, sempre com ética e respeito.

É benéfica também a consulta ao histórico de atendimentos e verificação da recorrência de solicitações de atestado em curto período, uma vez que existem riscos potenciais à segurança do paciente. Esse problema se agrava quando o serviço de saúde não está vinculado a um acompanhamento longitudinal do paciente. Assim, faz-se necessário ter atenção e cuidado na emissão de atestados, principalmente os documentos para afastamento por períodos prolongados. Sugere-se que os atestados em telemedicina, quando existe segurança para emiti-los, sejam por curtos períodos. Em geral, entre 1 e 3 dias, considera-se adequado, pois este é o período de melhora esperado de uma condição; caso contrário, recomenda-se avaliação mais detalhada em serviço presencial. Portanto, outra boa regra é evitar a prorrogação de atestados na telemedicina, preferindo, nos casos de não melhora do paciente, o direcionamento para uma avaliação mais detalhada presencialmente.

É importante lembrar que cada atendimento deve ser individualizado, com o objetivo de realizar anamnese, acolhimento e orientações adequados. Nos casos de pacientes em que for solicitado atestado durante a consulta e o médico avaliar que não há indicação para afastamento, deve ser comunicado ao paciente de forma gentil e educada. Podemos utilizar a comunicação não violenta, método excelente para mediar conflitos e praticar a empatia.

Com relação à comunicação não violenta, o primeiro componente refere-se à habilidade de observar sem avaliar. A observação sem avaliação está relacionada com a visão dos fatos de maneira imparcial, sem julgamentos. Posteriormente, é preciso entender qual sentimento a situação desperta após a observação. Após a compreensão do sentimento, é preciso reconhecer quais necessidades estão ligadas a ele. Quando alguém expressa suas necessidades, há uma possibilidade maior de que elas sejam atendidas e que a consciência desses três componentes vem de uma análise objetiva. Com isso, por meio de uma solicitação específica, é possível solicitar o que se quer da outra pessoa. Recomenda-se usar uma linguagem positiva, em forma de afirmação, para fazer o pedido. Para exemplificar, um paciente no qual o profissional de saúde veja necessidade de avaliação em atendimento presencial, pode orientar com empatia: "Estou preocupado com sua saúde, em virtude dos sintomas exacerbados ou recorrentes. Acredito que seja melhor procurar um atendimento presencial para uma avaliação mais completa".

Vale a pena ressaltar que um dos motivos mais recorrentes de tentativas de acesso por telemedicina para afastamento do trabalho são os problemas osteomusculares, como lombalgia, tendinite e bursite. Em casos de doenças crônicas ou problemas de saúde recorrentes, é importante realizar o encaminhamento para avaliação presencial e seguimento longitudinal. Os serviços de telemedicina e os profissionais de saúde devem estar cientes desses riscos e ter clareza sobre as responsabilidades na proteção dos pacientes (Quadro 7.4).

Quadro 7.4. Boas práticas para a emissão de atestados de afastamento em telemedicina

Realizar avaliação criteriosa	Boa escuta e atenção à fala e ao comportamento do paciente. Em caso de incerteza em sua avaliação, informações divergentes ou contraditórias, direcionar o paciente para atendimento presencial, em que o profissional de saúde terá mais ferramentas para chegar a mais esclarecimentos do caso.
Verificar histórico de atendimentos	Ter o hábito de não emitir atestados sem consultar o histórico de atendimentos do paciente. Múltiplas procuras e sintomas podem se relacionar com doenças mais graves, e a recorrência de solicitações de atestados em curto período é um marcador de potenciais riscos à segurança do paciente, que exigem avaliação presencial.
Estabelecer incapacidade	Não se recomenda estabelecer incapacidade permanente por meio da telemedicina sem que haja ao menos uma avaliação com definição prévia por consulta presencial. Mesmo na avaliação de incapacidade temporária, o profissional deve ter segurança para afirmar que o problema realmente impossibilita o paciente de exercer suas atividades.
Afastar por curto período	O período de 1 a 3 dias, em geral, é o esperado para resposta de melhora e de capacidade para retomada de atividades. Salvo exceções, não se recomendam afastamentos prolongados sem ter sido realizada qualquer avaliação presencial em respaldo. Zelando por qualidade e segurança do paciente, maior tempo de incapacidade requer avaliação presencial e, muitas vezes, com equipe multiprofissional especializada.
Evitar a prorrogação de atestados	Refratariedade, piora e não melhora, são marcadores de potenciais riscos à segurança do paciente, sendo recomendável o direcionamento para avaliação presencial.
Comunicar com empatia	Ter boas habilidades de comunicação, manter-se calmo, apresentar voz serena, ser gentil e educado e demonstrar empatia em todas as situações.
Conscientizar	Conscientização sobre responsabilidades e limitações para o bom uso da telemedicina.

Fonte: Elaborado pelos autores.

Atestados Específicos

Atestado para Portador de Deficiência Física

Para comprovar deficiência física de qualquer ordem cabe ao profissional de saúde elaborar um documento confirmando o diagnóstico e suas implicações. Logo, deve ser realizado em consulta ambulatorial pessoalmente.

Atestado para Viagens Aéreas ou Transporte de Pacientes

O paciente deverá ser examinado e avaliado fisicamente, para verificação e autorização de transporte e locomoção em ambulância ou avião, de acordo com as condições de saúde do paciente. Assim, não se recomenda que esse tipo de atestado médico seja emitido por telemedicina.

Atestado de Saúde Ocupacional

O atestado de saúde ocupacional (ASO), após resolução do CFM de outubro/2022, poderá ser emitido por telemedicina, desde que seja realizado exame físico presencial do trabalhador.

> *"É vedado ao médico que presta assistência ao trabalhador:*
> *I – Realizar exame médico ocupacional, com recursos de telemedicina, sem o exame presencial do trabalhador."*

Bibliografia

Agência Nacional de Vigilância Sanitária (Brasil). Nota Técnica nº 31, de 02 de março de 2020. Informa sobre a possibilidade de utilização de assinatura digital em receituário de medicamento sujeitos a controle especial.

Agência Nacional de Vigilância Sanitária (Brasil). Portaria nº 344, de 12 de maio de 1998.

Agência Nacional de Vigilância Sanitária (Brasil). Resolução nº 11, de 22 de março de 2011.

Agência Nacional de Vigilância Sanitária (Brasil). Resolução de Diretoria Colegiada nº 20, de 5 de maio de 2011.

Agência Nacional de Vigilância Sanitária (Brasil). Resolução de Diretoria Colegiada nº 50, de 25 de setembro de 2014.

Agência Nacional de Vigilância Sanitária (Brasil). Resolução de Diretoria Colegiada nº 357, de 24 de março de 2020.

Brasil. Ministério da Saúde. Portaria GM/MS nº 1.348, de 2 de junho de 2022. Dispõe sobre as ações e serviços de Telessaúde no âmbito do Sistema Único de Saúde (SUS). Diário Oficial da União 3 jun 2022; 105(1):76.

Brasil. Ministério da Saúde. Portaria GM/MS nº 467, de 20 de março de 2020. Diário Oficial da União 23 mar 2020; 56-B(1):1.

Brasil. Ministério da Saúde. Portaria GM/MS nº 913, de 22 de abril de 2022. Diário Oficial da União 22 abr 2022; 75-E(1):1.

Brasil. Presidência da República, Casa Civil, Subchefia para Assuntos Jurídicos. Medida Provisória nº 2.200-2, de 24 de agosto de 2001. Institui a Infraestrutura de Chaves Públicas Brasileira (ICP-Brasil), transforma o Instituto Nacional de Tecnologia da Informação em autarquia e dá outras providências. Brasília, 2001.

Brasil. Presidência da República, Casa Civil, Subchefia para Assuntos Jurídicos. Lei nº 14.063, de 23 de setembro de 2020. Dispõe sobre o uso de assinaturas eletrônicas em interações com entes públicos, em atos de pessoas jurídicas e em questões de saúde e sobre as licenças de *softwares* desenvolvidos por entes públicos. Brasília, 2020.

Brasil. Presidência da República, Casa Civil, Subchefia para Assuntos Jurídicos. Lei 13.732, de 8 de novembro de 2018. Brasília, 2018.

Brasil. Presidência da República, Casa Civil, Subchefia para Assuntos Jurídicos. Consolidação das Leis do Trabalho (CLT). Decreto-Lei nº 5.452, de 1º de maio de 1943.

Brasil. Presidência da República, Casa Civil, Subchefia para Assuntos Jurídicos. Lei nº 13.257, de 8 de março de 2016. Dispõe sobre as políticas públicas para a primeira infância e altera a Consolidação das Leis do Trabalho (CLT), aprovada pelo Decreto-Lei nº 5.452, de 1º de maio de 1943. Brasília, 2016.

Brasil. Presidência da República, Casa Civil, Subchefia para Assuntos Jurídicos. Lei nº 14.457, de 21 de setembro de 2022. Institui o Programa Emprega + Mulheres; e altera a Consolidação das Leis do Trabalho, aprovada pelo Decreto-Lei nº 5.452, de 1º de maio de 1943. Brasília, 2022.

Conselho Federal de Medicina (Brasil). Código de Ética Médica. Resolução CFM nº 2217 de 27 de setembro de 2018.

Conselho Federal de Medicina (Brasil). Parecer CRM-AM nº 06, de 17 de abril de 2017.

Conselho Federal de Medicina (Brasil). Parecer CRM-DF nº 30, de 11 de junho de 2017.

Conselho Federal de Medicina (Brasil). Resolução CFM nº 1.851, de 18 de agosto de 2008. Normatiza a emissão de atestados médicos e dá outras providências. Diário Oficial da União 18 ago 2008; Seção I.

Conselho Federal de Medicina (Brasil). Resolução CFM nº 2.299, de 30 de setembro de 2021. Regulamenta, disciplina e normatiza a emissão de documentos médicos eletrônicos. Diário Oficial da União 26 out 2021; 202(1):106.

Conselho Federal de Medicina (Brasil). Resolução CFM nº 2.323, de 17 de outubro de 2022. Dispõe de normas específicas para médicos que atendem o trabalhador. Diário Oficial da União 17 out 2022;Seção I.

Conselho Federal de Medicina (Brasil). Resolução CFM Nº 2.314, de 20 de abril de 2022. Define e regulamenta a telemedicina, como forma de serviços médicos mediados por tecnologias de comunicação. Diário Oficial da União 5 mai 2022; 84(1):277.

Miyo K, Nittami YS, Kitagawa Y, Ohe K. Development of case-based medication alerting and recommender system: a new approach to prevention for medication error. Stud Health Technol Inform. 2007;129(Pt 2):871-4.

Thomas S, Reading J, Shephard RJ. Revision of the Physical Activity Readiness Questionnaire (PAR-Q). Can J Sport Sci. 1992;17(4):338-45.

8 Telenfermagem

Tatiana Robba Pinas

Bianca Villafranca Lucas Avilez

Camila Bezerra do Nascimento

Jéssica Santos do Nascimento

Natalia Alves da Silva

O telecuidado é a prática realizada por meio da utilização de ferramentas tecnológicas e de telecomunicação, caracterizada pelo amplo alcance, possibilitando o cuidado de enfermagem a distância. Essa modalidade de cuidado pode ser utilizada para o acompanhamento de pacientes e engloba consulta de enfermagem, interconsulta, consultoria, monitoramento, educação em saúde e acolhimento por demanda espontânea.[1,4]

Regulamentação

Em maio de 2022 entrou em vigor a Resolução Normativa nº 696/2022 (alterada pela Resolução Normativa nº 707/2022), que dispõe sobre o serviço de enfermagem por meio das ferramentas da saúde digital, no âmbito SUS, saúde suplementar e privada, regulamentando, dessa forma, a telenfermagem. Após a aprovação em caráter emergencial, que ocorreu em março de 2020, em virtude da pandemia de Covid-19 no Brasil, evidenciou-se a necessidade da resolução definitiva garantindo a continuidade do trabalho e a ampliação dos serviços.[1,6]

A Resolução define sobre a responsabilidade do enfermeiro e/ou instituição de saúde sobre os registros eletrônicos ou digitais, por meio de mecanismos seguros que garantam o armazenamento e a segurança de dados sensíveis, de acordo com a lei geral de proteção de dados vigente. Também aborda a necessidade do consentimento do paciente ou responsável legal, sendo passível de suspensão a qualquer momento se for o desejo do beneficiário. O consentimento poderá ser impresso, digital ou verbal, desde que seja registrado e documentado pelo enfermeiro.[1]

Conforme o artigo 4º da Resolução, nas consultas são obrigatórios os seguintes registros:[1]

- Identificação do enfermeiro.
- Dados de identificação do usuário/paciente.
- Meio utilizado para a consulta de enfermagem.
- Termo de consentimento do usuário/paciente, ou de seu responsável legal.
- Processo de enfermagem.

Teleconsulta de Enfermagem

A consulta de enfermagem a distância é mais um recurso potencializado pelo avanço tecnológico. As pessoas podem ser acompanhadas a distância, sem filas, deslocamentos e esperas prolongadas no consultório.

Os cuidados prestados pela enfermagem não podem deixar de acontecer pelo simples distanciamento físico. Para efetivação da telenfermagem é necessária a fusão de tecnologias, como computadores, telefones, internet e mídias, que possibilitam a comunicação.

Os(as) enfermeiros(as) podem praticar a telenfermagem e devem seguir, como em qualquer ação profissional, a legislação e o código de ética. Dessa forma, as competências que o profissional deve apresentar para prestar cuidados devem se adequar a um padrão que garanta práticas seguras, principalmente em confidencialidade e privacidade. Um dos dispositivos mais importantes na telenfermagem é a teleconsulta, que agrupa uma equipe multiprofissional para a realização de atendimentos de excelência.

A teleconsulta de enfermagem demonstra efetividade na prevenção de doenças, diagnóstico precoce e maior adesão ao plano de cuidado. A telenfermagem também atua a fim de facilitar o relacionamento entre profissional e paciente, pois se o paciente sente-se seguro e acompanhado, criamos um vínculo e troca de confiança. A telenfermagem é mais uma forma de aumentar esse contato e torná-lo mais frequente, pois é possível que o paciente consiga tirar dúvidas relacionadas com a saúde em geral.

O enfermeiro tem papel importante no processo chamado de educação em saúde aplicada durante o cuidado direcionado e também no monitoramento clínico a distância (ou telemonitoramento), além de situações específicas, como a telenfermagem aplicada à obstetrícia, oferecendo acompanhamento ao antenatal, pré-natal e puerpério conjuntamente ao suporte presencial.

O atendimento de enfermagem via telemedicina é, assim, capaz de proporcionar maior entendimento sobre a importância do autocuidado e conhecimento sobre os recursos de saúde disponíveis. Deve-se destacar, todavia, que é uma ferramenta complementar, que faz parte do sistema de saúde com o objetivo de agregar, facilitar, potencializar, e não substituir, todo o conjunto de cuidado existente.[3,4]

Algumas recomendações têm sido sugeridas com a finalidade de se manter a qualidade e a segurança prezadas na consulta presencial para os atendimentos de enfermagem por meio da telemedicina (Quadro 8.1).[2]

Telemonitoramento

Resumidamente, podemos apontar o telemonitoramento clínico de pacientes como um método de acompanhamento a distância das condições de um indivíduo com o auxílio de tecnologias digitais.

Quadro 8.1. Boas práticas para o teleatendimento de enfermagem

Identificação	Conferir os dados do paciente para a garantia de segurança e o sigilo de informações, como nome completo, CPF, telefone e *e-mail* para o envio de informações e documentos, é uma medida essencial.
Apresentação	Apresentar-se de forma clara, gentil, com saudação ou cumprimento, informar o seu nome e a sua função, mostrar empatia.
Meio	Esclarecer e registrar em prontuário sobre o canal de comunicação a distância: *chat*, mensagem de texto, *e-mail*, ligação telefônica ou videochamada.
Consentimento	Aplicar termo de consentimento garantindo a segurança dos dados pessoais e de saúde. Em caso de recusa, encerrar o contato e registrar o motivo.
Registro	Reunir todos os dados clínico-assistenciais de relevância necessários para o processo de enfermagem e abordagem.
Seguimento	É vital a revisão e utilização de história clínica para acompanhamento e continuidade do cuidado, evitando-se redundância, lacunas e fragmentação de ações em saúde.
Prática baseada em evidências	Na telemedicina deve-se prezar ainda mais pela realização de orientações claras e bem embasadas, zelando pelo rigor técnico e científico.

Fonte: Adaptado das referências 1 e 2.

No monitoramento clínico, acompanhamos a evolução do quadro de saúde do paciente e, dessa forma, podemos orientá-lo dos cuidados necessários ou encaminhá-lo para atendimento médico. Também é possível coletar informações de *feedback* e qualificação dos serviços prestados, abordando a satisfação do paciente com os atendimentos realizados e sugestões.

Quando observamos o panorama geral de todas as diversas dúvidas e queixas que chegam, cerca de 85% a 90% dos casos são solucionados na telemedicina.

Áreas com baixa oferta de médicos e/ou hospitais podem fazer bom uso da telemedicina e do monitoramento clínico de pacientes para garantir-lhes um atendimento rápido, eficaz e cujo acompanhamento pode ser feito a distância.

Por meio da tecnologia, é possível monitorar as condições ideais desses pacientes e coletar dados de onde eles estiverem — em casa, no trabalho ou de férias em outra cidade.

Então, é seguro dizer que mais pessoas podem ter acesso à assistência em saúde de qualidade, mesmo estando em áreas remotas ou com todo tipo de limitação que possa dificultar o ingresso de profissionais e de infraestrutura.

É possível atrelar diretamente toda a abordagem do enfermeiro dentro do cuidado no telemonitoramento que, por meio de técnicas de promoção e prevenção de saúde, proporciona maior adesão ao cuidado proposto, estabilidade clínica e qualidade de vida.

O telemonitoramento também é de extrema utilidade para o cuidado de pacientes em processo de pós-alta hospitalar ou pós-operatório, pacientes em manifestações agudas, portadores de patologias crônicas ou pacientes com perfil de risco.[7,8]

A modalidade permite o direcionamento do cuidado centrado no paciente por meio do enfermeiro como gestor de saúde que propõe ações e estratégias dentro do plano de cuidado de acordo com as demandas individuais do usuário, tendo em vista o aumento da autonomia no manejo de sua saúde, o aprimoramento de conhecimento sobre as ferramentas disponíveis e o autogerenciamento efetivo, incluindo boas práticas, como melhoria do padrão alimentar, rotina de atividades físicas, controle do peso e adesão medicamentosa.[7,8]

Os efeitos do telemonitoramento demonstram eficiência em razão da possibilidade de otimização de tempo, flexibilidade de horários e alcance de grande número de pessoas em curto período. Além disso, é possível observar que o contato programado estabelece vínculo e estimula a participação ativa do usuário, que compreende a importância das medidas necessárias para a manutenção da saúde e potencializa o sentimento de acolhimento e preocupação de um profissional para com a sua vida.[5]

Dados da Pesquisa Nacional de Saúde (PNS) mostram que cerca de 52% das pessoas com 18 anos ou mais disseram ter recebido diagnóstico de, no mínimo, uma doença crônica em 2019. As doenças crônicas não transmissíveis são um problema de saúde pública, consideradas as maiores responsáveis pela morbimortalidade no mundo. No Brasil, cerca de 60% dos adultos apresentam sobrepeso, 19,8% estão obesos e a hipertensão é considerada doença de alta prevalência; no mundo, o diabetes melito é considerado uma epidemia.

Para agravar esse cenário, dados da Organização Mundial da Saúde (OMS) evidenciaram que portadores de diabetes e hipertensão apresentam baixa adesão às prescrições médicas. Essas condições, somadas ao estilo de vida sedentário e alimentação inadequada, podem ser fatores de risco para complicações e prejuízos funcionais em órgãos vitais, como doença arterial coronariana, insuficiência cardíaca, acidente vascular encefálico hemorrágico ou isquêmico, e insuficiência renal. Esses fatores representam um impacto significativo em custos médicos e socioeconômicos. As hospitalizações por doença arterial coronariana atrelada à hipertensão arterial no SUS representam 77% dos custos na última década, e em 2019 estima-se que o gasto com internações por doenças crônicas não transmissíveis chegou a 8,8 bilhões.[9-12,15]

Segundo estimativas do Ministério da Saúde, através da PNS de 2019, 23,9% da população com mais de 18 anos referiu diagnóstico de hipertensão arterial e destes, cerca de 10,7% tiveram a necessidade de passar por atendimento em pronto-socorro ou emergência de hospital público ou privado. A mesma pesquisa estimou que 7,7% da população com idade superior a 18 anos referiu diagnóstico de diabetes no Brasil (Figura 8.1). Destes, cerca de 55% sofreram alguma complicação em decorrência da descompensação da patologia, como alterações oftalmológicas, renais, infarto, feridas ou amputação de membros, dentre outras (Figura 8.2).[12]

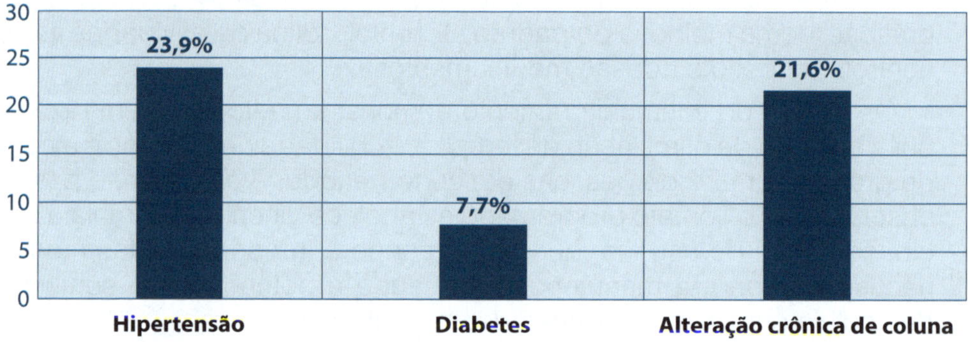

Figura 8.1. Proporção de indivíduos de 18 anos ou mais que referiram diagnóstico médico de hipertensão arterial, diabetes e alteração crônica de coluna com indicação do intervalo de confiança de 95% – Brasil, 2019. Fonte: IBGE, Diretoria de Pesquisas, Coordenação de Trabalho e Rendimento, Pesquisa Nacional de Saúde, 2019.

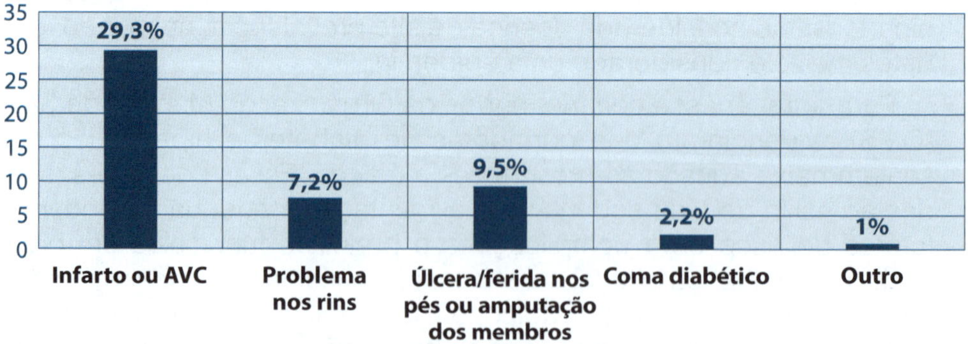

Figura 8.2. Proporção de pessoas de 18 anos ou mais que referiram diagnóstico médico de diabetes e que apresentaram complicações de saúde por causa do diabetes, por tipo de complicação de saúde, com indicação do intervalo de confiança de 95% – Brasil, 2019. Fonte: IBGE, Diretoria de Pesquisas, Coordenação de Trabalho e Rendimento, Pesquisa Nacional de Saúde, 2019.

Os problemas osteomusculares são outros demandantes de alto índice de consultas, exames, procedimentos, absenteísmo, acarretando, além de transtornos individuais, alto custos para toda cadeia produtiva. Em 2019, estimou-se que aproximadamente 21,6% das pessoas com idade superior a 18 anos referiram algum problema crônico de coluna. (Figura 8.1).

Dentre as queixas de coluna, é possível incluir cervicalgias, dores torácicas, transtorno dos discos intervertebrais, espondiloses, radiculopatias e lombalgias. Essas doenças são responsáveis por incapacidade temporária ou permanente, tendo como consequência afastamento do trabalho e até aposentadoria por invalidez.[12-14]

Na maioria dos casos, os tratamentos conservadores apresentam resultados efetivos, porém estima-se que no Brasil, atualmente, o percentual de cirurgias ortopédicas desnecessárias possa alcançar aproximadamente 50% a 60%.

Nesse cenário, reitera-se o importante papel do enfermeiro na telenfermagem, que é capaz de: atuar com ferramentas que agem diretamente em fatores de riscos modificáveis para as patologias crônicas; esclarecimento de dúvidas sobre diagnósticos em investigação, garantindo o entendimento sobre o tratamento proposto, alternativas de cuidados e instrumentos que estejam à disposição do paciente, visando ao desfecho eficaz; reduzir riscos de incapacidade e dependência; além de minimizar o impacto econômico para a sociedade e os sistemas de saúde.[12]

De modo geral, esses exemplos mais do que apontam que estamos caminhando para uma direção favorável à desfragmentação de cuidados, à melhoria de resultados clínicos e ao uso racional de recursos de saúde com a consequente redução de custos desnecessários. Tenhamos em mente, por fim, que o monitoramento clínico por meio da telemedicina é apenas uma parte dessa revolução que a tecnologia tem aplicado no setor da saúde.

Telenfermagem em Obstetrícia

A telemedicina pode ser definida como o "uso das tecnologias de informação e comunicação na saúde, viabilizando a oferta de serviços ligados aos cuidados desta, principalmente em casos em que a distância é um fator crítico".[1] Nos casos das gestantes, desafios para se apresentarem aos serviços de saúde presenciais não são incomuns.

A distância geográfica entre unidades de saúde, o deslocamento dos usuários na busca por cuidados, as filas de espera para o atendimento e a exposição são grandes obstáculos e trazem um impacto negativo na condução da assistência das gestantes, principalmente se for uma gestação de alto risco. Assim, o uso das tecnologias e da telemedicina tem sido visto como uma ferramenta importante para diminuir a distância entre os profissionais e as pacientes que procuram assistência pré-natal, que encontram-se com dúvidas, inseguras e, algumas vezes, sem referência para o seu cuidado ou qualquer acompanhamento.[19,20]

Principalmente nos dois últimos anos, os profissionais tiveram de se redescobrir na prática do cuidado e no uso de diversas metodologias para o atendimento que precisaram ser implementadas ou reformuladas. Dentre as muitas áreas que se beneficiaram pelo uso dessa tecnologia, destaca-se a obstetrícia.[18]

Sabe-se que o ciclo gravídico-puerperal impõe sobre o organismo materno diversas modificações, as quais, em sua maioria, acontecem de forma gradativa e fisiológica, de maneira a proporcionar o desenvolvimento saudável da mãe e do concepto.[19] Porém, também se sabe que a gestação é um período de vulnerabilidade da mulher e que diversas preocupações podem surgir.

A saúde da mulher é prioridade de assistência à saúde no Brasil e no mundo. Apesar do espaço importante que o tema vem ganhando e dos avanços nas políticas públicas nos últimos anos, ainda é necessário um cuidado maior, especialmente nas ações referentes à redução da morbimortalidade de mulheres em idade fértil.[19] E, dessa forma, a telemedicina pode ser uma excelente ferramenta para aproximar e facilitar a assistência desse grupo.

A atenção obstétrica entende que a gestação representa um evento complexo na vida da mulher e da família, uma mudança definitiva de papéis, que repercute tanto no plano físico como também nos planos mental, emocional e social. Dessa forma, é necessário um cuidado em caráter multidisciplinar que, proporcionado pela teleassistência, reforce a importância do cuidado integral, otimizando as condições de assistência à gestante, à família e ao feto, durante a gravidez, o parto e o puerpério.[2] Para isso, é importante contar com o apoio de médicos especialistas, médicos de família, nutricionistas, orientadores físicos e psicólogos para uma melhor assistência.

O profissional enfermeiro tem como foco de sua profissão a saúde e a qualidade de vida do paciente, por meio de uma atuação na promoção, prevenção, recuperação e reabilitação da saúde.[16] Desse modo, na obstetrícia, a atenção à saúde da mulher tem como papel fundamental a detecção precoce de doenças e agravos.[19]

O pré-natal é a ferramenta, na obstetrícia, que pode ser realizado por enfermeiros, os quais compõem a equipe multiprofissional, que permite a detecção de problemas potenciais e reais da gestação, além de elaborar o planejamento de ações de cuidado necessárias para a prevenção e redução de riscos de doenças, promoção da saúde e diminuição de mortes materno-infantis.[22,23]

Estudos já publicados mostram que esses novos modelos de atenção ao pré-natal, que utilizam a telemedicina como uma opção válida, oferecem flexibilidade para a paciente e mostram resultados positivos, além de grande satisfação da gestante.[4] Além disso, a telemedicina apresenta também como vantagem, a menor exposição do grupo para diversas doenças, como se observou durante a pandemia de Covid-19, existindo a facilidade de contato a distância com o profissional para a obtenção de informações com segurança sobre a saúde.[23]

Dentre os desafios do cuidado a distância das gestantes, há de se pontuar que o próprio termo "obstetrícia" vem do verbo em latim *obstare*, que significa "ficar ao lado de", fazendo jus à essência de acompanhar a mãe e o feto durante a gestação, o parto e o puerpério. Mas, como estar ao lado se estamos a distância? Exercer a obstetrícia na telenfermagem é enfrentar diariamente o desafio de permanecer ao lado da gestante e/ou puérpera que está a quilômetros de distância. Por isso, a importância da dedicação, da empatia e da paciência do profissional do outro lado da linha ou da tela para atender a gestante e suas necessidades.[17]

Um atendimento humanizado de pré-natal conta com o acolhimento da gestante pela equipe de enfermagem, que faz uma assistência individualizada, uma escuta ativa com respeito à privacidade e ao fornecimento de informações, o que possibilita a formação de vínculo entre profissional e paciente.[22] Isso é possível independentemente da distância física.

A consulta de enfermagem e o acompanhamento de pré-natal, mesmo a distância, têm como vantagens desenvolver ações de prevenção das comorbidades, promoção de ambiente de segurança e confiança, orientação sobre os cuidados de pré-concepção, alterações fisiológicas da gravidez, crescimento e desenvolvimento fetal, uso de métodos não farmacológicos para alívio da dor, vias de parto, amamentação e puerpério, contribuindo para a melhoria da saúde e do bem-estar da mãe e do recém-nascido.[22]

A telenfermagem junto ao pré-natal também visa capacitar as mulheres a ganhar autonomia para decisões de seus cuidados e do seu trabalho de parto. As práticas e orientações fornecidas durante o acompanhamento contribuem para o maior conhecimento das mulheres sobre os fatores de risco, possíveis complicações durante a gestação, bem-estar materno e neonatal e redução do medo do parto, e favorecem a participação ativa das mulheres em todo o processo.

O profissional também deve reconhecer que, apesar da importância da capacitação e do auxílio com os cuidados holísticos, é imprescindível o encaminhamento para a equipe multidisciplinar quando necessário.[22] Deve-se ter uma atenção maior às gestações de alto risco, visto que as gestantes necessitam ser alertadas sobre os fatores de risco e sobre o acompanhamento presencial em serviço de saúde especializado.[21]

A gravidez de alto risco é caracterizada pela maior probabilidade de um resultado adverso para o binômio e, em geral, está relacionada com doenças preexistentes ou intercorrências durante a gestação por causas orgânicas, biológicas, químicas, ocupacionais, sociais e até mesmo demográficas desfavoráveis. Sugere-se intercalar consultas a distância e consultas presenciais para que não se percam avaliações importantes, como valores pressóricos, altura uterina, controle de peso e coleta de exames.[21]

Dos desafios enfrentados nesse modelo de pré-natal, podemos listar: a dificuldade de acesso das pacientes à plataforma utilizada, já que não são todas as gestantes que têm acesso à tecnologia ou ao serviço oferecido;[21] o fato de o profissional que realiza a telenfermagem, que tem total conhecimento e autonomia para fornecer orientações que contribuam para diminuição dos riscos maternos e fetais, ainda precisar de algumas informações obtidas presencialmente para uma classificação adequada de risco dessa gestante; assim como resultados de exames laboratoriais, ultrassons, valores pressóricos e glicêmicos, dentre outros, que, em parte, são apenas solicitados por profissionais médicos. Para coleta desses dados, pode-se utilizar ferramentas seguras que permitam o envio desses exames para a análise do profissional ou a leitura da própria gestante para que o profissional enfermeiro possa fornecer as orientações necessárias.

Por fim, o mundo está mudando, a tecnologia e a medicina estão avançando e os profissionais da saúde devem caminhar juntos nessa evolução. A telenfermagem tem em suas mãos a praticidade da tecnologia e o conhecimento técnico específico para ajudar os seus pacientes onde quer que eles estejam, em especial na obstetrícia, cuidando de uma mulher/mãe que está vivendo uma fase de transformação com novos desafios e que pode ser beneficiada com a saúde e as informações cada vez mais acessíveis e na palma de sua mão.

Referências Bibliográficas

1. Conselho Federal de Enfermagem (Brasil). Resolução nº 696, de 17 de maio de 2022. Norma técnica da atuação dos profissionais de enfermagem na saúde digital/telenfermagem. Diário Oficial da União 23 maio 2022.

2. Secretaria Municipal de Saúde de Belo Horizonte. Manual para teleatendimento: novos tempos, novos desafios. Gerência de Atenção Primária à Saúde – GEAPS. 2020b
3. Secretaria Municipal de Saúde de Ribeirão Preto. Protocolo de telessaúde para unidades de saúde de Ribeirão Preto. Ribeirão Preto, 2020.
4. Machado TMD, Santana RF, Hercules ABS. Central de telecuidado: perspectiva de intervenção de enfermagem. Cogitare Enferm. 2020.
5. Palmeira CS, Mussi FC, Santos CAST, Lima ML, Ladeia AMT, Silva LCJ. Efeito do monitoramento remoto de enfermagem sobre o excesso de peso de mulheres: ensaio clínico. Rev Lat Am Enferm. 2019;(27).
6. Conselho Regional de Enfermagem de São Paulo (COREN/SP). Processo de enfermagem: guia para a prática. 2.ed. São Paulo: COREN-SP, 2021.
7. Arafat Y, Mohamed Ibrahim MI, Awaisu A, Colagiuri S. Using the transtheoretical model's stages of change to predict medication adherence in patients with type 2 diabetes mellitus in a primary health care setting. J Pharm Sci. 2019;27(3).
8. Nava LF, Duarte TTP, Lima WL, Magro MCS. Monitoramento avançado de enfermagem: pacientes de risco na atenção primária. Escola Ana Nery. 2022;26 :e20210282.
9. Ministério da Saúde. Secretaria de Vigilância em Saúde. Plano de ações estratégicas para o enfrentamento das doenças crônicas não transmissíveis (DCNT) no Brasil. Brasília: Ministério da Saúde, 2011.
10. Silva NA, Santos JF, Jacomassi E, Gimenes M. Adesão ao tratamento e doenças crônicas: instrumentos utilizados para avaliação. Brazilian J Surg Clin Res. 2020;32(2):125-30.
11. Barroso WK, Rodrigues CI, Bortolotto LA, Mota-Gomes MA, Brandão AA, Feitosa ADM, et al. Diretrizes Brasileiras de Hipertensão Arterial – 2020. Arq Bras Cardiol. 2021;116(3):516-658.
12. Instituto Brasileiro de Geografia e Estatística. Pesquisa Nacional de saúde 2019. Percepção do estado de saúde, estilo de vida, doenças crônicas e saúde bucal. Brasil e grandes regiões. Rio de Janeiro: IBGE; 2020.
13. Oliveira MM, Andrade SSCA, Souza CAV, Ponte JN, Szwarcwald CL, Malta DC. Problema crônico de coluna e diagnóstico de distúrbios osteomusculares relacionados ao trabalho (DORT) autorreferidos no Brasil: Epidemiol Serv Saúde. 2015;24(2):287-96.
14. Viola DCM, Lenza M, Almeida SLF, Santos OFP, Ferreti M, Lottenberg CL, et al. Redução do custo em cirurgia de coluna em um centro especializado de tratamento. Einstein (São Paulo). 2013;11(1):102-7.
15. Utrila RT, Nunes MAS, Christinelli HCB, Almeida MAS, Fernandes CAM. Eficácia da telenfermagem na redução do peso e qualidade de vida de adultos: revisão integrativa. Rev Enferm Atual. 2021;95(33).
16. Silva MJ. Ciências de Enfermagem. Acta Paul Enferm, 2012. Disponível na Internet: http://www.scielo.br/pdf/ape/v25n4/en_01.pdf.
17. Pygall SA, Islabão AG, Andrade MP. Triagem e consulta ao telefone: estamos realmente ouvindo? São Paulo: Artmed; 2010. p. 27-26.
18. Neves FTB, Barbosa ALP, Melo BO, Carvalho LA, Faria MLM, Zaiden RT, et al. Telemedicina em obstetrícia: condutas praticadas em tempos de pandemia. Stud Health Sci. 2022;3(1):220-8.

19. Alves DS, Coutinho NMP, Alves OS, Silva EMA, Novaes MA. Telessaúde como suporte na assistência da enfermagem em obstetrícia. Enferm Bras. 2018;17(5).
20. Oliveira SC, Costa DG, Cintra AM, Freitas MP, Jordão CN, Barros JFS, et al. Telenfermagem na Covid-19 e saúde materna: WhatsApp® como ferramenta de apoio. Acta Paul Enferm. 2021;34:eAPE02893.
21. Meza-Santibañez L, Novoa RH, Torres-Osorio J, Jáuregui-Canchari V, Rodríguez-Hilario N, Guevara-Ríos, et al. Implementación de un modelo mixto de atención prenatal, presencial y virtual durante la pandemia Covid-19, en el Instituto Nacional Materno Perinatal en Lima, Perú. Rev Peru Ginecol Obstet. 2021;67(2).
22. Jorge HMF, Silva RM, Makuch MY. Assistência humanizada no pré-natal de alto risco: percepções de enfermeiros. Rev Rene. 2020;21: e44521.
23. Errico LSP, Bicalho PG, Oliveira TCFL, Martins EF. O trabalho do enfermeiro no pré-natal de alto risco sob a ótica das necessidades humanas básicas. Rev Bras Enferm. 2018;71(3):1335-43.

9 Telenutrição

Laura Sampaio Chaves Elias
Gabriela Valente Russo de Freitas
Mayara Alves de Oliveira
Caren Cristina Giannotti Bizutti

Introdução

Uma alimentação saudável é aquela capaz de manter o organismo em um bom estado de saúde, com ossos e dentes fortes, peso adequado de acordo com a estatura de cada indivíduo, imunidade fortalecida para resistir às enfermidades, boa disposição para trabalhar, divertir-se e desenvolver as atividades do dia. Para que isso aconteça, faz-se necessária uma dieta balanceada que contenha nutrientes e minerais que supram a necessidade do organismo humano.[1]

O profissional nutricionista é extremamente importante nesse processo, no qual atua no sentido de reeducar as pessoas a assumirem hábitos alimentares mais saudáveis e equilibrados. Atualmente, observamos um cenário com aumento significativo de doenças crônicas não transmissíveis (DCNT), por isso é primordial facilitar o acesso a orientações relacionadas com os cuidados com a nutrição das pessoas, na intenção de melhorar a saúde da população.[2]

Com isso, a telenutrição tem facilitado o acesso das pessoas aos nutricionistas, por meio de atendimentos *on-line*. As consultas virtuais são visitas remotas com suporte à tecnologia (vídeo ou áudio) para fornecer orientações e terapia nutricional, podendo ser utilizada por vários grupos, como jovens, adultos, idosos e crianças, sem necessidade do deslocamento até determinado local, tornando, assim, a interação entre profissional e paciente mais acessível, principalmente quando levamos em conta as longas rotinas de trabalho e estudos que grande parte da população enfrenta diariamente.[3]

Durante a pandemia da Covid-19, a nutrição tem sido primordial na prevenção e no tratamento dos fatores de risco dessa comorbidade, com terapia nutricional que viabilize o fortalecimento do sistema imunológico por meio de uma alimentação equilibrada e nutritiva.[4,5] Diante desse cenário, este capítulo abordará a atuação da área de nutrição na telemedicina.

Ferramentas Utilizadas para a Avaliação de Hábitos Alimentares

Os hábitos alimentares de um indivíduo começam a se formar na introdução alimentar e vão se desenvolvendo ao longo da vida. Dessa forma, realizar uma avaliação do consumo alimentar é imprescindível para o desenvolvimento de qualquer atividade relacionada com a alimentação de uma pessoa, seja de análise, de intervenção ou até mesmo de controle. E, no atendimento de telenutrição, os métodos mais utilizados são o Questionário de Frequência Alimentar (QFA) e o recordatório de 24 horas, pois ambos permitem a avaliação detalhada dos alimentos e das bebidas consumidos nas 24 horas anteriores à consulta e os alimentos frequentemente consumidos ao longo dos dias. Apesar de serem ferramentas eficazes para a avaliação de ingestão alimentar na telenutrição, os métodos dependem da memória e recordação dos pacientes, em que podem existir algumas omissões e informações incompletas.[6,7]

Questionário de Frequência Alimentar (QFA)

O QFA é um método desenvolvido para investigar hábitos e preferências alimentares de um indivíduo, além de ser capaz de identificar etnias, culturas e condições econômicas. Tem sido um instrumento muito utilizado na telenutrição por ser de fácil aplicabilidade e baixo custo, o que possibilita a sua utilização mesmo no atendimento a distância, permitindo avaliar com facilidade os grupos alimentares que o paciente tem hábito de ingerir ao longo da semana e analisar o grau do risco do desenvolvimento de DCNT.[8,9]

Para o desenvolvimento de um QFA é importante estudar o tipo de atendimento nutricional que será realizado, já que existem três tipos de QFA diferentes: o simples, o semiquantitativo e o quantitativo. O QFA simples é o mais utilizado, pois não analisa a quantidade, mas sim a qualidade dos grupos alimentares incluídos na dieta. Na elaboração do QFA é importante incluir perguntas relevantes para se obter uma avaliação precisa relacionada com os costumes alimentares e, assim, contribuir para a elaboração de um plano alimentar individual que atenda às necessidades nutricionais dos entrevistados. É essencial atentar-se para a elaboração de um questionário objetivo e que não se torne exaustivo para se responder.[10] Com base nessas informações, no Quadro 9.1 exemplifica-se um modelo de QFA simples.

Recordatório de 24 Horas

O recordatório alimentar de 24 horas é uma ferramenta utilizada na telenutrição para se obter informações sobre a ingestão alimentar das últimas 24 horas anteriores às consultas, com dados sobre os alimentos e bebidas consumidos, geralmente descritos por meio de medidas caseiras. Analisa também a quantidade de refeições que são realizadas ao longo do dia. Esse método exibe muitos pontos positivos, principalmente por ser um instrumento rápido, barato e de fácil aplicação, mesmo a distância.[11] O Quadro 9.2 exemplifica um modelo de recordatório de 24 horas.

Tecnologia na Telenutrição

Sabe-se que uma boa alimentação é primordial na promoção de saúde e bem-estar; porém, a rotina complexa do dia a dia faz com que a sociedade atual tenha pouco tempo para organizar um cronograma de

Quadro 9.1. Questionário de Frequência Alimentar (QFA)

Alimentos	Frequência						
	Diária	1 a 3 vezes na semana	1 vez na semana	1 a 3 vezes no mês	1 vez por mês	Menos de 1 vez por mês	Nunca
Frutas							
Legumes, verduras ou saladas							
Carne bovina							
Leite e derivados							
Farinha branca (trigo)							
Açúcares							
Embutidos							
Frituras							
Industrializados							

Fonte: Adaptado de Viebig e Valero.[10]

Quadro 9.2. Recordatório de 24 horas

Recordatório de 24 horas
Café da manhã
Lanche da manhã
Almoço
Lanche da tarde
Jantar
Ceia
Ingestão de água

Fonte: Adaptado de Bueno e Czepielewski.[11]

alimentação saudável. Diante desse cenário, o avanço da tecnologia tem trazido diversos pontos positivos para a telenutrição, com ferramentas que aproximam o profissional do paciente.[12]

Dentre as ferramentas, destacam-se os aplicativos nos quais o paciente pode ter acesso a orientações descritas pelo profissional que lhe acompanha, receitas saudáveis, dicas de alimentação, além de poder incluir diariamente fotos de suas refeições, medidas, referência de peso e tirar dúvidas. Com o acesso facilitado a *smartphones* e conexão com a internet, o paciente consegue ter orientações nutricionais na palma das mãos com base nos seus objetivos, que podem ser: perda, ganho ou manutenção do peso; desenvolvimento muscular; prevenção e cuidados com a saúde; melhora da qualidade de vida.[13]

Avaliação Nutricional

A conduta nutricional é algo complexo, pois envolve diversos parâmetros nutricionais e suas interpretações, que, em conjunto, geram o diagnóstico nutricional e, por consequência, a intervenção nutricional.[14]

Este tópico aborda parâmetros importantes para a realização da avaliação nutricional a distância e, assim, obter-se uma intervenção nutricional de qualidade.

Peso, Altura e Índice de Massa Corporal

Um dos parâmetros utilizados para atendimentos a distância são o peso, a altura e o índice de massa corporal (IMC), porém os seus resultados variam conforme o estágio da vida e a situação em que o indivíduo se encontra.[15]

O IMC é o indicador utilizado para determinar o risco nutricional e para indicar se o peso está adequado ou excedente com relação à sua altura; entretanto, não mostra a composição corporal total, como a quantidade de massa muscular, gordura corporal, osso e água. Esse tipo de resultado é obtido por meio da bioimpedância. A vantagem de se utilizar o IMC é a sua alta correlação com a quantidade de gordura corporal, além de ser de fácil aplicação, baixo custo e existe baixa diferença de resultados entre quem aplica.[15]

Para o cálculo do IMC é necessário realizar o seguinte cálculo: peso (kg) dividido pela altura (metros) ao quadrado. Com o valor obtido, pode-se identificar a sua classificação.[16]

- Adultos

A Organização Mundial da Saúde (OMS) considera para adultos acima de 20 anos a classificação de IMC ilustrada na Tabela 9.1.

A avaliação nutricional pode ser realizada após a obtenção do IMC e de outros parâmetros, os quais serão tratados a seguir.

- Idosos

A avaliação nutricional de idosos também é feita por meio do cálculo do IMC, porém os resultados são diferentes dos adultos, em virtude

Tabela 9.1. Classificação do IMC para adultos

IMC	Classificação
Menor que 18,5	Abaixo do peso normal
18,5 a 24,9	Peso normal
25 a 29,9	Excesso de peso
30 a 34,9	Obesidade classe I
35 a 39,9	Obesidade classe II
Igual ou acima de 40	Obesidade classe III

Fonte: Ministério da Saúde.

das modificações da composição corporal, muitas vezes presente nessa população. A OMS considera idosa a população que se encontra acima de 60 anos.[17]

Na Tabela 9.2, podemos observar que existem três grandes referências para a classificação do IMC em idosos.

Muitos estudos ressaltam que a utilização da referência da OMS[19] leva ao número maior de idosos com sobrepeso, diferentemente de Perissinotto *et al.* e Lipschitz,[18,20] que apresentam cortes maiores para eutróficos. Para esse tipo de público, aconselha-se a utilização de mais métodos de avaliação nutricional para se chegar a um resultado mais fidedigno e, assim, realizar a conduta nutricional, conforme falaremos a seguir.[21]

- Crianças

De acordo com a OMS, considera-se criança o indivíduo de até 9 anos, 11 meses e 29 dias, e, para avaliar essa população, utilizam-se as curvas de crescimento que a Sociedade Brasileira de Pediatria preconiza e a a OMS autoriza. Existem algumas combinações para se obter uma avaliação do estado nutricional, por exemplo: altura × idade, peso × idade, perímetro cefálico, IMC × idade. Para a avaliação de crianças prematuras

Tabela 9.2. Classificações para IMC de idosos

Referência	Magros	Eutróficos	Com sobrepeso
OMS, 1995	< 18,5	18,5 a 25	≥ 27
Perissinotto *et al.*, 2002	< 20	20 a 30	> 30
Lipschitz, 1994	< 22	22 a 27	> 27

Fonte: Perissinotto *et al.*, 2002; OMS, 1995; Lipschitz, 1994.

e crianças com síndrome de Down também são utilizadas as mesmas combinações anteriores.[22]

Existem curvas para meninos e meninas e, para cada um, existe a opção de avaliação em percentil ou escore-z. As medidas de percentil tendem a ser mais sensíveis, ou seja, mais abrangentes; porém, quando se classifica uma criança em risco nutricional, não necessariamente ela encontra-se nesse estado, mas próximo a uma situação de risco. Por outro lado, as medidas em escore-z são mais específicas, pois detectam com mais precisão os riscos nutricionais, com os déficits apresentados por peso e/ou altura.[16]

Um bom parâmetro para se avaliar a distância é a relação peso × idade, já que a mudança de altura é proporcionalmente mais lenta que o ganho de peso. Porém, isso não significa que a altura não seja um parâmetro importante, mas ela só irá sofrer alterações negativas quando o peso estiver em déficit por muito tempo.[23]

Seja usando o percentil ou o escore-z como referência, deve-se procurar a interseção das linhas horizontal e vertical dos parâmetros os quais se deseja avaliar, pois isso permite identificar em que posição dos cortes das curvas se encontra e, assim, obter-se o valor do estado nutricional.

O resultados das classificações é apresentado a seguir.

- **Percentil:** Dentro do percentil os pontos de corte são 3, 15, 50 (média), 85 e 97. Portanto, se uma criança está no percentil 85 com relação ao seu peso, significa que ela é maior e mais pesada que 85% das crianças de sua idade. O importante na curva de crescimento infantil é que a criança mantenha a linha sempre ascendente no crescimento, seja qual for o percentil.[16]
- **Escore-z:** Os pontos de corte são +3, +2, 0, –2 e –3, conforme classificação ilustrada na Tabela 9.3.

A avaliação nutricional em crianças precisa ser analisada junto a outros parâmetros, como genética, estilo de vida e atividade física.

Tabela 9.3. Classificação do peso ou altura para crianças por escore-z

Pontos de corte	Classificação
> +2:	Peso ou altura elevados para a idade
Entre +2 e –2:	Peso ou altura adequados para a idade
Entre 2 e –3:	Peso ou altura baixos para a idade
< –3:	Peso muito baixo para a idade

Fonte: Ministério da Saúde.

- Adolescentes

Existem duas formas de se conhecer a avaliação nutricional a distância dos adolescentes: IMC × idade, tanto em percentil, quanto em escore-z; ou apenas o IMC, no qual apresenta classificações diferentes, já que essa população ainda não terminou todo o desenvolvimento de crescimento e maturação sexual.[16,23]

A OMS considera adolescentes os indivíduos de 10 anos completos até 19 anos, 11 meses e 29 dias.

Para a avaliação nutricional por percentil e escore-z, utiliza-se a mesma técnica que é feita com crianças, dividida entre meninos e meninas (Tabela 9.4).

Também existe a possibilidade de se classificar usando-se apenas o IMC, conforme mostram as Tabelas 9.5 e 9.6.

Tabela 9.4. Classificação de diagnóstico nutricional de adolescentes por escore-z

Pontos de corte		Diagnóstico nutricional
Percentil < 0,1	Escore-z < -3	Magreza acentuada
Percentil entre 0,1 e 3	Escore-z entre -3 e -2	Magreza
Percentil entre 3 e 85	Escore-z entre -2 e +1	Eutrofia
Percentil entre 85 e 97	Escore-z entre +1 e +2	Sobrepeso
Percentil entre 97 e 99,9	Escore-z entre + 2 e + 3	Obesidade
Percentil > 99,9	Escore-z > +3	Obesidade grave

Fonte: Ministério da Saúde.

Tabela 9.5. Classificação do IMC para adolescentes meninas

Idade	Baixo peso	Adequado	Sobrepeso
10	Até 14,22	14,23 a 20,18	A partir de 20,19
11	Até 14,59	14,6 a 21,17	A partir de 21,18
12	Até 19,97	14,98 a 22,16	A partir de 22,17
13	Até 15,35	15,36 a 23,07	A partir de 23,08
14	Até 15,66	15,67 a 23,87	A partir de 23,88
15	Até 16	16,01 a 24,28	A partir de 24,29
16	Até 16,36	16,37 a 24,73	A partir de 24,74
17	Até 16,58	16,59 a 25,22	A partir de 25,23
18	Até 16,7	16,71 a 25,55	A partir de 25,56
19	Até 16,86	16,87 a 25,84	A partir de 25,85

Fonte: Ministério da Saúde.

Tabela 9.6. Classificação do IMC para adolescentes meninos

Idade	Baixo peso	Adequado	Sobrepeso
10	Até 14,41	14,42 a 19,5	A partir de 19,6
11	Até 14,82	14,83 a 20,34	A partir de 20,35
12	Até 15,23	15,24 a 21,11	A partir de 21,12
13	Até 15,72	15,73 a 21,92	A partir de 21,93
14	Até 16,17	16,18 a 22,76	A partir de 22,77
15	Até 16,58	16,59 a 23,62	A partir de 23,63
16	Até 17	17,01 a 24,44	A partir de 24,45
17	Até 17,3	17,31 a 25,27	A partir de 25,28
18	Até 17,53	17,54 a 25,94	A partir de 25,95
19	Até 17,79	17,8 a 26,35	A partir de 26,36

Fonte: Ministério da Saúde.

Para a avaliação nutricional de adolescentes também é preciso considerar outros parâmetros, como genética, estilo de vida e atividade física.

- Gestantes

O Brasil não dispõe de uma curva de IMC para avaliar o estado nutricional de gestantes; porém, realizou-se no Chile um estudo,[24] no qual se criou uma curva, possibilitando ao nutricionista avaliar a condição nutricional da gestante por semanas. O Ministério da Saúde reproduziu essa curva, a qual é utilizada atualmente no Brasil.

Para se identificar a classificação da gestante, calcula-se o IMC, cujo resultado é somado à semana gestacional para que se obtenha a classificação (Tabela 9.7).

Tabela 9.7. Classificação do IMC para gestantes conforme a idade gestacional

Idade gestacional	Baixo peso	Adequado	Sobrepeso	Obesidade
6	19,9	20,0 a 24,9	25,0 a 30,0	30,1
8	20,1	20,2 a 25,0	25,1 a 30,1	30,2
10	20,2	20,3 a 25,2	25,3 a 30,2	30,3
11	20,3	20,4 a 25,3	25,4 a 30,3	30,4
12	20,4	20,5 a 25,4	25,5 a 30,3	30,4

continua

Tabela 9.7. Classificação do IMC para gestantes conforme a idade gestacional *(Continuação)*

Idade gestacional	Baixo peso	Adequado	Sobrepeso	Obesidade
13	20,6	20,7 a 25,6	25,7 a 30,4	30,5
14	20,7	20,8 a 25,7	25,8 a 30,5	30,6
15	20,8	20,9 a 25,8	25,9 a 30,6	30,7
16	21	21,1 a 25,9	26,0 a 30,7	30,8
17	21,1	21,2 a 26,0	26,1 a 30,8	30,9
18	21,2	21,3 a 26,1	26,2 a 30,9	31
19	21,4	21,5 a 26,2	26,3 a 30,9	31
20	21,5	21,6 a 26,3	26,4 a 31,0	31,1
21	21,7	21,8 a 26,4	26,5 a 31,1	31,2
22	21,8	21,9 a 26,6	26,7 a 31,2	31,3
23	22	22,1 a 26,8	26,9 a 31,3	31,4
24	22,2	22,3 a 26,9	27,0 a 31,5	31,6
25	22,4	22,5 a 27,0	27,1 a 31,6	31,7
26	22,6	22,7 a 27,2	27,3 a 31,7	31,8
27	22,7	22,8 a 27,3	27,4 a 31,8	31,9
28	22,9	23,0 a 27,5	27,6 a 31,9	32
29	23,1	23,2 a 27,6	27,7 a 32,0	32,1
30	23,3	23,4 a 27,8	27,9 a 32,1	32,2
31	23,4	23,5 a 27,9	28,0 a 32,2	32,3
32	23,6	23,7 a 28,0	28,1 a 32,3	32,4
33	23,8	23,9 a 28,1	28,2 a 32,4	32,5
34	23,9	24,0 a 28,3	28,4 a 32,5	32,6
35	24,1	24,2 a 28,4	28,5 a 32,6	32,7
36	24,2	24,3 a 28,5	28,6 a 32,7	32,8
37	24,4	24,5 a 28,7	28,8 a 32,8	32,9
38	24,5	24,6 a 28,8	28,9 a 32,9	33
39	24,7	24,8 a 28,9	29,0 a 33,0	33,1
40	24,9	25,0 a 29,1	29,2 a 33,1	33,2
41	25	25,1 a 29,2	29,3 a 33,2	33,3
42	25	25,1 a 29,2	29,3 a 33,2	33,3

Fonte: Atalah *et al.*[24]

Recomenda-se que o ganho de peso ao longo da gestação, de forma saudável, seja em média de até 1 kg por mês. Esse valor pode variar conforme o estilo de vida que a gestante segue.[25]

Fotos

Para que a avaliação nutricional a distância contenha mais informações, o Conselho Federal de Nutrição (CFN) autoriza a solicitação ao paciente de fotos corporais de frente, de costas e de perfil, para que o biotipo do paciente seja mais bem analisado.[14]

É importante ressaltar que o uso de imagens deve ficar restrito apenas para a avaliação nutricional e, de acordo com o art. 58 do Código de Ética e de Conduta do Nutricionista, é proibida qualquer divulgação.[26]

> *"Art. 58 – É vedado ao nutricionista, mesmo com autorização concedida por escrito, divulgar imagem corporal de si ou de terceiros, atribuindo resultados a produtos, equipamentos, técnicas, protocolos, pois podem não apresentar o mesmo resultado para todos e oferecer risco à saúde."*

Automedidas de Circunferências

Outro parâmetro que pode ser solicitado no atendimento nutricional a distância são as automedidas de circunferências, caso o paciente possua uma fita métrica. Nesse procedimento, é importante que o paciente seja bem orientado na realização das medidas, para que possa obter valores similares aos de um atendimento presencial. As circunferências que podem ser solicitadas são: braço, cintura, quadril e coxa (Figura 9.1).[14]

Exames Laboratoriais

O nutricionista tem autorização para solicitar exames laboratoriais, quando for necessário. Conforme a Resolução do CFN nº 666, de 30 de setembro de 2020, a requisição deve ser preenchida e elaborada de forma clara, devendo conter data e identificação dos dados do paciente e do nutricionista (nome completo, número de inscrição no Conselho Regional de Nutrição (CRN) e meios de contato, como *e-mail* e telefone). A solicitação deve ser digitalizada e carimbada com a assinatura manual do nutricionista ou emitida com assinatura digital certificada e enviada eletronicamente ao paciente, com confirmação de recebimento, no momento da consulta ou posteriormente, e registrada em prontuário.[27] Ressalta-se a necessidade de solicitação criteriosa e racional de exames. Pacientes sem sintomas ou suspeitas de doenças ou deficiências nutricionais não apresentam qualquer indicação de rastreamento por meio de exames.

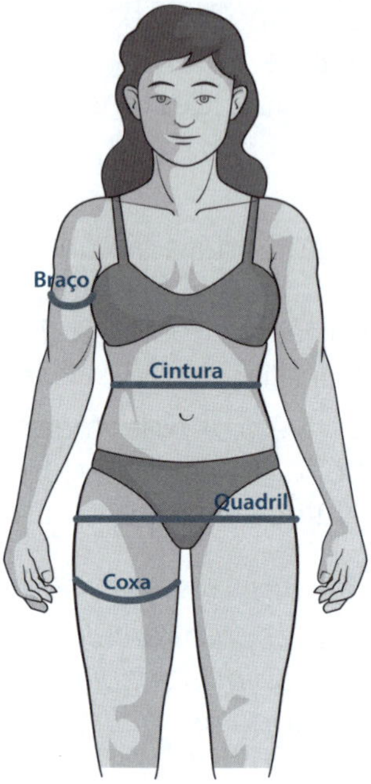

Figura 9.1. Automedidas de circunferências. Fonte: Elaborada pelos autores.

Dados Referidos

A avaliação nutricional a distância funciona com dados referidos, ou seja, dados que o paciente fornece no momento da consulta. Esse tipo de informação precisa equivaler à realidade, para que a conduta nutricional seja feita corretamente e, assim, ocorrer a intervenção nutricional adequada. É importante informar ao paciente sobre esse tipo de dados e o quanto as informações fornecidas por ele precisam ser verdadeiras.[14]

Estratégias de Educação Nutricional

A educação alimentar e nutricional (EAN) é vista como uma medida imprescindível para a proteção e a construção de hábitos saudáveis no enfrentamento dos problemas alimentares e nutricionais do contexto atual. A influência dos hábitos alimentares é uma das causas para o aumento das DCNT mundialmente.[28]

Para um bom desenvolvimento da EAN, o nutricionista deverá apresentar um bom poder de comunicação para determinar ações e estratégias na educação alimentar. Promover hábitos alimentares saudáveis é uma medida de modificação comportamental, o que implica no papel determinante da comunicação para o seu êxito.[27,29]

O nutricionista responsável pelos programas de orientação alimentar e nutricional deve conhecer e saber lidar com os diferentes meios de comunicação e ter habilidade em encontrar as necessidades específicas de cada paciente, despertando a sua motivação, e não somente provendo informações técnicas.[27,29]

Pirâmide Alimentar

Philippi *et al.* adaptaram a pirâmide original proposta nos Estados Unidos em 1992 pelo United States Department of Agriculture (USDA) aos alimentos disponíveis em nosso país e aos hábitos alimentares (Figura 9.2). Observa-se que o tipo, o consumo e o modo de preparo de alimentos nos Estados Unidos e no Brasil diferem bastante. Decidiu-se

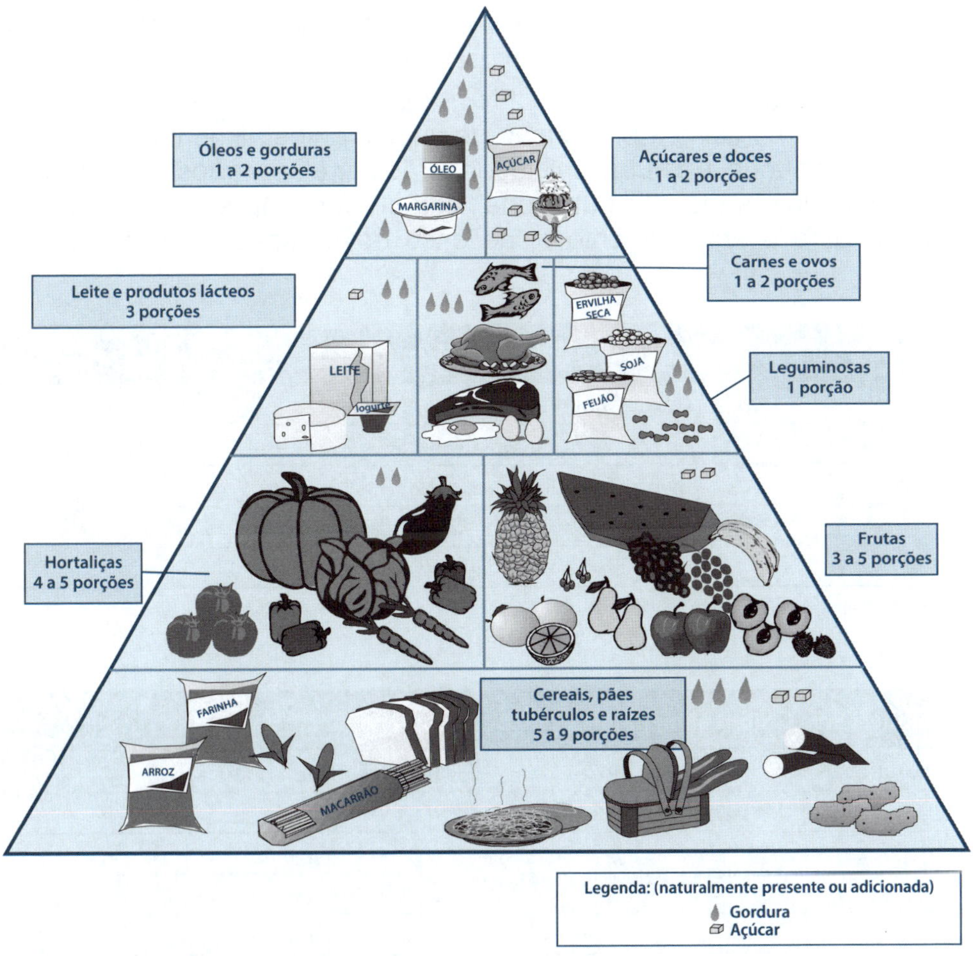

Figura 9.2. Pirâmide alimentar adaptada. Fonte: Philippi *et al.*[30]

usar a estrutura da pirâmide, pois expressa de forma clara como escolher os alimentos que devem ser consumidos.[30] A pirâmide proposta foi dividida em quatro níveis (Tabela 9.8).

Os oito grupos foram compostos com alimentos semelhantes e foi definido o número de porções diárias para cada grupo (Tabela 9.9).[30]

É importante que a pirâmide alimentar seja sempre avaliada e adaptada em função dos objetivos a que se destina, respeitando-se a disponibilidade de alimentos e os hábitos alimentares locais, mantendo-se como um guia prático de orientação nutricional.[30]

Envio de Materiais

Após a coleta dos dados realizados durante a anamnese, o nutricionista deverá elaborar um plano alimentar com foco no objetivo estipulado no início da consulta, em que deverá respeitar as características socioeconômicas, culturais e gostos do paciente.[14]

Conforme a resolução do CFN nº 666, de 30 de setembro de 2020, o plano alimentar e a prescrição de suplementos alimentares, conforme a conduta usual do nutricionista, deverão ser elaborados a partir da avaliação e do diagnóstico nutricional, estruturados, apresentados de forma clara para o entendimento e, no caso de prescrição de suplementos

Tabela 9.8. Níveis e grupos alimentares da pirâmide

Nível	Grupo alimentar
1º nível	Grupo dos cereais, tubérculos e raízes
2º nível	Grupo das hortaliças e das frutas
3º nível	Grupo do leite e produtos lácteos, das carnes e das leguminosas
4º nível	Grupo dos óleos e gorduras e dos açúcares e doces

Fonte: Philippi *et al.*[30]

Tabela 9.9. Grupos alimentares e porções recomendadas

Grupos	Porções recomendadas*
Cereais, tubérculos e raízes	Mínimo 5 e máximo 9
Hortaliças	Mínimo 4 e máximo 5
Frutas	Mínimo 3 e máximo 5
Carnes	Mínimo 1 e máximo 2

*Os valores das porções estão de acordo com as dietas-padrão calculadas. Fonte: Philippi *et al.*[30]

alimentares, contemplando a via, a composição e a posologia. Devem ser datados e identificados com dados do paciente e do nutricionista (nome completo, número de inscrição no CRN e meios de contato, como *e-mail* e telefone), devem ser também digitalizados e carimbados com assinatura manual do nutricionista ou emitidos com assinatura digital certificada, enviado eletronicamente ao paciente, com confirmação do recebimento, no momento da consulta ou posteriormente registrados de forma adequada em prontuário.[27]

Periodicidade do Acompanhamento

Após a definição do objetivo e a criação das estratégias nutricionais para alcançá-lo, o nutricionista deverá criar um protocolo de acompanhamento para os seus atendimentos. Porém, não existe um número exato de consultas que deverá ser seguido, pois isso irá depender da necessidade e evolução de cada paciente.

Adesão

A pessoa que busca um aconselhamento nutricional nem sempre está preparada para as mudanças de estilo de vida. Promover a adesão às orientações alimentares e alcançar resultados satisfatórios pode gerar alguma ansiedade e favorecer a descontinuidade do tratamento. A estreita ligação entre o emocional, a expectativa e a alimentação do paciente faz com que o cuidado nesses quesitos prévios possa fazer a diferença posteriormente.[29]

Na Tabela 9.10, veremos os fatores que influenciam a adesão às orientações alimentares.

Público-alvo

O atendimento nutricional a distância permite atender a todos os públicos, a partir da gestação, passando pela introdução alimentar até o envelhecimento, conseguindo realizar uma conduta nutricional adequada e uma intervenção nutricional personalizada.

Introdução Alimentar

A introdução alimentar (também conhecida como alimentação complementar) é um processo que se inicia após os seis meses exclusivos do aleitamento materno, período recomendado pela Sociedade Brasileira de Pediatria. Nessa fase, a criança já apresenta habilidades para receber, mastigar e ter uma deglutição melhor.[28]

Tabela 9.10. Fatores que influenciam a adesão às orientações alimentares

Paciente	Quantidade de informações: quanto mais recebidas ao mesmo tempo, menor a adesão.
	Nível de ansiedade: os níveis extremos (alto ou baixo) do cliente quanto à mudança alimentar diminuem a taxa de adesão às recomendações.
	Condições de moradia: clientes que moram sozinhos parecem ter níveis mais baixos de adesão às orientações alimentares.
	Expectativa do paciente e da família: quanto mais positiva com relação às modificações a serem feitas, maior o nível de adesão.
	Irregularidade na rotina: quanto mais irregular o estilo de vida do paciente, menor a adesão.
Nutricionista	Grau de insatisfação do paciente: quanto mais satisfeito o paciente estiver com o nutricionista e com o tratamento, maior será o nível de adesão.
	Continuidade com o mesmo nutricionista: melhores chances de adesão.
Ambiente	Local de atendimento: quando ocorre em local claro, organizado e limpo, maiores são as chances de adesão.
	Tempo de espera: quanto menor, melhor o nível de adesão.
	Atitudes do pessoal de apoio: quanto melhor o atendimento do cliente pelo pessoal de apoio (telefonista, secretária etc.), melhor a adesão.
Orientação alimentar e nutricional	Quantidade de mudanças: quanto maior a quantidade de mudanças recomendadas ao mesmo tempo, menor a taxa de adesão.
	Complexidade: quanto mais simples e claros os objetivos e o conteúdo, melhores as chances.

Fonte: Adaptada da Organização Mundial da Saúde (OMS).[19]

Existem duas técnicas para iniciar a oferta dos alimentos, seja a opção de os alimentos estarem cozidos, amassados e triturados ou a opção do *baby led weaning* (BLW), em que é oferecido o alimento de forma sólida, que não seja muito grande e nem muito pequeno e que esteja cozido o suficiente e não muito maduro, no caso das frutas, para a criança segurar o alimento sem escorregar das mãos; há também a possibilidade de se mesclar as duas técnicas.[28,31]

Independentemente da escolha da introdução dos alimentos, é importante que o processo seja sempre supervisionado e oferecido gradualmente, cada alimento de forma separada, para que o bebê possa ir conhecendo os alimentos, os seus sabores e as suas texturas e iniciar o processo de mastigação. A alimentação complementar deve ser oferecida de acordo com os horários de refeição da família, em intervalos regulares e de modo a respeitar o apetite da criança. A água começará a ser introduzida entre as refeições.[28,31]

Técnica Alimentar com Alimentos Cozidos, Amassados ou Triturados

- **Frutas:** Amassar com um garfo ou raspar as frutas. Escolher opções que sejam fáceis para a deglutição, como banana, manga, abacate, mamão e maçã.[28]
- **Alimentos salgados:** Devem ser compostos por um tipo de verdura, um legume, uma proteína animal, uma leguminosa e um carboidrato. Utilizar temperos naturais e não adicionar sal. Amassar com um garfo e não colocar no liquidificador e nem passar na peneira. O alimento deve ter forma consistente, como um purê grosso.[28]

A Tabela 9.11 demonstra o esquema alimentar para os dois primeiros anos de vida.

Baby Led Weaning (BLW)

A técnica do *baby led weaning* (BLW) basicamente consiste em ofertar o alimento de forma sólida ao bebê, sendo frutas não muito maduras, legumes não crus e não muito cozidos e proteína animal desfiada, para não escorregar da mão do bebê e para que ele não se engasgue com o tamanho do alimento.[31]

Essa técnica apresenta alguns benefícios, como estimular a coordenação motora e o movimento de pega dos dedos; melhor aceitação dos alimentos, pois há uma interação maior com a comida, o que faz com que o bebê fique mais familiarizado com os sabores e as texturas; além de o bebê entender quando está com fome e saciado.[31,32]

O nutricionista deverá seguir a mesma ordem do esquema alimentar para os dois primeiros anos de vida.

Tabela 9.11. Esquema alimentar para os dois primeiros anos de vida com alimentos cozidos, amassados ou triturados

Idade	Ao completar 6 meses	Ao completar 7 meses	Ao completar 12 meses
Café da manhã	Leite materno sob livre demanda	Leite materno sob livre demanda	Leite materno e fruta ou cereal ou tubérculo
Lanche da manhã	Fruta	Fruta	Fruta
Almoço	Alimento salgado	Alimento salgado	Refeição básica da família
Lanche da tarde	Fruta	Fruta	Fruta ou pão simples ou tubérculo ou cereal
Jantar	Leite materno	Alimento salgado	Refeição básica da família

Fonte: Ministério da Saúde, Brasil.[28]

Caso a mãe opte por mesclar as duas técnicas, poderá ofertar os alimentos sólidos, para que o bebê conheça e "brinque" com os alimentos, e também ofertar os alimentos cozidos, amassados ou triturados, para que o bebê se alimente. Conforme o bebê mostre uma independência maior, passe ofertar mais os sólidos e assim ir progredindo para a alimentação da família.[32]

Crianças e Adolescentes

A infância e a adolescência são períodos em que há muitas mudanças de estruturas físicas, hormonais e emocionais, que precisam ser acompanhadas para garantir uma qualidade de vida para o indivíduo.[16]

Atualmente, esse público apresenta escolhas alimentares ruins, ricas em sódio, açúcares, gorduras e pobres em alimentos *in natura*, salada, legumes, verduras, frutas e cereais. Estima-se que no Brasil haja 6,4 milhões de crianças com sobrepeso e 3,1 milhões estejam obesas, números que preocupam, pois irão se refletir nas fases seguintes da vida. A OMS estima que no mundo haja 123 milhões de crianças e adolescentes com excesso de peso.[33]

Hábitos de vida saudáveis, como alimentação balanceada, prática de atividade física, melhora do aspecto social e familiar, com orientações melhores para os pais/cuidadores, são muito importantes para que se possa promover condição de saúde e nutrição adequadas.[33]

Adultos e Idosos

A OMS considera adultos aqueles indivíduos com idade de 20 anos completos até os 59 anos; idosos são os indivíduos acima de 60 anos.[16,34] São duas fases da vida nas quais podem ser trabalhados diversos objetivos nutricionais, como perda de peso, aumento de massa muscular, ganho de peso, melhora de resultado de exames, foco em atividade física e cuidados com DCNT.

Essa população muitas vezes apresenta hábitos alimentares enraizados e muitas vezes, atualmente, com escolhas alimentares não muito saudáveis. A OMS estima que, em 2025, haverá no mundo 2,3 bilhões de adultos acima do peso e 700 milhões com obesidade.[17]

O nutricionista tem um papel fundamental na mudança comportamental dessa população, auxiliando nas práticas alimentares saudáveis e estimulando hábitos saudáveis, como a prática de atividade física e a exclusão do consumo de álcool e tabaco.

Gestantes e Lactantes

O período gestacional é contemplado por 40 semanas. O primeiro trimestre (até 12 semanas) tem como característica grandes modificações hormonais, em que o embrião depende exclusivamente da saúde pré-gestacional da mãe, como as reservas energéticas e de vitaminas e minerais. Nesse período, é comum a mãe sofrer com enjoos e vômitos, podendo levar a uma privação alimentar e perda de peso, porém isso não acarreta prejuízos ao feto.[23]

O segundo (13 a 27 semanas) e terceiro trimestres (acima de 28 semanas), são períodos em que o meio externo irá influenciar a condição nutricional do feto. Vários fatores irão determinar o desenvolvimento normal do feto e os riscos gestacionais, como ingestão correta de nutrientes e vitaminas; idade; peso; altura; tabagismo; álcool; doenças crônicas (obesidade, hipertensão, diabetes, cardiopatias etc.) antes e/ou desenvolvidas durante a gestação; fator emocional; e estilo de vida da mãe.[23,25,35,36.]

Ao longo da gestação é importante realizar os exames de pré-natal corretamente, assim como os de sangue, para que o médico e o nutricionista possam avaliar possíveis deficiências e realizar as mudanças necessárias.[37]

Após o nascimento, recomenda-se o início do aleitamento materno. Nesse período, é importante que a alimentação da mãe seja saudável, para que a composição do leite materno seja rica em vitaminas e minerais. Muito se fala sobre as cólicas durante o período da amamentação, porém é importante ressaltar que o surgimento delas está relacionado com outros fatores, como, por exemplo, imaturidade intestinal, alergia à proteína do leite de vaca, condições emocionais maternas e dinâmica familiar.[23]

O leite materno apresenta inúmeros benefícios, como, por exemplo, aumento da imunidade do bebê, diminuindo, assim, possíveis infecções futuras; bom desenvolvimento do maxilar, por meio da sucção dos seios; estímulo a um bom crescimento do bebê; diminuição da mortalidade infantil, além de ajudar a mãe a retornar ao peso anterior, em virtude do grande gasto calórico nesse período. Recomenda-se que o aleitamento materno seja exclusivo até o sexto mês e incentivado até os dois anos ou mais. É de extrema importância informar que não existe "leite fraco"; todo leite materno é completo e atende a todas as necessidades nutricionais do bebê.[28,33,38,39]

Doentes Crônicos

Atualmente, as DCNT são um problema de saúde no Brasil e no mundo, uma vez que comprometem a qualidade de vida do indivíduo. Diversos fatores levam ao desenvolvimento das DCNT, como genética, má alimentação, sedentarismo, alcoolismo e tabagismo.[40]

O nutricionista consegue atuar na prevenção e no tratamento das DCNT, trazendo melhor qualidade de vida. Iremos abordar mais sobre os tipos de DCNT na seção Terapia Nutricional para DCNT, mais adiante.

Praticantes de Atividade Física

A prática de atividade física está ligada a melhor qualidade de vida, garantindo manutenção do peso, desenvolvimento muscular, aumento da expectativa de vida e melhora dos estados emocional e psicológico. A alimentação saudável agregada à prática de atividade física leva a melhor qualidade de vida, garantindo também melhora nos resultados de exames bioquímicos e evitando o desenvolvimento de DCNT.[41]

Terapia Nutricional para Doenças Crônicas Não Transmissíveis e Praticantes de Atividade Física

Diabetes

O diabetes melito (DM) consiste em um distúrbio metabólico caracterizado por hiperglicemia persistente, decorrente de deficiência na produção de insulina ou na sua ação, ou em ambos os mecanismos. Atinge proporções epidêmicas, com estimativa de alcançar 425 milhões de pessoas mundialmente. Existem três tipos de diabetes: diabetes tipo 1, em que o paciente já nasce com a doença e há necessidade de uso de insulina; o diabetes tipo 2, em que a pessoa desenvolve ao longo da vida, havendo ou não a necessidade de hipoglicemiantes ou insulina; e o diabetes gestacional, que é desenvolvido durante a gestação.[42]

A hiperglicemia persistente está associada a complicações crônicas micro e macrovasculares, aumento de morbidade, redução da qualidade de vida e elevação da taxa de mortalidade.[42]

O aumento da prevalência do diabetes está associado a diversos fatores, como rápida urbanização, transição epidemiológica, transição nutricional, maior frequência de estilo de vida sedentário, maior frequência de excesso de peso, crescimento e envelhecimento populacional e, também, maior sobrevida dos indivíduos com diabetes.[43]

O acompanhamento nutricional pode favorecer ainda mais os parâmetros clínicos e metabólicos decorrentes de melhor adesão ao plano alimentar prescrito. A orientação nutricional tem como alicerce uma alimentação variada e equilibrada. Além disso, o foco é atender às necessidades nutricionais em todas as fases da vida. Essa terapia tem como objetivos, ainda, manutenção/obtenção de peso saudável, alcance das metas de controle da glicemia (tanto em jejum como pré e pós-prandial) e adequação dos níveis pressóricos e dos níveis séricos de lipídios, considerando-se o uso de fármacos para prevenir complicações de curto e médio prazos.[44]

Assim, a ingestão dietética em pacientes com DM segue recomendações semelhantes àquelas definidas para a população geral, considerando-se todas as faixas etárias (Tabela 9.12).[45]

Tabela 9.12. Recomendações de macronutrientes e ingestão diária para DM	
Macronutrientes	**Ingestão diária recomendada**
Carboidratos (CHO)	45% a 60% do VET*; é possível usar padrões alimentares com menor teor de carboidratos para DM2 de forma individualizada e acompanhada por profissional especializado
Sacarose	Máximo 5% a 10% do VET*
Frutose	Não se recomenda adição aos alimentos
Fibra alimentar	Mínimo 14 g/1.000 kcal; 20 g/1.000 kcal para DM2
Gordura total	20% a 35% do VET*; dar preferência para ácidos graxos monoinsaturados e poli-insaturados; limitar ácidos graxos saturados em até 10%; isentar ácidos graxos trans
Proteína	15% a 20% do VET*
Micronutrientes	**Ingestão diária recomendada**
Vitaminas e minerais	Seguem as recomendações da população sem diabetes

*VET: Valor energético total (considerar as necessidades individuais, utilizando parâmetros semelhantes aos da população sem diabetes, em todas as faixas etárias). Fonte: Institute of Medicine.[45]

Existem dois tipos de fibras alimentares que atuam no controle do diabetes: as fibras solúveis, que apresentam efeitos benéficos na glicemia e no metabolismo dos lipídios, e as fibras insolúveis, que agem contribuindo para a saciedade e para o controle de peso. Ambas as fibras atuam na preservação da saúde intestinal;[46] são encontradas nos vegetais, principalmente em folhas, talos, sementes e bagaços.

As principais fontes alimentares são frutas, verduras, legumes, farelo de aveia e de cevada, semente de linhaça, *psyllium*, além de leguminosas, como feijão, ervilha, grão-de-bico e lentilha. O consumo de três ou mais porções de cereais integrais é indicado para o alcance da recomendação de ingestão diária.[47–49]

Dislipidemia

A dislipidemia é caracterizada por uma mudança no metabolismo das lipoproteínas, como o aumento do colesterol total, dos triglicerídeos e da lipoproteína de baixa densidade (LDL, do termo em inglês *low density lipoprotein*) e a diminuição da lipoproteína de alta densidade (HDL, do termo em inglês *high density lipoprotein*). Foram realizados estudos observacionais em uma população de obesos, em que se encontrou valores de prevalência de dislipidemia entre 60% e 75%; isso acontece em virtude de fatores genéticos e/ou ambientais, como, por exemplo, a falta de atividade física e a má alimentação, em que se apresentam altas concentrações no consumo de colesterol, ácido graxos saturados e trans, carboidratos e quantidade calóricas altas.[50,51]

A seguir, veremos as recomendações dietéticas para o tratamento da dislipidemia (Tabela 9.13).

As fibras alimentares, além de contribuírem para o controle da glicemia, também agem de forma positiva na redução do colesterol e das suas frações. As fibras solúveis irão formar um gel no estômago que irá se ligar aos ácidos biliares no lúmen intestinal, aumentando, assim, a sua excreção nas fezes e diminuindo a sua absorção no organismo. Com a redução dessa absorção, a síntese de novos ácidos biliares será promovida e, assim, diminuindo o colesterol disponível para a formação de novas lipoproteínas. Quanto maior o grau de viscosidade da fibra, maior o efeito de redução do colesterol. Além disso, as fibras solúveis e o amido resistente são fermentados por bactérias presentes no intestino grosso, produzindo ácidos graxos de cadeia curta, que auxiliam na redução dos níveis de colesterol.[49]

Os ácidos graxos saturados da dieta relacionam-se com a elevação da trigliceridemia, por aumentarem a lipogênese hepática e a secreção de lipoproteína de densidade muito baixa (VLDL, do termo em inglês *very low density lipoprotein*). Dessa forma, recomenda-se a inclusão de ácidos graxos poli e monoinsturados.[49]

Entre os ácidos graxos poli-insaturados, os da série ômega 3 são reconhecidos pela atividade cardioprotetora. O consumo de ômega 3 proveniente de fontes animais fornece os ácidos graxos eicosapentaenoico (EPA) e docosahexaenoico (DHA), mais associados à proteção cardiovascular. O ácido alfalinolênico (ALA) produz pequenas quantidades endógenas de EPA e DHA, e também exerce ação cardioprotetora. As diferentes fontes de ômega 3, por meio da diminuição da lipogênese hepática e da LPL, contribuem de forma significativa para a redução de triglicerídeos.[49]

Doença Renal

A injúria renal aguda (IRA) é uma síndrome que se caracteriza pelo declínio rápido e repentino da função renal, com acúmulo de metabólitos, toxinas e medicamentos no sangue. O espectro de sintomas e eventos é muito amplo e variável. A IRA é uma subcategoria da doença renal aguda (DRA), que corresponde à perda da função renal em até três meses. Quando a disfunção persiste por mais de três meses, é identificada como doença renal crônica (DRC).[52]

Uma vez instalada a DRC, ocorre a perda progressiva do funcionamento dos rins, até a necessidade de realizar-se a diálise. A fase que

Tabela 9.13. Recomendações dietéticas para o tratamento da dislipidemia

Recomendações	LDL-c dentro da meta e sem comorbidades* (%)	LDL-c acima da meta ou presença de comorbidades* (%)	Triglicerídeos limítrofes 150 a 199 mg/dL (%)	Triglicerídeos elevados 200 a 499 mg/dL (%)	Triglicerídeos muito elevados > 500 mg/dL (%)
Perda de peso	Manter peso saudável	5 a 10	Até 5	5 a 10	5 a 10
Carboidratos (%VET**)	50 a 60	45 a 60	50 a 60	50 a 55	45 a 50
Açúcares de adição (%VET**)	< 10	< 10	< 10	5 a 10	< 5
Proteína (%VET**)	15	15	15	15 a 20	20
Gordura (%VET**)	25 a 35	25 a 35	25 a 35	30 a 35	30 a 35
Ácidos graxos trans (%VET**)	–	–	–	–	–
Ácidos graxos saturados (%VET**)	< 10	< 7	< 7	< 5	< 5
Ácidos graxos monoinsaturados (%VET**)	15	15	10 a 20	10 a 20	10 a 20
Ácidos graxos poli-insaturados (%VET**)	5 a 10	5 a 10	10 a20	10 a 20	10 a 20
Ácido linolénico, g/dia	1,1 a 1,6	–	–	–	–
EPA e DHA, g	–	–	0,5 a 1	1 a 2	> 2
Fibras	25 g, sendo 6 g de fibra solúvel	–	–	–	–

*Comorbidades: hipertensão arterial sistêmica, diabetes, sobrepeso ou obesidade, circunferência da cintura aumentada, hipercolesterolemia, hipertrigliceridemia, síndrome metabólica, intolerância à glicose ou aterosclerose significativa.

**VET: Valor energético total; EPA: ácido eicosapentaenoico; DHA: ácido docosahexaenoico. Fonte: OMS.[19]

antecede a diálise, chamada tratamento conservador, deve ser acompanhada por nefrologista e nutricionista. Os objetivos nessa fase são minimizar os sintomas urêmicos, como náuseas, fraqueza e perda de apetite, e retardar o avanço da doença.[53]

As doenças renais agudas e crônicas são altamente prevalentes e representam causas importantes de morbidade e mortalidade nos pacientes afetados por essas enfermidades. A taxa de mortalidade pode ser elevada em algumas situações, e variável de acordo com os fatores etiológicos e o estado clínico. Assim, a abordagem nutricional desses pacientes é complexa, pois eles representam um grupo heterogêneo, com características metabólicas e necessidades nutricionais distintas.[52]

O estado nutricional tem papel fundamental na saúde e nos desfechos clínicos de pacientes com doença renal. Não há dúvidas de que a desnutrição tem alta prevalência e está intimamente associada a resultados clínicos adversos e ao aumento da taxa de hospitalização, complicações e mortalidade nessa população. Já o papel da obesidade na mortalidade ainda precisa ser mais bem esclarecido. Está claro que o problema está associado diretamente ao risco de desenvolvimento da DRC, além de promover hipertensão, diabetes, resistência periférica à insulina, dislipidemia e albuminúria.[52]

A recomendação de energia para pacientes com IRA é 20 a 30 kcal/kg/dia de peso seco ou ideal (em caso de obesidade ou muito baixo peso). A nutrição hipocalórica (< 70% do gasto energético) é recomendada na fase inicial da enfermidade aguda, com aumento progressivo após o terceiro dia, nos pacientes em recuperação. Já para DRC, a recomendação de energia é de 25 a 35 kcal/kg/dia para pacientes metabolicamente estáveis, com base em idade, sexo, atividade física, estado nutricional, estágio da DRC e comorbidades associadas.[52]

Para os pacientes com DRC recomenda-se uma redução dos valores diários de proteínas, com dois tipos de orientações. Na primeira orientação, utiliza-se uma dieta convencional em que se reduz pela metade o consumo de leite, seus derivados e carnes, sendo, em média, de 1,3 a 1,5 g/kg/dia. A segunda orientação é uma dieta restrita em proteína e deverá ser suplementada com aminoácidos essenciais e cetoácidos e eliminar qualquer consumo de proteína de origem animal, além de pães, biscoitos, massas e arroz, que também contêm proteínas. O objetivo sempre será reduzir a progressão da doença e a entrada do paciente em diálise.[53]

O manejo de eletrólitos de pacientes com IRA deve ser individualizado, de acordo com os níveis séricos. A necessidade de reposição depende de resultados séricos de cada paciente e de cada eletrólito. Níveis elevados podem indicar o início da diálise. Para pacientes adultos com DRC

G3-5D, a ingestão alimentar de fósforo deve ser ajustada para se manter os níveis séricos do mineral dentro da normalidade. A restrição de fósforo deve ser indicada na presença de hiperfosfatemia persistente e progressiva, e, após a avaliação, também, de níveis séricos de cálcio e paratormônio (PTH). A intervenção em nutrição deve considerar não somente a quantidade de fósforo, mas as suas fontes dietéticas e a presença de aditivos em alimentos processados. A ingestão alimentar de potássio, de forma prudente, deve ser ajustada para manter os níveis séricos do paciente dentro da normalidade.[52]

Os alimentos que contêm fósforo são carnes em geral, leite e derivados, oleaginosas (castanhas, nozes, amendoim), ovos, leguminosas (feijão, ervilha, lentilha, grão-de-bico e soja) e alimentos industrializados, que contêm conservantes em suas composições e, com isso, alta quantidade de fósforo. Para controlar o potássio, é importante que as verduras e os legumes sejam cozidos.[53]

A seguir, veremos alguns dos alimentos que contêm alto e baixo teor de potássio (Tabela 9.14).

Com relação à ingestão de líquidos, poderá variar de acordo com o volume urinário. Se o paciente urina, a restrição será de 500 mL somados ao seu volume urinário de 24 horas. Se o paciente não urina, a restrição será de 500 mL por dia. O excesso de líquido poderá causar problemas, como água no pulmão, falta de ar e aumento da pressão arterial.[53]

Tabela 9.14. Alimentos que contêm alto e baixo teor de potássio

Alto	Baixo
Frutas: abacate, água de coco, banana prata, banana nanica, damasco, figo, açaí, goiaba, *kiwi*, jaca, laranja-pera, laranja-baía, mamão, maracujá, melão, uva, mexerica	Frutas: abacaxi, banana maçã, caju, caqui, laranja lima, limão, maçã, manga, melancia, morango, pera
Chocolate	Verduras: alface, agrião, almeirão, escarola, repolho, acelga
Sal dietético ou *light*	Legumes: abóbora, cenoura, pepino, batata, beterraba, brócolis, chuchu, couve-flor, mandioca, vagem, quiabo
Leguminosas e oleaginosas	
Café	
Queijos (exceto ricota e minas frescal)	
Enlatados e temperos prontos	

Fonte: Sociedade Brasileira de Nefrologia.[53]

Hipertensão Arterial

A hipertensão arterial (HA) é uma condição multifatorial, causada por fatores genéticos, ambientais e sociais. Carateriza-se pela elevação persistente da pressão arterial (PA), ou seja, PA sistólica (PAS) maior ou igual a 140 mmHg e/ou PA diastólica (PAD) maior ou igual a 90 mmHg, medida com a técnica correta, em pelo menos duas ocasiões diferentes, na ausência de medicação anti-hipertensiva.[54,55]

Os padrões alimentares considerados saudáveis têm sido associados à redução da PA. A dieta DASH (*dietary approaches to stop hypertension*) foi capaz de reduzir a PA, sendo o efeito atribuído ao maior consumo de frutas, hortaliças, cereais integrais, laticínios com baixo teor de gordura, além de consumo moderado de oleaginosas e redução no consumo de gorduras, doces e bebidas com açúcar e carnes vermelhas. O efeito hipotensor decorre do padrão de dieta mais do que de seus componentes individuais – alto teor de potássio, cálcio, magnésio e fibras, com quantidades reduzidas de colesterol e gordura total e saturada.[54,55]

A ingestão recomendada de sódio para indivíduos hipertensos e para a população em geral é de até 2 g/dia. São exemplos de alimentos ricos em sódio: carnes processadas (presunto, mortadela, salsicha, linguiça, salame), *bacon*, carne-seca, *nuggets*, enlatados (extrato de tomate, conserva de milho, de ervilhas), queijos (amarelos: parmesão, provolone, prato), temperos prontos e produtos industrializados. Uma parte da estratégia para a redução da ingestão de sal é ler os rótulos nutricionais de todos os alimentos e escolher aqueles com baixo teor de sal (cloreto de sódio) e outras formas de sódio, destacando-se o consumo de vegetais frescos, congelados ou enlatados "sem adição de sal" e o uso de ervas, especiarias e misturas de temperos sem sal para cozinhar e à mesa.[54,55]

Obesidade

A obesidade é um dos maiores problemas de saúde pública no mundo. Atualmente, com o avanço da tecnologia, as pessoas têm menos tempo para o preparo das refeições, consomem mais refeições fora de casa, apresentam maior socialização em torno da alimentação e consomem alimentos de densidade energética alta em virtude da maior oferta desse produtos. Esses fatores, somados a um aumento do sedentarismo, ao uso de álcool e tabaco e às dificuldades da regulação emocional, estão levando a um aumento do peso e o consequente aumento da obesidade, que poderá levar ao desenvolvimento de outras DCNT, como diabetes, hipertensão e problemas cardíacos e renais.[56]

Durante o atendimento de um paciente que apresente sobrepeso ou obesidade, é fundamental avaliar as causas que levaram ao excesso de peso, bem como investigar possíveis morbidades associadas. A etiologia da obesidade é complexa e multifatorial, resultando da interação de genes, ambiente, estilos de vida e fatores emocionais.[57]

O tratamento dietético é mais bem-sucedido quando aliado a um programa de modificação comportamental que envolve um aumento no gasto energético, promovendo um balanço energético negativo. Para o sucesso do tratamento dietético, devem-se manter mudanças na alimentação por toda a vida. Dietas muito restritivas, artificiais e rígidas não são sustentáveis, embora possam ser usadas por um período limitado. Um planejamento alimentar mais flexível, que objetive reeducação, geralmente obtém mais sucesso, devendo-se considerar, além da quantidade de calorias, as preferências alimentares do paciente, o aspecto financeiro, o estilo de vida e o requerimento energético para a manutenção da saúde.[57,58]

Uma dieta planejada individualmente para que alcance um déficit de 500 a 1.000 kcal deve ser parte integrante de programas de perda de peso objetivando uma diminuição de 0,5 a 1 kg por semana, com metas realistas. Dietas com baixas calorias, com 1.000 a 1.200 kcal por dia, reduzem em média 8% do peso corporal, em três a seis meses, com diminuição de gordura abdominal, com perda média de 4% em três a cinco anos.[57]

Potencialmente, consumir mais calorias no início do dia, em vez de no final do dia, pode ajudar a controlar o peso. O mecanismo de ação pelo qual o momento da alimentação pode ajudar a controlar o peso ocorre por influência no ritmo circadiano.[57]

O objetivo da intervenção é melhorar a saúde do paciente por meio da prevenção ou da melhora das complicações relacionadas com a perda de peso. Embora a perda de peso seja importante, não deve ser o foco do tratamento por si só. Dieta, atividade física e modificação comportamental devem ser incluídas em todo tratamento da obesidade.[57]

Praticantes de Atividade Física

A nutrição e a prática de atividade física são duas áreas da saúde que caminham juntas, em que uma irá complementar a outra. Dentro da atividade física, podemos ter alguns objetivos, como perda e ganho de peso, desenvolvimento da massa muscular, controle e prevenção de doenças e melhora de resultado de exames, proporcionando, assim, melhor qualidade de vida.[59]

Existem diversos tipos de modalidade de atividade física; para cada uma delas, existe uma estratégia nutricional diferente, que também envolve estilo de vida, gostos, cultura e vida socioeconômica do paciente.[59]

A nutrição irá trabalhar no suporte do antes, durante e depois de cada exercício, promovendo um bom resultado físico. O antes, conhecido como o pré-treino, terá foco no consumo de carboidratos, com preferência aos integrais, para que haja uma distribuição correta de energia ao longo da atividade física. Quando ocorrem treinos com mais de 1 hora de duração, recomenda-se o consumo de carboidratos de rápida absorção para ajudar na energia do momento, como, por exemplo, gel de carboidrato ou até mesmo alimentos com açúcar simples. O pós-treino terá como foco, em sua maior parte, o consumo de proteínas, para ajudar na recuperação e no desenvolvimento muscular, dependendo do objetivo do paciente; em uma outra parte do pós-treino, haverá o consumo de carboidratos, com foco na reposição da energia gasta ao longo do treino.[59]

Existe o consumo de suplementos alimentares, como *whey protein*, creatina, BCAA, termogênicos, dentre outros, porém a determinação do uso correto dessas substâncias deve ser realizada com profissional capacitado, nutricionista e/ou médico, para indicar se há real necessidade do uso e o seu momento exato para consumo.[59]

Desafio na Telenutrição

Sabe-se que a telenutrição tem diversas vantagens, seja para o paciente ou para o profissional nutricionista, em que se destaca a praticidade no atendimento, diminuição de custos (sem necessidade de deslocamento, custos com um consultório, estacionamento etc.), melhor acompanhamento de patologias e menos exposição à contaminação de vírus e bactérias.[60] Porém, apesar de trazer muitos pontos positivos, os profissionais que atendem por telenutrição também enfrentam alguns desafios durantes as consultas, como:

- **Limitações tecnológicas:** Durante o atendimento podem surgir falhas na conexão com a internet, causando lacunas na comunicação, orientações não compreendidas totalmente ou informações incompletas; por isso, é de extrema importância que tanto profissionais quanto pacientes estejam com bom acesso à internet banda larga e com dispositivos adequados para o atendimento. O problema é que nem todos têm acesso a essa tecnologia.[60]
- **Local de atendimento:** Apesar da praticidade e acessibilidade ao profissional nutricionista, o paciente deve se atentar ao local onde fará a consulta, buscando um ambiente com boa iluminação e silencioso, contribuindo, assim, para a boa comunicação de ambos; caso contrário, pode atrapalhar a qualidade do atendimento.[60]
- **Avaliação antropométrica:** A incapacidade de aferir as medidas antropométricas obrigam os nutricionistas a atuar de acordo

com as informações referidas pelo paciente no momento da consulta, em que os dados podem não estar totalmente corretos, seja pela falta de conhecimento para medição ou até por estigma do paciente, que faz com que ele omita pontos relevantes na avaliação do estado nutricional.[60]

- **Fidelidade:** O atendimento nutricional a distância facilita o acesso a diversos profissionais, o que pode fazer com que o paciente interrompa o acompanhamento a qualquer momento, reduzindo a aderência. Isso se torna um ponto negativo, levando-se em conta que é importante que o profissional acompanhe o paciente com a mesma conduta nutricional a longo prazo, para a obtenção de resultados satisfatórios na saúde e no bem-estar do indivíduo.[60]

Conclusão

A telenutrição tem se destacado por facilitar o acesso ao profissional nutricionista, não havendo necessidade de deslocamento a um local específico e proporcionando atendimento a um maior número de pessoas. Em compensação, enfrenta alguns desafios e limitações, como acesso às tecnologias e conhecimento para a sua utilização. Compromete também a avaliação da composição corporal em virtude da ausência do contato físico entre paciente e profissional. Embora seja possível realizar automedidas, essa prática pode apresentar valores inconsistentes pela falta de conhecimento técnico e ferramentas adequadas para a aferição.

Conclui-se que a telenutrição, apesar de ser uma nova modalidade de atendimento, tem se desenvolvido gradativamente e possibilita o acesso à orientação nutricional para a população com atendimentos de qualidade e de forma individualizada.

Referências Bibliográficas

1. Monteiro PHN, Costa RBL. Alimentação saudável e escolas: possibilidades e incoerências. Bol Inst Saúde. 2004;32:22.
2. Goulart RMM, Banduk MLS, Taddei JAAC. Uma revisão das ações de nutrição e do papel do nutricionista em creches. Rev. Nutr. Campinas. 2010;23(4):11.
3. Valle J, Cury MTF. Telenutrição: mudando paradigmas na educação em saúde. Rev Hosp Univers Pedro Ernesto. 2011;supl:41.
4. World Health Organization. WHO Coronavirus (COVID-19) Dashboard with vaccination data. 2021.
5. Farid D. COVID-19 and telenutrition: remote consultation in clinical nutrition practice. Curr Dev Nutr. 2020;26:4(12):nzaa124.
6. Nelson M. The validation of dietary assessment: design concepts in nutrition epidemiology. 2. ed. Oxford: Oxford University Express; 1997. p. 241-72.

7. Ribeiro AC, Sávio KEO, Rodrigues MCF, Costa THM, Schmitz BAS. Validação de um questionário de frequência de consumo alimentar para população adulta. Rev Nutr. 2006;19(5):553-62.
8. Slater B, Philippi ST, Marchioni DML. Validação de Questionários de Frequência Alimentar – QFA: considerações metodológicas. Rev Bras Epidemiol. 2003;6(3).
9. Resnicow K, Odom E, Wang T, Dudley WN. Validation of three food frequency questionnaires and 24-hour recalls with serum carotenoid levels in a sample of African-American adults. Am J Epidemiol. 2000;152(11):1072-80.
10. Viebig RF, Valero MP. Desenvolvimento de um questionário de frequência alimentar para o estudo de dieta e doenças não transmissíveis. Rev. Saúde Pública. 2004;38:4.
11. Bueno AL, Czepielewski MA. O recordatório de 24 horas como instrumento na avaliação do consumo alimentar de cálcio, fósforo e vitamina D em crianças e adolescentes de baixa estatura. Rev Nutr. 2010;23(1):65-73.
12. Curioni CC, Brito FSB, Boccollini CS. O uso de tecnologias de informação e comunicação na área da nutrição. Rev J Bras Tele. 2013:105-11.
13. Neves AS. Desenvolvimento de software: sistema informatizado de educação nutricional via web – ensino em ciências da saúde e do meio ambiente. Volta Redonda. Dissertação [Mestrado em Ensino em Ciências e Saúde e do Meio Ambiente]. UNIFOA; 2010.
14. Conselho Regional de Nutricionista (Brasil). Assistência, avaliação e diagnóstico nutricional não presencial durante a pandemia do novo coronavírus. CRN3; 2020.
15. Associação Brasileira para o Estudo da Obesidade e da Síndrome Metabólica. Diretrizes Brasileiras de Obesidade. 4 ed. São Paulo; 2016, p.15-28.
16. Ministério da Saúde (Brasil). Orientações para a coleta e análise de dados antropométricos em serviços de saúde: Norma Técnica do Sistema de Vigilância Alimentar e Nutricional – SISVAN/Ministério da Saúde, Secretaria de Atenção à Saúde, Departamento de Atenção Básica. Brasília; 2011.
17. Associação Brasileira para o Estudo da Obesidade e Síndrome Metabólica. Mapa da Obesidade. Plataforma Abeso [internet]. Brasília: Abeso; 2019.
18. Perissinotto E, et al. Anthropometric measurements in the elderly: age and gender differences. BJN. 2002;87:177-86.
19. World Health Organization. Physical Status: The use and interpretation of anthropometry. Genebra: World Health Organization; 1995.
20. Lipschitz DA. Screening for nutritional status in the elderly. Prim Care. 1994;21(1):55-67.
21. Souza R, Fraga JS, Gottschall CBA, Busnello FM, Rabito EI. Avaliação antropométrica em idosos: estimativas de peso e altura e concordância entre classificações de IMC. Rev Bras Geriatr Gerontol. 2013;16(1)..
22. Sociedade Brasileira de Pediatria. Gráficos de crescimento. Plataforma Sociedade Brasileira de Pediatria [internet]. Brasília: SBP; 2022.
23. Vitolo MR. Nutrição: da gestação ao envelhecimento. 1ª ed. Rio de Janeiro: Rubio; 2008. 628 p.
24. Atalah E, Castillo CL, Castro RS, Amparo Aldea P. Propuesta de un nuevo estándar de evaluación nutricional de embarazadas. Rev Med Chile. 1997;125:1429-36.

25. Vitolo MR, Bueno MSF, Gama CM. Impacto de um programa de orientação dietética sobre a velocidade de ganho de peso de gestantes atendidas em unidades de saúde. Rev Bras Ginecol Obstet. 2011:23(1).
26. Conselho Federal do Nutricionista (Brasil). Resolução nº 599, de 25 de fevereiro de 2018. Estabelece o Código de Ética e de Conduta do Nutricionista. Diário Oficial da União 25 fev 2018.
27. Conselho Federal de Nutricionistas (Brasil). Resolução nº 666, de 30 de setembro de 2020. Define e disciplina a teleconsulta como forma de realização da Consulta de Nutrição por meio de tecnologias da informação e da comunicação (TICs) durante a pandemia da Covid-19 e institui o Cadastro Nacional de Nutricionistas para Teleconsulta (e-Nutricionista). Diário Oficial da União 2 out 2020; Seção 1.
28. Ministério da Saúde (Brasil).Dez passos para uma alimentação saudável: guia alimentar para crianças menores de dois anos: um guia para o profissional da saúde na atenção básica/Ministério da Saúde, Secretaria de Atenção à Saúde, Departamento de Atenção Básica. 2. ed. Brasília; 2015.
29. Galisa M, Nunes AP, Garcia L, Chemin S. Educação alimentar e nutricional: da teoria à prática. 1 ed. São Paulo: Roca; 2014. 293p.
30. Philippi ST, Latterza ST. Pirâmide alimentar adaptada: guia para escolha dos alimentos. Rev Nutr. 1999;12(1):65-80.
31. Arantes ALA, Neves FS, Campo AAL, Netto MP. Método Baby-Led Weaning (BLW) no contexto da alimentação complementar: uma revisão. Rev Paul Pediatr. 2018;36(3).
32. Scarpatto CH, Forte GC. Introdução alimentar convencional *versus* introdução alimentar com baby-led weaning (BLW): revisão da literatura. Clin Biomed Res. 2018;38(3).
33. Ministério da Saúde (Brasil). Obesidade infantil afeta 3,1 milhões de crianças menores de 10 anos no Brasil. Plataforma Ministério da Saúde. Brasília; 2021.
34. Araujo TA, Corona LP, Andrade FCD, Roediger MA, Duarte YAO. Factors associated with body mass index changes among older adults: a ten-year follow-up. Cad. Saúde Pública. 2021;37(12).
35. Carvalhaes MA Gomes C de B, Malta MB, Papini SJ, Parada CM. Sobrepeso pré-gestacional associa-se a ganho ponderal excessivo na gestação. Rev Bras Ginecol Obstet. 2013;35(11):523-9..
36. Malta MB, Gomes CB, Barros AJD, Baraldi LG, Takito MY, Benício MHD, et al. Effectiveness of an intervention focusing on diet and walking during pregnancy in the primary health care servisse. Cad. Saúde Pública. 2021;37(5) e00010320.
37. Holand BL, et al. Adequação da assistência pré-natal à assistência nutricional no Sul do Brasil: Estudo de Coorte Maternar. Cad. Saúde Pública, 2021.
38. Ministério da Saúde (Brasil). Estratégia Nacional para Promoção do Aleitamento Materno e Alimentação Complementar Saudável no Sistema Único de Saúde: manual de implementação/Ministério da Saúde, Secretaria de Atenção à Saúde. Brasília; 2015.
39. Martins FA, Ramalho AA, Andrade AM, Optiz SP, Koifman RJ, Silva IF. Padrões de aleitamento materno e fatores associados ao desmame precoce na Amazônia Ocidental. Rev Saúde Pública. 2021;55.

40. Organização Mundial de Saúde (WHO). OMS revela principais causas de morte e incapacidade em todo o mundo entre 2000 e 2019. Plataforma Organização Pan-Americana de Saúde. Genebra: PAHO; 2020.
41. Ministério da Saúde (Brasil). Atividade física e alimentação saudável para alcançar o peso adequado. Plataforma Ministério da saúde [internet]. Brasília: Ministério da Saúde; 2019.
42. International Diabetes Federation. IDF Diabetes Atlas [internet]. 8. ed. Bruxelas: International Diabetes Federation; 2017.
43. Sociedade Brasileira de Diabetes. Diretrizes das Sociedade Brasileira de Diabetes 2019-2020. São Paulo: Sociedade Brasileira de Diabetes, 2020.
44. American Diabetes Association. Classification and Diagnosis of Diabetes: Standards of Medical Care in Diabetes. Diabetes Care. 2019;42(Suppl 1):S13-28.
45. Institute of Medicine. The role of nutrition in maintaining health in the nation's elderly: evaluating coverage of nutrition services for the Medicare population. Washington, DC: National Academies Press; 2000.
46. Bernaud FS, Rodrigues TC. Fibra alimentar: ingestão adequada e efeitos sobre a saúde do metabolismo. Arq Bras Endocrinol Metab, 2013; 57(6):397-405.
47. Yu K, Ke MY, Li WH, Zhang SQ, Fang XC. The impact of soluble fibre on gastric emptying, postprandial blood glucose and insulin in patients with type 2 diabetes. Asia Pac JC Nutr 2014;23(2):210-8.
48. Reynolds A, Mann J, Cummings J, Winter N, Mete E, Te Morenga L. Carbohydrate quality and human health: a series of systematic reviews and meta--analyses. Lancet. 2019;393(10170):434-45.
49. Faludi AA, Izar MCO, Saraiva JFK, Chacra APM, Bianco HT, Afiune A Neto, et al. Atualização da Diretriz Brasileira de Dislipidemias e Prevenção da Aterosclerose – 2017. Arq Bras Cardiol. 2017 109(2 Supl 1):1-76.
50. Souza NA, Vieira SA, Fonsêca PCA, Andreoli CS, Priore SE, Franceschini SDCC. Dislipidemia familiar e fatores associados a alterações no perfil lipídico em crianças. Cien Saúde Colet. 2019;24(1):323-32.
51. Valença, SEO, Brito ADM, Silva DCGD, Ferreira FG, Novaes JF, Longo GZ. Prevalência de dislipidemias e consumo alimentar: um estudo de base populacional. Cien Saúde Colet. 2021;26(11):5765-76.
52. Zambelli CMS,Gonçalves RC, Alves JTM, Araújo GT, Goncalves RCC, Gusmão MHL, et al. Diretriz BRASPEN de Terapia Nutricional no Paciente com Doença Renal. BRASPEN J. 2021; 36 (2): 2-22.
53. Sociedade Brasileira de Nefrologia. Orientações Nutricionais. Plataforma Sociedade Brasileira de Nefrologia. Brasília;2022.
54. Barroso WKS, Rodrigues CIS, Bortolotto LA, Mota-Gomes MA, Brandão AA, Feitosa ADM, et al. Diretrizes Brasileiras de Hipertensão Arterial – 2020. Arp Bras Cardiol. 2021;16(3):516-658.
55. Bricarello LP, Retondario A, Poltronieri F, Souza AM, Vasconcelos FAG, et al. Abordagem dietética para controle da hipertensão: reflexões sobre adesão e possíveis impactos para a saúde coletiva. Cien Saúde Colet. 2020;25(4):1421-1432.
56. Botelho G, Lameiras J. Adolescente e Obesidade: Considerações sobre a Importância da Educação Alimentar. Acta Port Nutr. 2018;15:30-35.

57. Associação Brasileira para o estudo da obesidade e da síndrome metabólica. Diretrizes brasileiras de obesidade 2016/ABESO – Associação Brasileira para o estudo da Obesidade e da Síndrome Metabólica. 4ª ed. São Paulo;2016.
58. Nilson EAF, Andrade RDCS, de Brito DA, de Oliveira ML. Custos atribuíveis à obesidade, hipertensão e diabetes no Sistema Único de Saúde, Brasil, 2018. Rev Panam Salud Publica. 2020;44:e32.
59. Yano AM, Estuqui AF, Roza Junior R, Tomio C. Avaliação do consumo alimentar, uso de suplementos e o conhecimento acerca de alimentação adequada por praticantes de atividade física de uma academia em Joinville – SC. Rev Bras Nutr Esp. 2021;15(91).
60. Maldonado JMSV, Marques AB, Cruz A. Telemedicina: desafios à sua difusão no Brasil. Cad. Saúde Pública. 32(Sup 2):e00155615, 2016.

10 Telepsicologia

Patricia Ramos Branco
Daniele Quirino dos Santos
Michelle Souza Rodrigues
Rayssa Santana Miranda
Ricardo Lara Diniz
Thiago Amaro Machado

Panorama Histórico da Telepsicologia no Brasil

O cuidado de saúde mental no Brasil tem, em sua linha histórica, a luta pelas regulamentações e pela consolidação de políticas públicas que pudessem garantir assistência humanizada e acesso à saúde mental (Figura 10.1).

A institucionalização psiquiátrica é uma marca que deixou profundas cicatrizes no povo brasileiro, gerando estigma, precariedade e injustiça social.

Inserção da Telepsicologia

Desde a luta antimanicomial, com a estruturação do SUS e a reorganização da atenção básica à saúde, as instituições e os serviços foram incorporando a figura do psicólogo e outros cuidadores na saúde pública e suplementar, fortalecendo o crescimento do cuidado em saúde mental.

Desde 2005, o Conselho Federal de Psicologia vem trabalhando as expansões dos serviços de psicoterapia a distância, ampliando, assim, os cuidados em saúde mental. Nesse momento, existe o cuidado em regulamentar orientações por meios eletrônicos entre pacientes e terapeutas, entendendo que essa comunicação faz parte de uma linha de cuidado real.

Em 2012, estabeleceu-se a primeira resolução que regulamenta atividades por meio da internet, porém com limitações; apenas orientações até 20 sessões, excluindo a realização de psicoterapia.

- 1987 • Luta Antimanicomial
- 1988 • Criação do Sistema Único de Saúde (SUS)
- 1990 • Declaração de Caracas (Reforma Psiquiátrica) – Brasil Signatário
- 1992 • CAPS (Centro de Atenção Psicossocial) – Desinstitucionalização
- 1994 • Estratégia de Saúde da Família – Reorganização da Atenção Básica no Brasil
- 2001 • Reforma Psiquiátrica – Lei Federal 10.216
- 2004 • Residências Terapêuticas
- 2005 • Resolução de Orientação Psicológica por Meios Eletrônicos 12/205
- 2008 • Núcleo de Apoio à Saúde da Família (NASF) – Psicólogo na Atenção Básica
- 2012 • Resolução CFP 11/2012 – Aconselhamento de Psicologia pela Internet
- 2018 • Resolução CFP 11/2018 – Regulamentação de Serviços de Psicologia por Tecnologias de Comunicação
- 2020 • Resolução CFP 04/2020 – Autorização para Atendimento Virtual em todo o Escopo de Atuação da Psicologia

Figura 10.1. Datas importantes para a psicologia no Brasil. Fonte: Elaborada pelos autores.

Apenas em 2018, então, tivemos a regulamentação que amplia o escopo de atuação, sem limites de sessões, e inclui psicoterapias, processos seletivos e atividades de psicologia de forma geral por meio *on-line*. A recomendação para não atender casos de urgência e emergência é mantida.

Após o início da pandemia Covid-19, em fevereiro de 2020 no Brasil, todos os serviços de psicologia foram autorizados a realizar todo o seu escopo de atuação de forma *on-line*, tanto síncrono como assíncrono.

Assim, a telepsicologia é a prestação de serviços de saúde mental por meio das tecnologias da informação (TICS), de forma remota (*on-line*) síncrona e assíncrona.

Eficácia da Telepsicologia

A eficácia é uma base informativa para avaliar os resultados produzidos e a sua força. No que se refere à telepsicologia, além de considerar as questões de saúde, também se deve considerar a tecnologia envolvida. No campo da saúde, no que concerne ao tratamento e à tecnologia, é importante saber se essa é suficiente para atender à demanda, no contexto do usuário e do paciente.[1]

Durante a pandemia de Covid-19 houve o aceleramento dos serviços de assistência remota, por meio da telessaúde, em virtude de questões sanitárias e de isolamento social.[1] Diante disso, a telepsicologia contribuiu para ampliar o acesso da assistência às pessoas geograficamente distantes.

Os questionamentos acerca da eficiência de teleatendimentos psicológicos e psiquiátricos advêm de períodos anteriores à pandemia. Artigos de revisões nacionais e internacionais discutiram os tipos de intervenções eficazes. De modo geral, apesar de alguns estudos questionarem a sua eficácia, e isso se deve à dificuldade em medir e delinear grupos de pessoas em um experimento com intervenção *on-line* e presencial, uma base robusta de estudos confirmou a sua eficácia, seja para fins de avaliação, diagnóstico ou terapêutico, em diferentes populações (crianças, adultos, geriátrica e étnica) e contextos (emergencial, saúde, domiciliar).[2,9]

As evidências apontam eficácia, especialmente, para quadros psicopatológicos mais comuns e frequentes, por exemplo, em quadros de ansiedade, como transtorno de ansiedade generalizada (TAG), transtorno do estresse pós-traumático (TEPT), fobia social e pânico, assim como para depressão e até para as situações menos frequentes, como transtornos alimentares, dependência de álcool e ideação suicida.

Em um estudo de revisão de metanálises recentes, realizado por Anderson *et al.* (2019), foram analisados os efeitos de intervenções baseadas na internet usando a terapia cognitiva comportamental (TCC).

Como parte do resultado, encontrou-se que as intervenções em TCC podem ser eficazes aos transtornos do pânico, transtorno de ansiedade social, TAG, TEPT e depressão maior.[2]

Em uma metanálise sueca, os resultados indicaram que para quadros primários ansiosos e depressivos, 65,6% dos pacientes foram classificados como "recuperados".[3] A revisão também demonstrou ser possível criar aliança terapêutica em tecnologias síncronas por videoconferência de forma eficaz; portanto, indicando que a telepsicologia apresenta resultados promissores, eficientes, adaptativos, além do importante custo-benefício, provendo recursos importantes para pacientes com doenças mentais e, acima de tudo, para a população de modo geral.[3]

O período de pandemia de Covid-19 propiciou o atendimento a mais pessoas, e foram reconhecidas as mais altas taxas de retenção em telepsicologia até então demonstradas. No levantamento realizado pela American Psychological Association (APA), durante a pandemia, 43% dos psicólogos participantes da pesquisa relataram aumento no número de pacientes em cuidado remoto, 68% relataram que as suas listas de espera aumentaram, 96% afirmaram que a telessaúde é eficaz e 97% disseram que iriam permanecer nessa modalidade no pós-pandemia.[4]

No que se refere às revisões dos dois anos ocorridos de pandemia, estudos afirmam que a eficácia clínica da telepsicologia é robusta para atendimentos de saúde mental em modelos síncronos, mas também há evidências para modelos assíncronos, como intervenções autoguiadas, como ferramentas fornecidas por *sites* e aplicativos. Apesar da falta de dados comparativos entre as modalidades, a evidência é promissora para o tratamento de estresse, TEPT, depressão e ansiedade.[4]

Muitos estudos também têm foco em possíveis interferências no processo psicoterapêutico, como a aliança terapêutica, que, no modelo presencial, é muito bem estabelecida. E, surpreendentemente, o modelo *on-line* também apresenta resultados semelhantes e positivos, seja por intervenções síncronas ou assíncronas, para quadros depressivos, ansiosos e de TEPT.[5]

Nesse cenário, vemos a solidificação e o crescimento da telepsicologia, com leques ampliados para diversos cenários.

Acesso e Expansão no Cenário Atual

Com a pandemia e o isolamento social, em virtude da Covid-19, o atendimento remoto foi a alternativa para a assistência à saúde de forma geral. Diante disso, a telepsicologia contribuiu para ampliar o acesso geográfico. No Brasil, o Conselho Federal de Psicologia (CFP) autorizou os atendimentos psicoterapêuticos remotos sem limite de sessões.[6]

Nesse mesmo período, o CFP registrou um aumento de 447% de cadastros no E-psi (registro que regulariza a atuação *on-line* do psicólogo no Brasil). Em novembro de 2018, apenas 31 mil profissionais estavam cadastrados. Por outro lado, de março de 2020 até setembro de 2021, eram 168 mil psicólogos habilitados a fazer atendimento *on-line*, 40% dos psicólogos registrados no país.[6]

Os conselhos de classes no Brasil autorizaram de forma emergencial a prática de teleatendimento, em diferentes linhas de atuação na área da saúde. Essa mudança de cenário possibilitou acessibilidade das ferramentas tecnológicas disponíveis para o cuidado, assim como uma expansão da prática para muitos profissionais da saúde que não utilizavam os atendimentos remotos.[7]

Uma alternativa, já proposta em outros formatos, é o atendimento somente por áudio em ligações telefônicas, para pessoas sem acesso ou sem capacidade de usar a tecnologia audiovisual.[8] Além disso, uma série de outras soluções plausíveis para melhorias do acesso e da expansão da telepsicologia está sendo discutida e implementada paulatinamente (Quadro 10.1).

Essas sugestões tendem a contribuir com o acesso e a experiência dos usuários de telessaúde de modo geral.

A telepsicologia, além do mais, apresenta bom custo-benefício em comparação com o alto potencial de efetividade.[9] Assim, é uma solução eficiente e adaptável que apresenta resultados promissores. As instituições, tanto públicas como privadas, podem ser encorajadas a oferecer esse serviço, com base no retorno positivo coletado em diversos estudos, entre clientes e profissionais.

A possibilidade de acesso à telepsicologia pode fornecer atendimento às comunidades afastadas, para indivíduos com dificuldade de

Quadro 10.1. Estratégias para a expansão da telepsicologia e ampliação de acesso
Formação e desenvolvimento de força de trabalho qualificada
Suporte técnico contínuo e treinamento (psicólogos e profissionais da área)
Construção de habilidades em telessaúde
Expansão de consultas telefônicas somente por áudio em telepsicologia
Capacitação dos consumidores para a defesa da telessaúde
Captura de dados de rotina sobre a experiência dos pacientes e resultados autorrelatados
Melhorias no ecossistema de saúde digital
Integração da telessaúde aos cuidados de rotina

Fonte: Elaborado pelos autores.

aderência ao tratamento presencial, como é o caso de portadores de dificuldades físicas, cuidadores, ou trabalhadores com horários incompatíveis.[9] Os serviços de telepsicologia ampliaram a possibilidade de acesso, a disponibilidade e a otimização dos serviços, porém temos diversos desafios a serem enfrentados.

Desafios da Telepsicologia

Como um novo método, a telelepsicologia apresenta desafios para a sua implementação. Dentre esses estão: aceitação profissional, formação, limitação tecnológica, privacidade e segurança da informação.

Um estudo nos Estados Unidos, país que já usava esse método de forma habitual há quase 30 anos, registrou-se um crescimento de mais de três vezes nas primeiras duas semanas da pandemia; contudo, mesmo se expandindo, ainda existem barreiras a serem transpostas.[7]

Com relação à aceitação e à resistência de alguns profissionais psicólogos, estão aqueles mais tradicionais, os quais ainda resistem em aderir ao método a distância, por apresentarem dúvidas com relação à sua efetividade em comparação com o modelo de atendimento presencial, principalmente no que diz respeito ao vínculo terapêutico e, também, em perder dados visuais não registrados pela limitação da tela, como gestual, vestuário e trejeitos que podem ajudar na análise clínica da sessão terapêutica.[10]

Outro fator é a formação, uma vez que atualmente ainda temos limitação de cursos de formação para esse tipo de método. Poucos profissionais estão preparados tecnicamente para conduzir esse formato de acompanhamento, pois são escassos os cursos com essa temática e as graduações em que essa disciplina está presente na grade curricular. Nos Estados Unidos, a APA estabelece regulamentação e orientação de boas práticas para o profissional exercer esse tipo de atendimento. Por outro lado, no Brasil, o psicólogo apenas precisa se cadastrar no E-Psi, para poder atender *on-line*. É de suma importância uma capacitação profissional dos serviços de teleatendimento, seja ele para terapia individual, em grupo, familiar até psicoeducação, abrangendo o grande leque de serviços atualmente realizados pelo psicólogo.[7]

Um fator inerente ao tratamento a distância é o uso da tecnologia, como a necessidade de uma rede de internet consistente e, para o atendimento, é imperativo o aparelho (celular, *tablet* ou computador). Em um país com tamanha desigualdade social, isso pode ser um desafio, como já mencionado. A equidade na telepsicologia torna-se um ponto de atenção nesse sentido, pois mesmo em países de alta renda o acesso a um *smartphone* ou computador não é universal. Um estudo publicado no *Nature Medicine* em 2021 apontou que comunidades com taxas de pobreza mais altas relataram uma utilização de telessaúde muito menor. Para tanto, a expansão de acesso à internet em comunidades menos favorecidas é necessária para garantir que esse seja um serviço oferecido a todos.[11]

Ainda, outra situação que merece atenção dos profissionais é o risco de violação de privacidade. Com o uso desses aparelhos, precisamos nos atentar com a necessidade de criptografia nas comunicações e cuidados com hackeamento ou até mesmo com o risco de a sessão ser ouvida por um terceiro, isso porque podemos garantir a privacidade em nosso *setting* terapêutico; porém, no teleatendimento psicológico, é comum o paciente ser atendido em casa ou trabalho, diminuindo o nosso controle sobre esse elemento ou até inviabilizando-o, quando não se encontra um local com privacidade para poder se sentir livre para falar.[12]

Mesmo quando possuímos todo o recurso necessário para a sessão terapêutica, podemos encontrar barreiras, para o uso dessas tecnologias, principalmente no atendimento a crianças ou a idosos. As crianças pequenas vão precisar da ajuda dos responsáveis, sendo necessária a sua presença. No caso dos idosos, por outro lado, eles podem apresentar dificuldade no manuseio da nova tecnologia.[7]

E, por último, todavia não menos desafiador, os terapeutas clínicos têm dúvidas e preocupação sobre algumas questões importantes a serem discutidas, como: a legislação, a qual fornece segurança ética na metodologia; o uso de testes adaptados ao novo cenário; e, principalmente, sobre a abrangência das situações atendidas, pois pode ser difícil avaliar e intervir em casos de emergências, com o paciente em risco para si ou terceiros, podendo não ser recomendado o uso do atendimento a distância.[13] Esse cuidado deve se estender para possíveis clientes toxicômanos graves, pacientes com sintomas psicóticos ou ideação e planejamento de autoextermínio.[12]

Dessa forma, para minimizar os riscos, devemos coletar as informações básicas de contato e discutir as etapas e decisões a serem tomadas se relatado perigo para si ou para outros. Idealmente, os terapeutas devem fazer isso usando um formulário de consentimento, concluído no início do tratamento. Nesse formulário, deve-se constar o que será feito em caso de emergência ou crise e deverá conter as informações de contato do cliente, incluindo endereço residencial, telefones, contato médico e rede de apoio.[12]

Uma maneira de reduzir esses problemas potenciais é com uma avaliação inicial, classificando o nível de perigo para situações de urgência e emergência junto às informações de contato. E em casos de identificação dessas emergências, o mais aconselhado é prestar o primeiro atendimento psicológico e sugerir encaminhamento referenciado para seguimento em atendimento presencial.[12]

Nos serviços psicológicos *on-line* atrelados a convênios (rede suplementar) ou empresas de teleatendimento, podemos diminuir o risco, com o desenvolvimento de protocolos nos quais, após a identificação pelo psicólogo de situações de emergência, o paciente possa ser direcionado para avaliação médica ou psiquiátrica por recomendação, na qual poderá ser estabelecido alguma conduta médica imediata. Uma abordagem desse tipo poderá contar com o apoio do serviço social e de enfermagem, no auxílio do monitoramento e busca de rede de apoio presencial próximo ao local onde o paciente estiver.

Apesar dos inúmeros desafios contemplados atualmente na consolidação do atendimento *on-line* como uma prática ética, eficiente e, principalmente, segura para o paciente, entende-se que o benefício desse tipo de método já foi bem testado durante o cenário catastrófico da pandemia e o seu crescimento deverá ocorrer de forma exponencial nos próximos anos, como uma forte ferramenta de ajuda na expansão e abrangência dos serviços psicológicos e de saúde mental.[7]

Protocolos e Modelos de Atendimento

Construção do *Setting* Terapêutico

O conceito de *setting* terapêutico apresenta visões e interpretações variadas na psicologia. Para alguns, ele tem mais a ver com um espaço físico; para outros, tem uma relação mais específica com a dinâmica estabelecida dentro da relação terapêutica, independentemente do espaço físico.

Na psicanálise, o *setting* ou enquadre psicanalítico, refere-se a um espaço que propicia a estruturação simbólica de processos subjetivos inconscientes, não se limitando a um espaço físico, mas funcionando como um elemento importante no tratamento.[14]

Na psicologia hospitalar, para que a psicologia obtenha efetividade terapêutica, é preciso muito pouco, apenas um sujeito que queira falar e um psicólogo que saiba escutar, o restante é detalhe, acessório.[15]

Na telepsicologia, a compreensão de *setting* está inteiramente ligada à dinâmica estabelecida na construção da relação terapêutica e do vínculo, visto que a ideia de um espaço físico no ambiente virtual é de algo mutável, tanto para o profissional, que pode mudar o cenário de onde atende, ou para o paciente, que também tem a flexibilidade de mudar o ambiente do qual realiza a terapia de acordo com as suas necessidades.[11]

O atendimento psicológico em modalidade virtual enfrenta alguns desafios práticos; a própria tecnologia pode ser um obstáculo, pois pode apresentar falhas como uma queda de conexão, falhas tecnológicas ou mesmo a falta de habilidade do paciente para manusear os aplicativos e/ou equipamentos (computador e *smartphone*). Outro obstáculo comum é a falta de privacidade, pois quando o sujeito vai até um determinado local para a sua psicoterapia (presencial), a privacidade é algo proporcionado pelo espaço físico do consultório/clínica; no atendimento remoto, por outro lado, o paciente precisa cuidar desse "detalhe", sendo comum recorrer ao carro, quarto ou mesmo o banheiro, se estes forem os únicos locais dos quais ele poderá dispor da privacidade necessária.

O profissional, mesmo tendo alguma flexibilidade com relação ao *setting*, precisa estar atento ao local e ambiente do qual irá prestar o atendimento, para que a sua prática profissional e a relação terapêutica não sejam afetadas.

Formação e Aquisição de Competências Específicas

É importante que o psicólogo que realiza uma atividade de saúde *on-line* reúna as condições e os requisitos básicos para o exercício da profissão na área da saúde.[17]

Além disso, é necessário que o psicólogo tenha formação específica e experiência na opção de assistência que planeja desenvolver na modalidade *on-line*.

A formação disponível para um psicólogo *on-line* no Brasil ainda é considerada escassa; entretanto, em outros países, existem credenciamentos para psicólogos que realizam intervenções *on-line*. Cursos de formação servem para confirmar o conhecimento e a experiência dos profissionais, bem como para evitar práticas impróprias.

Sem um treinamento oficial sobre intervenções *on-line* em nosso país, os psicólogos devem fazer o possível para adquirir essas competências e mostrar as acreditações de sua competência como psicólogo no campo da saúde clínica ou *on-line*.[17]

Check-list para o Atendimento em Telepsicologia

1. Informar-se sobre os possíveis riscos de confidencialidade de dados antes de usar as tecnologias como ferramenta terapêutica, além de seguir rigorosamente os regulamentos legais.
2. Definir qual ferramenta realizará o atendimento a distância. O(A) psicólogo(a) deve se atentar às suas habilidades no manejo do recurso escolhido e suas condições de acesso, como uso da internet, baixar aplicativo e cadastro prévio.
3. O atendimento *on-line* deve ser formalizado por meio de contrato de prestação de serviço. Esse contrato garante o entendimento dos

direitos e deveres entre as partes, considerando questões, como natureza do serviço (avaliação, atendimento, perícia, entre outros), duração do atendimento, forma de atendimento em tempo real (atendimento síncrono) ou de forma assíncrona (como mensagens, *e-mail*, ligação telefônica, entre outros), frequência do atendimento, sigilo profissional, remuneração, faltas e demais questões pertinentes.[16]

4. Uma preocupação também no atendimento a distância é sobre o ambiente físico do qual se conecta com o(a) cliente, devendo se atentar a variáveis desse contexto, como:[16]
   - Excesso de ruído, como obra ou animais de estimação.
   - Vestimentas de trabalho adequadas.
   - Ambiente com privacidade, organizado, um espaço de trabalho formal que denota profissionalismo.
   - Plano de fundo simples sem muitos objetos que possam distrair a atenção do paciente.
   - De preferência, mesa para suporte do aparelho e imagem estável, com altura e ângulo da câmera de vídeo no nível dos olhos para que se perceba maior contato visual entre paciente e terapeuta.
   - Para realizar uma terapia *on-line* de qualidade, o psicólogo deve ter um serviço tecnológico adequado, com as características técnicas necessárias que não impeçam a transmissão de informações e que atendam aos requisitos da legislação de proteção aos dados.
   - Conexão de internet e banda larga suficientemente rápida e estável.
   - No caso de utilização de videoconferência, é necessário ter uma *webcam*, com entrada de áudio (microfone) e saída de áudio (recomenda-se o uso de fones de ouvido em vez de alto-falante para garantir a qualidade do som).
   - Os dispositivos devem ter o antivírus atualizado e incluir restrições de uso para pessoas que não sejam autorizadas.
   - O(A) psicólogo(a) deve ser capaz de resolver rapidamente problemas em caso de interrupção da sessão e solucionar possíveis falhas de comunicação. Se não conseguir restabelecer a conexão, tentar manter por outro meio de comunicação, como telefone ou semelhante. E, em caso de não ser possível restabelecer a comunicação, sugerir soluções antes da próxima sessão.
5. Diferentemente do atendimento presencial, no ambiente *on-line* também deve haver a preocupação com o ambiente físico do

paciente; dessa forma, é importante orientar os cuidados que devem ser adotados:

- Estar em um ambiente da casa que não tenha interferências externas, como barulho, circulação de pessoas, entre outros.
- Aparelhos (celular, *tablets*, computador) e internet condizentes e adequados para a realização do atendimento.
- Utilização de fones de ouvido para garantir privacidade.

6. Para o uso de teste psicológico *on-line*, conforme estabelecido pela Resolução CFP nº 011/2018 do Conselho Federal de Psicologia, os instrumentos devem obrigatoriamente ter o parecer favorável do Sistema de Avaliação de Testes Psicológicos (SATEPSI) para aplicação dessa modalidade.[17]
7. No caso de atendimento a distância, os profissionais devem avaliar a viabilidade da prestação de serviços nessa modalidade, a pertinência e as técnicas e, no caso de avaliar que não apresenta condições para prestação do serviço em situações de urgência e emergência, realizar o encaminhamento adequado.
8. Assim como no atendimento presencial, segundo a Resolução CFP nº 001/2009 do Conselho Federal de Psicologia, o teleatendimento psicológico obriga o registro documental decorrente da prestação de serviços psicológicos. Os registros devem contemplar o trabalho prestado, a descrição e a evolução das atividades e os procedimentos técnico-científicos, e podem ser assinalados em papel ou meio informatizado. Os registros documentais/prontuários devem ser mantidos por um período mínimo de cinco anos, com garantia de sigilo, e à disposição do paciente e do CRP, caso solicitado.[6]
9. O método de atendimento *on-line* se iguala às responsabilidades profissionais e às legislações vigentes, das quais estão o sigilo profissional (Código de Ética), a forma de publicidade (Nota Técnica CRP-PR nº 002/2019) e a elaboração de documento psicológico, quando solicitado por quem de direito (Resolução CFP nº 006/2019).[6]

A intervenção telepsicológica pode exigir ainda maior responsabilidade ética e profissional do que a terapia presencial, pelo que se recomenda uma atenção especial aos elementos característicos desse formato de intervenção, pois acarreta novas situações e desafios inerentes à adaptação das técnicas e da tecnologia.[16]

A seguir, apresentaremos a atuação do psicólogo dentro da atenção primária à saúde, em que existem grande responsabilidade técnica e necessidade do uso de protocolos em virtude da diversidade clínica.

Atuação do Psicólogo em Atenção Primária à Saúde na Telepsicologia

A atenção primária à saúde (APS) no Brasil deriva-se do Sistema Único de Saúde (SUS), sendo parte do primeiro nível de assistência, atuando com um conjunto de ações à saúde com a finalidade de promover ações preventivas, educativas, de tratamento e de reabilitação, evitando, inclusive, agravos à saúde.[18] No entanto, apesar de, no Brasil, ter nascido do SUS, atualmente o conceito de APS tem sido aplicado amplamente na rede suplementar (iniciativa privada), exatamente porque a sua estrutura permite alcançar bons indicadores de saúde. Considerada um importante recurso na prestação de serviço à saúde para a população, de acordo com a Organização Mundial de Saúde (OMS), a APS consegue atender de 80% a 90% das demandas necessárias da população. Além disso, um desafio importante da sociedade é ampliar o acesso da saúde à população, sobretudo as pessoas que têm dificuldade de acesso.[1]

Uma das características principais de um modelo de assistência em APS é a identificação e o reconhecimento da necessidade populacional, que possibilita a equipe de saúde a compreensão e o planejamento de ações coordenadas mais efetivas.[18]

O psicólogo inserido nesse sistema de atenção à saúde tem um papel que vai muito além da atuação clínica apenas. A atuação das especialidades dentro de um modelo de assistência como o da APS é, principalmente, o de compartilhar conhecimento e pensar as ações de saúde de maneira estratégica e integrada, atuando de maneira multi e transdisciplinar.[19]

Cabe ao psicólogo que atua em telessaúde a responsabilidade de compartilhar conhecimento com relação à saúde mental, devendo promover educação continuada e treinamentos a equipes de saúde sempre que necessário. Ações de telessaúde e de telepsicologia, apoiadas no modelo de APS, promovem e viabilizam muito mais acessibilidade aos serviços de saúde à população.

As ações de psicologia deverão promover e trabalhar, principalmente, a promoção e a prevenção à saúde mental e física. E, com a tecnologia, é possível ultrapassar barreiras físicas e grandes distâncias, proporcionando que essas ações sejam cada vez mais abrangentes a populações de regiões remotas, que outrora não teriam acesso a esses recursos.

Nesse sentindo, as *lives*, ou *psicolives*, webinários e até mesmo grupos terapêuticos virtuais podem ser um poderoso recurso, que, inclusive, já vêm sendo utilizados, promovendo maior alcance populacional a informações, intervenções e orientações relacionadas com a saúde mental.

A telepsicologia, assim como a telemedicina, não é apenas uma ferramenta ou um recurso, mas uma metodologia de atendimento com singularidades com relação ao atendimento convencional presencial em ações individuais e/ou coletivas. Nesse sentido, o profissional psicólogo, no ambiente virtual, precisará se utilizar de recursos e estratégias que aproximem e humanizem ainda mais as suas intervenções, além de protocolos bem estruturados, considerando que essa modalidade de tratamento e recurso, por ser relativamente nova, ainda pode ser erroneamente confundida com algo superficial e distanciado.

Na perspectiva da atenção primária à saúde, o acesso ao profissional de saúde e a longitudinalidade do cuidado, com o passar do tempo, fazem com que esse cuidado favoreça o estreitamento do vínculo entre ambos,[20] sendo, então, a relação terapêutica um dos recursos mais importantes na telepsicologia, seja em intervenções individuais ou coletivas.

Relação Terapêutica

Para a promoção de mudanças na vida de um indivíduo durante o processo terapêutico, há uma série de fatores que podem contribuir positivamente, nos quais a relação terapêutica pode ser considerada um mecanismo de suma importância na adesão, continuidade e eficácia do tratamento.

A relação terapêutica diz respeito à forma de vinculação construtiva estabelecida entre paciente e terapeuta, que proporciona uma ligação saudável, tornando o processo naturalmente empático.

As pesquisas em saúde mental apontam uma associação entre bons resultados no processo terapêutico e a força do vínculo entre terapeuta e paciente.[21] Isso significa que uma boa aliança terapêutica pautada em uma relação mútua e colaborativa faz toda a diferença na qualidade dos frutos a serem colhidos no processo psicoterapêutico.[22]

Uma vez que as intervenções de telepsicologia tiveram sua prática exponencialmente ampliada, discussões acerca da relação terapêutica começaram a surgir, entre elas se a relação sofreria algum impacto negativo.

Nesse sentido, encontramos várias revisões de literatura aplicadas no modelo que apontam que uma aliança terapêutica estável pode ser alcançada em telepsicologia, assim como estudos que comparam os níveis de aliança terapêutica em diferentes *settings* identificaram níveis semelhantes entre a terapia a distância e presencial. Indo mais além, há outros autores que encontraram evidências de que os resultados são superiores na terapia a distância, com relação à terapia presencial.[22]

A partir disso, podemos concluir que uma vinculação saudável em terapia depende muito mais da colaboração mútua entre terapeuta e paciente, como visto anteriormente, do que necessariamente o *setting* em que é realizada, ou seja, desenvolver uma boa relação terapêutica é um desafio e uma necessidade para resultados satisfatórios.[21]

Resultados e Experiência em Telepsicologia

A experiência em telepsicologia dos autores em questão também tem sido grande nos últimos anos em meio à pandemia de Covid-19 e valiosa de se compartilhar. Observa-se que aproximadamente 80% dos pacientes que procuram o serviço de saúde mental virtual têm as suas demandas acolhidas e tratadas no escopo da telepsicologia; 20% são direcionados à equipe médica e encaminhados. Ainda há preponderância de procura do serviço de telepsicologia por mulheres, numa proporção de 3:1. O ingresso de novos pacientes tem se mantido alto ao longo do tempo, mostrando uma possível facilidade de acesso promovida pela telepsicologia: quase a metade dos pacientes (46%) referem que é a primeira vez que realizam qualquer tipo de psicoterapia. A média de atendimento é de oito sessões por paciente de forma semanal, passando depois para acompanhamento quinzenal e mensal. Em 84% dos pacientes, é possível, por meio da telepsicologia, traçar os planos terapêuticos na primeira sessão. Três queixas representam cerca de 50% dos atendimentos: ansiedade, estresse e depressão. Quanto à gravidade dos quadros, cerca de 11% dos pacientes referiram ideação suicida nas últimas três semanas e 2% tentaram autoextermínio. Dados de seguimento de um ano apontaram que todos os casos (100%) que procuraram a telepsicologia com ideação suicida foram acompanhados, tratados e monitorados. Também há história de afastamento ocupacional prévio decorrente de transtorno mental em cerca de 9% dos pacientes que procuraram atendimento em telepsicologia. Índices de satisfação apontam que mais de 98% dos pacientes sentem-se satisfeitos com o atendimento em telepsicologia.

Existem diferenciais importantes a serem considerados para a realização de um cuidado em telepsicologia com a excelência em qualidade e segurança ao paciente:

- **Corpo clínico fechado:** equipe própria de atendimento à saúde mental (garante a efetividade do cuidado).
- **Sistema de entrada ao serviço de saúde mental customizado:** acesso via vídeo e por telefone 0800, conforme a necessidade do cliente e da população.
- **Sistema próprio e integrado para o cuidado do paciente:** aplicativo, prontuário eletrônico e B.I. (*business intelligence*) próprios.
- **Equipe multiprofissional na mesma linha de cuidado:** construção conjunta e integral do plano terapêutico ao paciente.

Avançamos muito com relação à telepsicologia nos últimos anos no Brasil; no entanto, devemos ainda ter cautela no sentido de não reduzir a compreensão da telepsicologia como apenas mais uma ferramenta. A telepsicologia, assim como a telemedicina, tem se constituído como um método eficaz e promissor, sendo a psicoterapia individual na telepsicologia apenas uma das várias possíveis intervenções e ações psicológicas no âmbito da telessaúde e da saúde mental.

Que possamos seguir investindo em estudos, formação e desenvolvimento tecnológico na área da telessaúde, a fim de expandir e promover cada vez mais acessibilidade à saúde e à saúde mental.

Referências Bibliográficas

1. Zara A. How well is telepsychology working? Researchers are pinpointing what we know – and what we need to learn – about these treatment options. American Psychological Association. 2020;51(6):46.
2. Andersson G, Carlbring P, Titov N, Lindefors N. Internet interventions for adults with anxiety and mood disorders: a narrative umbrella review of recent meta-analyses. Can J Psychiatry. 2019;64(7):465-70.
3. Barak A, Klein B, Proudfoot JG. Defining internet-supported therapeutic interventions. Ann Behav Med. 2009;38(1):4-17.
4. Greenwood H, Krzyzaniak N, Peiris R, Clark J, Scott AM, Cardona M, et al. Telehealth versus face-to-face psychotherapy for less common mental health conditions: systematic review and meta-analysis of randomized controlled trials. JMIR Ment Health. 2022;9(3):e31780.
5. Sartes LMA, Santos CGB, Ribeiro NS, Neufeld CB, Szupszynski KPDR. (orgs). Intervenções on-line e terapias cognitivo-comportamentais. Porto Alegre: Artmed; 2022.
6. Conselho Federal de Psicologia. Resolução CFP nº 4/2020, de 26 de março de 2020. Dispõe sobre regulamentação de serviços psicológicos prestados por meio de Tecnologia da Informação e da Comunicação durante a pandemia do COVID-19. Diário Oficial da União 26 mar 2020.
7. Cosenza TRSB, Pereira ER, Silva RMCRA, Medeiros AYBBV. Desafios da telepsicologia no contexto do atendimento psicoterapêutico online durante a pandemia de Covid-19. Res Soc Dev. 2021;10(4):e52210414482.
8. Thomas EE, Haydon HM, Mehrotra A, Caffery LJ, Snoswell CL, Banbury A, et al. Building on the momentum: sustaining telehealth beyond COVID-19. J Telemed Telecare. 2022;28(4):301-8.
9. Greenwood H, Krzyzaniak N, Peiris R, Clark J, Scott AM, Cardona M, et al. Telehealth versus face-to-face psychotherapy for less common mental health conditions: systematic review and meta-analysis of randomized controlled trials. JMIR Ment Health. 2022;9(3):e31780.
10. Hilty DM, Ferrer DC, Parish MB, Johnston B, Callahan EJ, Yellowlees PM. The effectiveness of telemental health: A 2013 review. Telemed J E Health. 2013;19(6):444-54.
11. Nature Medicine. Telehealth is here to stay. Nat Med. 2021;27(7):1121.

12. Mallen MJ, Vogel DL, Rochlen AB. The practical aspects of online counseling: ethics, training, technology, and competency. Counseling Psychol. 2005;33(6):776-818.
13. Martí MT, Cebrián RP. Guía para la intervención telepsicológica. Madri; 2018.
14. Barros GO. Setting analítico na clínica cotidiana. Estud Psicanal. 2013;40:1-6.
15. Simonetti A. Manual de psicologia hospitalar. São Paulo: Casa do Psicólogo; 2004.
16. American Psychological Association. Guidelines for the practice of telepsychology. APA; 2013.
17. Conselho Federal de Psicologia. (Brasil). Resolução CFP nº 11/2018. Regulamenta a prestação de serviços psicológicos realizados por meios de tecnologias da informação e da comunicação e revoga a Resolução CFP N.º 11/2012. CFP, 2018.
18. Giovanella L, Mendonça MHM, Almeida PF, Escorel S, Senna MCM, Fausto MCR, et al. Saúde da família: limites e possibilidades para uma abordagem integral de atenção primária à saúde no Brasil. Ciênc Saúde Coletiva. 2009;14(3):783-94.
19. Ronzani TM, Rodrigues MC. O psicólogo na atenção primária à saúde: contribuições, desafios e redirecionamentos. Psicol Cienc Prof. 2006;26(1).
20. Campos GWS. Considerações sobre a arte e a ciência da mudança: revolução das coisas e reforma das pessoas. O caso da saúde. In: Cecílio LCO. (Org.). Inventando a mudança na saúde. 2. ed. São Paulo: Hucitec; 1997. p. 29-87.
21. Wright JH, Brown GK. A relação terapêutica – empirismo colaborativo em ação. In: Wright JH, Brown GK, Thase ME, Basco MR. Aprendendo a terapia cognitiva comportamental: um guia ilustrado. São Paulo: Artmed; 2000.
22. Nogueira S. A relação psicoterapêutica à distância: aliança terapêutica, sentimentos contratransferenciais e caraterísticas dos psicoterapeutas em telepsicologia. Tese [Doutorado em Psicologia Clínica]. Universidade de Coimbra, 2021.

11

Teleorientação Esportiva

Letícia Pironato Sherveninas

Camila de Lima Silva

Caren Cristina Giannotti Bizutti

O Surgimento da Teleorientação do Profissional de Educação Física

A atividade física e o exercício físico se apresentam como fatores potentes de promoção à saúde e são intituladas dessa forma há séculos; como dizia Sócrates: *"Na música, a simplicidade torna a alma sábia; na ginástica, dá saúde ao corpo".*

Atualmente, por meio de estudos e tecnologia, é cada vez mais comprovado que atividade física/exercício físico são uma ferramenta crucial na promoção de saúde, em que conseguem promover a prevenção e o tratamento contra diversas comorbidades. Como exemplo claro, nesse cenário atual, da importância da atividade física, podemos citar um estudo brasileiro publicado, no qual foi comprovado que quem praticava exercícios físicos regulares de pelo menos 150 minutos por semana tinha 34,3% de chances de não ter complicação na internação por Covid-19.

O sedentarismo segundo a Organização Mundial da Saúde (OMS) é considerado o quarto maior fator de risco de mortes no mundo; cerca de 71% das 57 milhões de mortes ocorridas no mundo em 2016 foram consequência de doenças crônicas não transmissíveis. Grande parcela dos portadores destas poderia ter recorrido a um programa de prevenção com atividade física/exercícios físicos.

No Brasil, o percentual chegou a 74% do total de mortes, com destaque para doenças cardiovasculares (28%), neoplasias (18%), doenças respiratórias (6%) e diabetes (5%). Dentre os fatores de risco para essas doenças estão o tabagismo, a obesidade, a alimentação inadequada, o sedentarismo e o consumo excessivo de bebidas alcoólicas.

Outros estudos epidemiológicos demonstraram que a inatividade física aumenta substancialmente a incidência relativa de doença arterial coronariana (45%), infarto agudo do miocárdio (60%), hipertensão arterial (30%), câncer de cólon (41%), câncer de mama (31%), diabetes do tipo II (50%) e osteoporose (59%). As evidências também indicam que a inatividade física é independentemente associada a mortalidade, obesidade, maior incidência de queda e debilidade física em idosos, dislipidemia, depressão, demência, ansiedade e alterações do humor.

Outro fator importante que deve ser citado, e que agregou valor ao sedentarismo por conta de uma ação de contenção de taxa de transmissão do Covid-19, foi o novo estilo de trabalho, o *home office*. Esse detalhe contribuiu para que as pessoas que eram minimamente ativas (deslocavam-se a pé, utilizavam transporte público para irem ao trabalho) modificassem totalmente os seus estilos de vida e ficassem isoladas, sem movimentação; com isso, tornaram-se também sedentárias. Por isso, identificamos que o número de pessoas acometidas por sobrepeso/obesidade, infartos, ansiedade e depressão só aumentou nos últimos tempos.

A partir de então, podemos afirmar a importância das atividades físicas/ exercícios físicos e alertar sobre os malefícios que a falta dessa prática pode acarretar, o que fortalece progressivamente a adoção e a disseminação das atividades de atendimento a distância prestadas pelo profissional de educação física (também conhecida por teleorientação esportiva).

O Atendimento a Distância do Profissional de Educação Física

O teleatendimento (podendo ser realizado por meio de telefone ou videochamada) surgiu como alternativa de aumentar as opções na saúde púbica e atender pessoas que não tinham possibilidade de se deslocar e precisavam de estratégias de prevenção e tratamento com urgência. A telemedicina tem o propósito de atender o indivíduo de forma multidisciplinar. A atuação de vários profissionais da área da saúde trabalhando em conjunto com o mesmo propósito de promover a melhoria desse indivíduo (saúde fisiológica, psicológica, e os fatores externos e específicos) vem se expandindo com as facilidades que a tecnologia oferece. Esses atendimentos multidisciplinares têm como maior benefício o compartilhamento de prontuários e dados clínicos que podem ser necessários e importantes para o acompanhamento a longo prazo, visando algo sustentável, prático, acessível e seguro.

O profissional de educação física recentemente teve uma conquista em sua área de atuação, em que a sua intervenção era necessária, porém não se reconheciam a sua importância e o seu valor: no dia 26 de agosto de 2020, na resolução nº 391 do Conselho Federal de Educação Física, foi estabelecido que, entre outras coisas, o profissional de educação física "possui formação para intervir em contextos hospitalares, em níveis de atenção primária, secundária e/ou terciária em saúde", podendo "atuar em toda e qualquer área da atenção à saúde, às quais se reconhecem os benefícios da atividade física e do exercício físico". Ou seja, todos os profissionais de educação física agora poderão ter mais oportunidades de trabalho e poderão aumentar o seu alcance, promovendo mais orientações para prevenção e tratamento e serem respaldados perante a lei, podendo aumentar o seu valor profissional como agente promotor de saúde.

Com a demanda de nos atualizarmos e nos prepararmos para o cenário atual que estava se formando na telemedicina, foi necessário o conhecimento de ferramentas para que o profissional pudesse se adaptar ao contexto *on-line* e poder atender com qualidade cada indivíduo. O processo do teleatendimento segue o fluxograma de entrevista com o paciente (aplicação de formulário de anamnese), coleta de dados do paciente, prescrição e elaboração do programa de treinamento, montagem dos materiais do programa de treinamento e entrega final, conforme podemos observar na Figura 11.1.

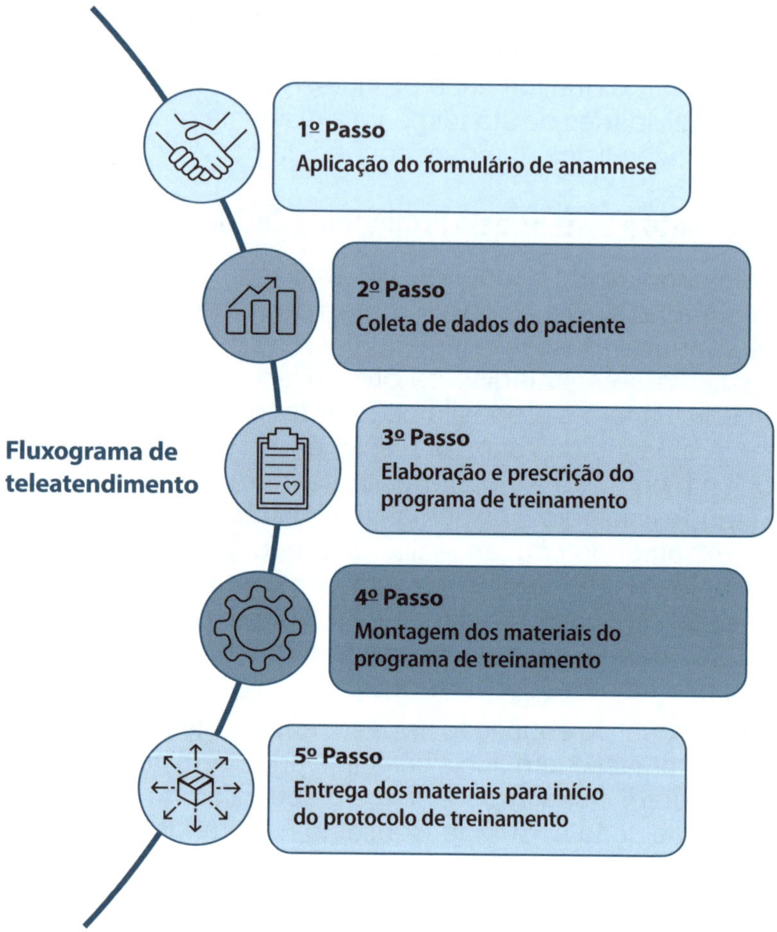

Figura 11.1. Fluxograma de Teleorientação Esportiva. Fonte: Elaborada pelos autores (2023).

Atividade Física × Exercício Físico

É essencial que o profissional de educação física, ainda mais no contexto de teleatendimento, explique para o paciente a diferença entre o que é atividade física e exercício físico, sendo ponto importante antes da intervenção de fato.

É descrito na literatura que toda atividade que saia do seu estado de repouso (frequência cardíaca de repouso) e promove um gasto calórico é considerada uma atividade física; porém, existe uma diferença entre atividades físicas e exercício físico.

A atividade física, conforme descrita anteriormente, pode ser realizada em momentos de lazer ou na execução de tarefas do dia a dia; alguns exemplos são: estudar, caminhar até o trabalho, lavar roupa, estender roupa, preparar o jantar, escovar os dentes, arrumar a casa, dentre outras.

Por outro lado, o exercício físico é a prescrição de um treino estruturado, planejado e individualizado; como exemplo, temos: a estruturação do treino de musculação com periodização mensal para melhoria das capacidades físicas responsáveis por um melhor desenvolvimento do ser humano.

É interessante o conhecimento do profissional de que os seres humanos gastam, em média, 1,2 kcal/minuto quando estão em repouso; porém, quando se inicia um exercício de forma vigorosa pode-se chegar a gastar 20 kcal/minuto. Para cada atividade ou exercício físico há uma quantidade calórica estimada a se perder, conforme a massa corpórea de cada indivíduo (Tabela 11.1). Existem calculadoras disponíveis *on-line* que facilitam essa avaliação, como a *Physical Activity Calorie Counter* fornecida pelo American Council on Exercise (ACE). O profissional deve usar essas referências como um guia, tendo em mente que o consumo energético real é influenciado por outras caraterísticas individuais e metabólicas de cada paciente, além, é claro, da carga e da intensidade com que se pratica a atividade ou o exercício físico.

É importante o paciente ter esse conhecimento, porque toda e qualquer atividade física que ele faz no seu dia a dia pode influenciar no seu processo, podendo agregar valor ou impossibilitar que o paciente alcance o seu objetivo.

Formulário de Anamnese

O formulário de anamnese deve conter perguntas importantes e gerais do indivíduo, como peso, altura, cálculo de índice de massa corporal (IMC), histórico de consumo de bebidas alcoólicas (consumo, em doses, de álcool na semana), histórico de tabagismo (quantos cigarros por dia, ou se é ex-fumante), histórico de exercícios físicos (há quanto tempo se exercita, se nunca se exercitou, se fez esportes quando criança), histórico de fatores de risco (obesidade, dislipidemia, diabetes, problemas cardiovasculares etc.), hereditariedade (hipercolesteronemia familiar, diabetes etc.), comprometimentos ortopédicos (trauma, lesão, se está em processo de reabilitação), alteração nos exames (hemograma completo, ultrassom, raios X, ressonância etc.), uso de medicamentos (quantas vezes ao dia ou na semana, dosagem prescrita, qual a finalidade do uso), quais os exercícios de que gosta ou não gosta (individualidade do paciente), desmotivação para desistir dos exercícios que já fez um dia (fatores psicológicos para o reconhecimento de padrões de desistência), objetivo de realizar exercícios físicos (saúde, qualidade de vida, melhora do sono, emagrecimento, hipertrofia, reabilitação de lesão, disciplina etc.), quantas vezes na

Tabela 11.1. Gasto calório por atividade ou exercício físico

Atividade/Exercício	Indivíduo de 55 kg (kcal por hora)	Indivíduo de 70 kg (kcal por hora)	Indivíduo de 85 kg (kcal por hora)
Dormir	38	44	52
Deitar	54	69	84
Digitar	82	104	127
Beijar	114	140	168
Cozinhar	114	140	168
Estudar	114	140	168
Caminhar	109	139	169
Beijar e fazer carícias	170	212	252
Ir às compras no mercado	170	212	252
Dançar	164	209	254
Limpar a casa	164	209	254
Andar de bicicleta (8 a10 km/h)	219	279	339
Fazer balé	301	384	466
Jogar basquete	329	419	508
Nadar	384	488	593
Jogar futebol	384	488	593
Correr	384	488	593
Andar de bicicleta (~ 20 km/h)	439	558	678
Jogar tênis	439	558	678

Fonte: Adaptada de American Council on Exercise (ACE), 2023.

semana pretende realizar o treino, o local em que vai treinar (em casa, no clube, na academia do condomínio, em uma academia de rede), a disponibilidade de tempo que a pessoa tem para realizar o treino. A partir desses dados, é possível conhecer e prescrever estratégias de treinamento mais eficientes (Figura 11.2).

Cada pergunta inserida na anamnese nos ajuda a avaliar e diagnosticar quem é esse indivíduo e como ele realmente está no momento em questão (às vezes, as pessoas se superestimam ou têm uma ideia depreciativa de sua real condição). Cada item nesse formulário tem seu valor, e é importante ter conhecimento de cada um deles e a sua utilidade para a prescrição; por isso, iremos abordar cada um desses itens.

Formulário de Anamnese

DADOS PESSOAIS

Nome: ____

Peso: ____

Altura: ____

IMC (kg/cm^3) ____

Data de nascimento: ________________________________

INFORMAÇÕES COMPLEMENTARES

- Histórico de consumo de bebidas alcoólicas?
- Histórico de tabagismo?
- Histórico de exercícios físicos?
- Histórico de fatores de risco? Hereditariedade?
- Comprometimentos ortopédicos?
- Alteração nos exames?
- Uso de medicamentos?
- Quais exercícios gosta ou não de fazer? Por quê?
- O que levou a te desmotivar do processo quando estava fazendo exercícios?
- Qual é o seu objetivo?
- Quantas vezes na semana pretende treinar?
- Qual é o local em que pretende treinar?
- Disponibilidade de tempo para treinar no dia?

Figura 11.2. Modelo de formulário de anamnese para o teleatendimento do profissional de educação física. Fonte: Elaborada pelos autores (2023).

O índice de massa corporal (IMC) é usado como um parâmetro pela Organização Mundial de Saúde (OMS) para o cálculo do peso ideal de cada pessoa, sendo muito utilizado para o controle do peso e da obesidade (Tabela 11.2).

Tabela 11.2. Classificação do índice de massa corporal

Classificação	IMC (kg/m^2)
Desnutrição	< 18,5
Peso ideal	18,5 a 24,9
Sobrepeso	25 a 29,9
Obesidade I	30 a 34,9
Obesidade II	35 a 39,9
Obesidade III	≥ 40,0
Superobesidade	≥ 50,0

Fonte: Organização Mundial de Saúde (OMS), 1995.

O consumo de bebidas alcoólicas nos ajuda a identificar como é o padrão de vida do paciente, se ele está em um quadro inflamatório, depressivo, ansioso e também pode explicar qual a interferência do álcool na sua saúde (aspectos sociais, psicológicos e funcionais) e qual o impacto sobre os resultados que queira alcançar. Por exemplo, se o paciente quiser emagrecer ele deve ter o conhecimento de que o álcool contribui para o acúmulo de gordura e gera desidratação, então favorece o sedentarismo, com sensação de cansaço e falta de disposição por conta do quadro inflamatório gerado.

O histórico de tabagismo, além dos mesmos padrões relatados anteriormente para o alcoolismo, implica dificuldades adicionais que o paciente poderá encontrar, como, por exemplo: perda da capacidade aeróbia para pequenos esforços, alteração no sistema circulatório (os vasos sanguíneos têm menos complacência e distensibilidade para ajudar no retorno venoso), quadro inflamatório sistêmico por conta das químicas absorvidas e metabolizadas do cigarro, entre outros fatores.

O histórico de fator de risco e hereditariedade é muito importante para a identificação do tipo de doença crônica que esse paciente tem e, então, prescrever volume, intensidade, duração e frequência adequados de treinamento.

Em virtude de comprometimentos ortopédicos, devemos avaliar como elaborar o treino para o paciente segundo as suas limitações articulares e habilidades funcionais. Poderemos, então, colocar observações sobre como tomar cuidado com as posturas a serem adotadas (trabalhando com a prevenção de novas lesões ou reincidência do pico da dor das lesões existentes) e tomar cuidado com a amplitude de realização do movimento, sempre com uma cadência de movimento baixa e ângulo confortável de execução do movimento, promovendo, assim, o ganho de consciência corporal e mobilidade.

As alterações dos exames e o uso de medicamentos caminham muito lado a lado com o mesmo princípio dos fatores de risco e hereditariedade. Por isso, sempre iremos abordar essas questões para poder fornecer o melhor conhecimento ao paciente, pois, se ele não souber o que tem, como funcionam as alterações em seu organismo e como vamos prosseguir, dificilmente ele terá engajamento, de fato, no plano de cuidados.

As últimas perguntas da anamnese devem procurar gerar acolhimento, proximidade e empatia com o paciente, possibilitando a prescrição qualitativa dos exercícios físicos e levando em consideração as observações do paciente, para que, dessa forma, ele tenha melhor aderência ao programa de treinamento.

Avaliação Física *On-line*

A avaliação física é importante para demonstrar um comparativo evolutivo, identificando as variáveis de direcionamento para poder auxiliar o profissional no processo de forma correta e realizar as adaptações necessárias no volume e na intensidade do treino e saber se estão de acordo com o objetivo do paciente.

A avaliação física consiste em classificar e estratificar o risco de se desenvolver uma doença cardiovascular, calcular o índice da relação dos perímetros da cintura e do quadril com relação ao desenvolvimento de uma doença crônica e a avaliação de perimetria.

Para identificar o risco cardiovascular de um indivíduo, recomenda-se utilizar calculadoras clínicas disponíveis gratuitamente, como o Escore QRisk 3 ou o *Framingham Risk Score* (FRS). Essas ferramentas avaliam os fatores de risco de cada paciente, como idade, sexo, etnia, hipertensão, diabetes, dislipidemia, obesidade, tabagismo, história prévia de doença cardiovascular, e fornecem uma estimativa do risco cardiovascular global, ajudando no planejamento de intervenções preventivas e tratamentos. É importante lembrar que cuidar da saúde cardiovascular é um processo contínuo e que pequenas mudanças no estilo de vida podem ter um grande impacto; por isso, também se orienta ter o comparativo após alguns meses de treinamento.

Os perímetros da cintura e do quadril também têm forte relação com o risco de se desenvolver hipertensão, doença coronariana, diabetes e outras. Estudos recentes, incluindo um importante estudo publicado no Lancet, mostram que a relação entre a circunferência da cintura e do quadril é até mais eficaz do que o índice de massa corporal (IMC) na previsão do risco de ataques cardíacos. Adicionalmente, estudos apontam que a utilização da relação cintura-estatura também é um excelente preditor de saúde e risco de doenças metabólicas, tão, ou até mais, eficiente do que a relação cintura-quadril. Destaca-se, portanto, a importância de se aferir esses índices na prática clínica para avaliação, orientação e monitoramento dos pacientes.

A relação cintura-estatura (RCEst) e cintura-quadril (RCQ) são calculadas dividindo-se a circunferência da cintura (cm) pela altura (cm) e circunferência do quadril (cm), respectivamente.

A OMS estabelece como pontos de corte gerais da relação cintura-quadril (RCQ) para definir a adiposidade central como acima de 0,90 em homens e 0,85 em mulheres; no entanto, alerta para se considerarem fatores de composição corporal individuais que modificam esses limiares, destacando-se a etnia e a idade (Tabela 11.3). No âmbito da

Tabela 11.3. Valores de risco para a relação cintura-quadril conforme gênero e faixa etária

Gênero	Idade	Risco para a saúde			
		Baixo	Moderado	Alto	Muito alto
Masculino	20 a 29	< 0,83	0,83 a 0,88	0,88 a 0,94	> 0,94
	30 a 39	< 0,84	0,84 a 0,91	0,92 a 0,96	> 0,96
	40 a 49	< 0,88	0,88 a 0,95	0,96 a 1,00	> 1,00
	50 a 59	< 0,90	0,90 a 0,96	0,97 a 1,02	> 1,02
	60 a 69	< 0,91	0,91 a 0,98	0,99 a 1,03	> 1,03
Feminino	20 a 29	< 0,71	0,71 a 0,77	0,78 a 0,82	> 0,82
	30 a 39	< 0,72	0,72 a 0,78	0,79 a 0,84	> 0,84
	40 a 49	< 0,73	0,73 a 0,79	0,80 a 0,87	> 0,87
	50 a 59	< 0,74	0,74 a 0,81	0,82 a 0,88	> 0,88
	60 a 69	< 0,76	0,76 a 0,83	0,84 a 0,90	> 0,90

Fonte: Adaptada de Bray & Gray, 1988.

relação cintura-estatura (RCEst) a meta é um índice abaixo de 0,5, com o lema "mantenha a circunferência da cintura para menos da metade de sua altura". A RCEst é menos influenciada por diferenças na distribuição de gordura corporal e pode ser utilizada em homens e mulheres, de qualquer etnia, inclusive em adultos musculosos (Tabela 11.4).

Também faz parte da avaliação do educador físico outros dados de perimetria, compondo, então, as principais medidas: braço, peitoral, cintura, abdome, quadril e coxa (Tabela 11.5). A perimetria tem como objetivo monitorar o progresso do treinamento e identificar possíveis desequilíbrios musculares ou de gordura corporal.

Na telemedicina, sugere-se solicitar ao paciente a aferição com o auxílio simples de uma fita métrica, podendo ter ajuda de um terceiro ou seguir adequadamente as orientações feitas a distância, o que pode envolver o envio pelo educador físico de mídias orientadoras, como imagens e vídeos na internet.

Tabela 11.4. Classificação da relação cintura-estatura

Relação cintura-estatura	Classificação
< 0,4	Baixo peso
0,4 a 0,49	Saudável
0,5 a 0,59	Adiposidade central
≥ 0,6	Alta adiposidade central

Fonte: National Institute for Health and Care Excellence (NICE), 2022.

Tabela 11.5. Principais medidas de perimetria na avaliação do educador físico

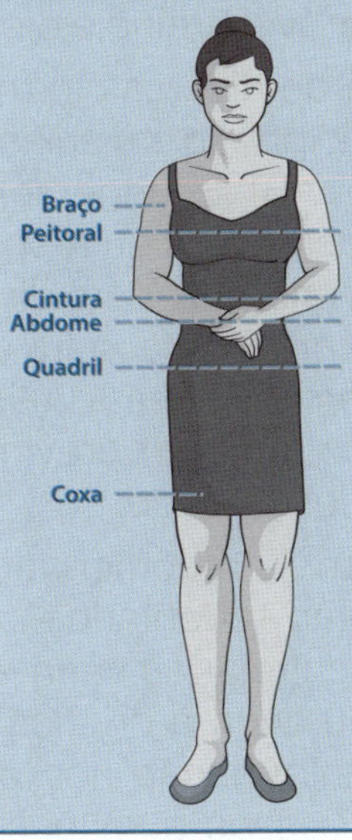

Medida	Obtenção	Valores de referência*
Braço	Parte mais larga do braço, geralmente na altura do bíceps	♀: 27 a 31 cm ♂: 30 a 36 cm
Peitoral	Altura dos mamilos, com braços relaxados ao lado do corpo	Sem valor de referência estabelecido
Cintura	Ponto mais estreito da cintura, acima do umbigo e abaixo das costelas	♀: < 88 cm ♂: < 102 cm
Abdome	Altura do umbigo	♀: < 80 cm ♂: < 94 cm
Quadril	Parte mais larga do quadril, geralmente altura das nádegas	♀: 85 a 110 cm ♂: 90 a 115 cm
Coxa	Parte mais larga da coxa, geralmente altura do quadríceps	♀: 47 a 62 cm ♂: 52 a 67 cm

*Lembrando que esses valores seguem referências para indivíduos da população geral. Grupos específicos, como atletas e fisiculturistas, devem ser considerados isoladamente.

Fonte: Adaptada de Organização Mundial da Saúde (OMS), 1995.

É importante que as medições sejam interpretadas de acordo com os objetivos do treinamento e as necessidades de cada paciente. Recomenda-se tirar as medidas dos pontos definidos e ter comparativos de antes e depois. Esse tipo de avaliação física é interessante para que o paciente perceba a sua mudança de composição corporal e, além disso, entenda que muitas vezes a evolução ocorre sem ser acompanhada pela mudança de peso na balança.

Elaboração, Prescrição e Montagem de Treino

Exercício Físico para Crianças de até 5 Anos

Segundo a OMS, o exercício físico é importante em qualquer faixa etária, principalmente em uma criança em desenvolvimento. O exercício nessa idade pode promover: auxílio no controle do peso e diminuição do risco de obesidade, melhora da qualidade do sono, auxílio na coordenação motora, melhora nas condições cognitivas e resposta ao aprendizado, auxílio no desenvolvimento social e psicológico da criança, contribuição para o desenvolvimento dos músculos e ossos de forma saudável, e melhora nas capacidades físicas.

Um fator muito interessante é que as crianças que praticam exercício físico na infância tendem a manter a prática quando adultos, apresentando qualidade de vida e bem-estar em um ambiente saudável (treino e dieta).

Nessa fase, a atividade física pode ser realizada de diversas formas, como por meio de jogos, brincadeiras ao ar livre, participação em aulas de educação física ou escolinhas de esportes (Tabela 11.6). É fundamental que as atividades sejam seguras, supervisionadas pelos pais ou responsáveis e pelos professores, e adequadas à idade da criança. Além disso, é importante que sejam realizadas de forma alegre e prazerosa, para que as crianças tenham motivação para continuar a se exercitar. Essas práticas não só trazem mais satisfação para a criança como também previnem acidentes e incentivam um estilo de vida saudável desde cedo.

Todas essas orientações no ambiente virtual devem ser recomendadas aos pais, para que busquem diminuir o comportamento sedentário e promover a saúde das crianças. Como é muito difícil controlar as variáveis, identificar um movimento incorreto e promover segurança à criança no ambiente *on-line*, a ideia é fornecer orientação e informação aos pais da criança para que eles busquem, assim, adaptar essas questões de saúde da criança a suas rotinas.

Exercício Físico para Adolescentes de 6 a 17 Anos

A promoção de exercício físico nessa idade tem como objetivo: desenvolvimento humano, bem-estar e qualidade de vida; melhor socialização; melhora de capacidade cardiopulmonar; desenvolvimento motor; redução

Tabela 11.6. Atividade física para bebês e crianças até 5 anos

Faixa etária	Tipo de atividade	Tempo recomendado
Crianças de até 1 ano	Deixar o bebê de bruços (sempre com um adulto supervisionando), estimular a criança a alcançar, engatinhar, rolar, segurar, puxar, empurrar, equilibrar-se com ou sem apoio, sentar-se e levantar-se.	Pelo menos 30 minutos na posição de bruços ao longo do dia; além de manter os outros estímulos frequentes.
Crianças de 2 a 3 anos	Brincadeiras e jogos que envolvam equilibrar-se nos dois pés e num pé só, girar, andar, correr, saltitar, escalar, pular, arremessar, lançar, quicar e segurar.	3 horas de exercícios ao longo do dia.
Crianças de 3 a 5 anos	Brincadeiras e jogos que envolvam correr, girar, chutar, arremessar, saltar e atravessar, escalar. Aula de educação física escolar, bicicleta, natação, ginástica, artes marciais, danças, esportes.	3 horas de exercícios ao longo do dia, sendo pelo menos 1 hora de atividade mais vigorosa.

Fonte: Adaptada de Guia de atividade física para a população brasileira, Ministério da Saúde, 2021.

de sintomas de ansiedade, depressão e estresse; auxílio no desempenho escolar; controle do peso e diminuição do risco de obesidade.

O recomendado para essa idade é realizar 60 minutos de exercício moderado a vigoroso todos os dias. É importante, pelo menos três vezes na semana, realizar exercícios resistidos que promovam preservação e estímulo de aumento de massa magra e densidade óssea, como saltar (p. ex., pular corda), puxar, empurrar (p. ex., movimentar objetos ou peso, esportes, brincadeiras, cabo de guerra).

Os exercícios físicos podem ser mesclados com atividades físicas diárias, seja por atividades em casa, ao ar livre ou esportes.

No atendimento *on-line*, é necessário que, para os indivíduos com até 12 anos, avaliação e recomendações sejam ofertadas aos pais ou responsáveis, os quais se responsabilizarão em ajustar e buscar estratégias benéficas para seus filhos. A partir dos 12 anos, conforme previsto pelo Estatuto da Criança e do Adolescente (ECA), com autorização dos pais, poderão ser feitas a avaliação, elaboração e prescrição de treino e acompanhamento sem a presença do responsável.

Exercício Físico para os Adultos

O exercício físico em adultos é importante para: prevenção contra doenças crônicas, diminuição de problemas ortopédicos; melhora de postura; controle do peso (auxílio tanto na saúde quanto em autoestima); redução da necessidade de uso de medicamentos; diminuição de estresse, depressão e ansiedade; melhora do sono; prazer, divertimento, disposição e relaxamento; socialização; e benefícios em vários aspectos culturais.

Recomenda-se a prática de 150 minutos por semana de exercício físico com intensidade moderada ou 75 minutos por semana de intensidade vigorosa, podendo ser distribuídos da maneira que for mais conveniente à rotina do indivíduo, sempre levando em consideração a capacidade física atual e os objetivos de cada um (por isso, é importante a realização de anamnese e avaliação personalizada).

Exercício Físico para os Idosos

Se em todas as faixas etárias é importante a realização e prescrição do exercício físico, não poderíamos deixar de falar sobre a senescência. Envelhecer com saúde e qualidade de vida deveria ser a regra e não a exceção.

O exercício físico promove nessa população a promoção de socialização, aumenta a energia, disposição, autonomia e independência, reduz o cansaço diário, reduz os sintomas de dores articulares, reduz o risco de quedas e lesão, melhora a qualidade do sono, melhora a autoimagem e o autocuidado, auxilia no controle do peso, reduz os sinais e sintomas de ansiedade e depressão, controla e reduz a prevalência de doenças crônicas e o uso de medicamentos, melhora a proficiência cognitiva e reduz a incidência de doenças psíquicas.

As recomendações são as mesmas para os adultos, com a indicação de 150 minutos por semana de exercício físico com intensidade moderada ou 75 minutos por semana de intensidade vigorosa, podendo ser distribuídos da maneira que for mais conveniente à rotina do indivíduo, sempre levando em consideração a capacidade física atual (habilidades e limitações) e os objetivos de cada um.

Para os idosos também é de suma importância termos as considerações que tivemos com as crianças. Se for identificado um caso grave, com muitos problemas ortopédicos, muitas doenças crônicas descontroladas e uso de medicamentos indevidos, recomenda-se o acompanhamento presencial.

Exercício Físico para Gestantes

O exercício físico promove muitos benefícios para a mãe e para o feto; porém, só pode ocorrer a prescrição e orientação de exercícios físico se a gestante estiver com a liberação médica, para que não haja aborto espontâneo ou complicações na gravidez.

O exercício físico promove à gestante: relaxamento, divertimento e disposição; auxílio no controle do peso corporal; diminuição do risco de hipertensão, diabetes gestacional, pré-eclâmpsia; melhora da capacidade de realizar atividades do dia a dia; diminuição de dores nas costas e assoalho pélvico; redução de ansiedade e depressão; ajuda na socialização; menos chances de parto prematuro; auxílio na manutenção do peso do feto.

É importante salientar que a prática de exercício em gestantes NÃO promove: malformação do feto; risco de ruptura da bolsa; indução do trabalho de parto; risco aumentado de aborto; risco de mortalidade do bebê após o nascimento; alteração do leite materno em composição, quantidade e gosto.

É recomendado que se faça os exercícios igualmente prescritos para os idosos e os adultos, ou seja, 150 minutos por semana de exercício físico com intensidade moderada ou 75 minutos por semana de intensidade vigorosa, podendo ser distribuídos da maneira que for mais conveniente à rotina da gestante, sempre levando em consideração a capacidade física atual (habilidades e limitações) e os objetivos.

A prescrição de treino para as gestantes deve ser separada por etapas, pois, na prescrição, é preciso incorporar exercícios que deem ênfase ao fortalecimentos de regiões específicas (Tabela 11.7).

Tabela 11.7. As três etapas do treino para gestantes	
Etapa	**Atividade**
Treino para se manter ativa (0 a 14 semanas)	Ambientar-se à rotina, obtendo consciência corporal; conhecendo a rotina dos exercícios (ajustando postura, equilíbrio)
Treino para lombalgia (14 a 27 semanas)	Fortalecer o corpo todo, com ênfase maior na estabilização do *core* de forma isométrica e no fortalecimento dos músculos paravertebrais, eretores de espinha, multífido, quadrado lombar, lombar
Treino para assoalho pélvico (27 semanas em diante)	Além de todos os exercícios incorporados anteriormente, agregar exercícios que estimulem o fortalecimento e relaxamento do períneo

Fonte: Elaborada pelos autores.

Os exercícios devem ser mantidos de forma contínua, ou seja, após incorporados (conforme cada idade gestacional específica), devem seguir até o final da gestação.

É sempre importante orientar as gestantes para que elas façam a aferição dapressão arterial e da frequência cardíaca e identifiquem se houver um aumento considerável (> 150/100 mmHg) e (> 150 bpm), respectivamente, em virtude dos riscos à mãe e ao feto.

Exercício Físico para Pessoas Portadoras de Deficiência

É muito importante identificar e ter conhecimento da deficiência a ser tratada em questão, para que a orientação do profissional seja valiosa e promova o desenvolvimento e a melhoria do indivíduo.

O exercício físico promove para essa população a autonomia para atividades diárias, disposição, relaxamento, divertimento, aumento da força muscular, coordenação motora, resistência, equilíbrio, flexibilidade, agilidade, capacidade de socialização, inclusão social e sensação de pertencimento, controle do peso e menor risco em desenvolver obesidade, aumento da imunidade, melhora dos aspectos cognitivos e psicológicos, diminuição dos sinais e sintomas de estresse, ansiedade e depressão e diminuição das chances de desenvolvimento de qualquer tipo de doença crônica.

As recomendações da prática de exercício físico são as mesmas abordadas para todas as faixas etárias anteriormente, e todas as pessoas portadoras de deficiências podem realizar exercício físico, dentro de suas limitações, habilidades e processos de aprendizagem.

A elaboração de um planejamento de treino beneficia todos os portadores de deficiência, desde crianças de 1 ano até os idosos; porém também é importante para essa população que na identificação de um caso grave (com muitos problemas ortopédicos, doenças crônicas descontroladas, uso de medicamento indevido), recomenda-se sempre a realização de acompanhamento presencial.

Treino Resistido

O treino resistido é uma forma de exercício físico que se concentra em aumentar a força e a resistência muscular. Também é conhecido como treinamento de força ou musculação.

Durante o treino resistido, os músculos são trabalhados contra uma resistência externa, como pesos, halteres, barras, máquinas de musculação, faixas elásticas. Isso cria tensão nos músculos, o que, com o tempo, leva a um aumento da massa muscular, da força e da resistência. Além disso, existem múltiplas variações de exercícios resistidos, como levantamento de peso, agachamento, flexão de braço, remada etc.

Apesar de ser comumente associado a atletas e frequentadores de academia, o treino resistido deve ser praticado por qualquer pessoa para melhora da saúde e condicionamento físico.

É importante lembrar que o treino resistido deve ser realizado com a técnica correta e supervisão adequada, para a prevenção lesões e obtenção de melhores resultados (Quadro 11.1).

A montagem do material de orientação ao treino pode ser feita de muitas maneiras, com a utilização de um aplicativo no qual contenham vídeos autoexplicativos de como deve ser executado o movimento; por meio do envio de imagens ou de textos explicativos (Figuras 11.3 e 11.4).

Após o envio dessas recomendações, deixe claro ao seu paciente que ele poderá fornecer com muita transparência os *feedbacks* sobre o treino, por exemplo, como está a sua evolução, do que está gostando e do que

Quadro 11.1. O que não pode faltar em uma prescrição de treino resistido?
• A separação dos treinos (se for um único treino na semana de corpo todo não será um problema. Agora, se o paciente for treinar três vezes na semana e realizar três treinos diferentes, precisa ser evidenciado, para que não haja confusão e desmotivação).
• As séries, as repetições e os intervalos de descanso terão de ser marcados; e se houver uma periodização, deixe claro o que será feito em cada mês para o paciente se guiar e saber o que estará acontecendo em seu treino.
• Coloque sempre imagens e vídeos que condizem com a sua conduta profissional e que fique fácil para o paciente executar o movimento.
• Prevenir o paciente de que não ter erros posturais é essencial; sempre coloque nas observações dicas de ajustes posturais.

Fonte: Elaborado pelos autores.

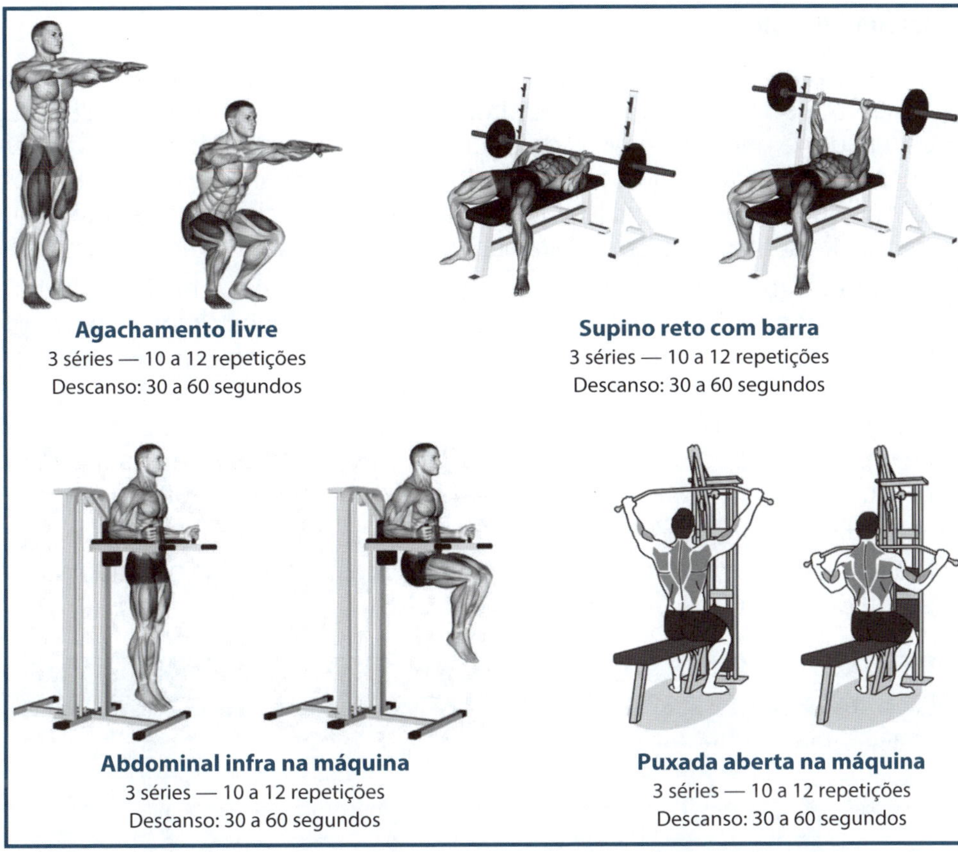

Figura 11.3. Treino em formato visual. Fonte: Elaborada pelos autores.

LEGENDA DOS EXERCÍCIOS					
Nº	Nome dos exercícios	Séries	Repetições	Intervalo de descanso	Observação
1	Agachamento livre	3	10 a 12	30 a 60 segundos	Manter coluna reta
2	Supino reto com barra	3	10 a 12	30 a 60 segundos	
3	Abdominal infra na máquina	3	10 a 12	30 a 60 segundos	
4	Puxada aberta na máquina	3	10 a 12	30 a 60 segundos	

Figura 11.4. Treino em formato textual. Fonte: Elaborada pelos autores.

não está, em quais exercícios evoluiu e quais está percebendo alguma dificuldade. Isso é importante para que ajustes e adaptações possam ser realizados, controlando sempre as variáveis, para que o paciente sinta prazer no seu processo e que tudo seja feito de forma fluida, proporcionando, assim, aderência e colhendo os resultados positivos.

Treino Aeróbio

Para a montagem dos treinos aeróbios, o padrão-ouro é a utilização de teste ergométrico ou ergoespirométrico para a avaliação detalhada da capacidade cardiopulmonar do paciente. Esse exame identifica os limiares cardíacos e ventilatórios, propiciando, assim, a construção de um treino de forma ideal, com a intensidade correta (zona alvo de treino) e fidedigna à realidade atual do paciente, para não superestimar/depreciar o seu potencial.

Entretanto, sabemos que, muitas vezes, grande parte dos indivíduos não tem acesso a esses exames, além do que, muitos deles podem adiar o início do treino até conseguirem realizar o exame, ou mesmo nunca realmente iniciarem. Assim, devemos considerar o benefício de se realizar o treino aeróbio de imediato com orientações gerais. Logicamente, se o paciente apresentar condições de gravidade, ele deve ser avaliado presencialmente antes de receber qualquer recomendação.

Portanto, caso não tenha disponível nenhum desses testes, é possível realizar a prescrição usando alguns conceitos e fórmulas que dão suporte às recomendações de treino (Tabela 11.8).

Tabela 11.8. Parâmetros importantes na avaliação do treino aeróbio

Parâmetro	Racional
Frequência cardíaca máxima (FCM)	Número máximo de batimentos que o coração pode alcançar em um minuto de exercício físico intenso. É um indicador importante para se determinar a intensidade do exercício físico. Cálculo pela fórmula: **FCM = 220 - Idade**
Frequência cardíaca de repouso (FCR)	Número de batimentos cardíacos por minuto quando o corpo está em repouso. A FCR é usada como uma linha de base para se conhecer a frequência cardíaca de reserva. Obtenção: deve ser aferida em repouso. (após o indivíduo estar sentado ou deitado por cinco minutos)
Frequência cardíaca de reserva (FCRes)	É a diferença entre a FCM e a FCR. É um valor importante para se determinar a intensidade do exercício físico ideal para a obtenção dos objetivos do treinamento. Cálculo pela fórmula: **FCRes = FCM - FCR**
Intensidade de treinamento (IT)	Medida da carga de trabalho durante o exercício físico. Geralmente expressa como uma porcentagem da FCM. Importante indicador para que a intensidade do exercício seja adequada para o alcance dos objetivos de treinamento. Obtenção: a intensidade de treinamento é definida como valor mínimo e máximo conforme a zona de treinamento escolhida.
Frequência cardíaca de treino (FCT)	Faixa de batimentos cardíacos por minuto que uma pessoa deve atingir durante o exercício físico para obter benefícios específicos do treinamento estabelecido com segurança. Cálculo pela fórmula: **FCT = (FCRes) × IT + FCR**

Fonte: Elaborada pelos autores.

Além desses dados, a avaliação do educador físico deve considerar qual tipo de treinamento e objetivos são almejados. Existem seis zonas diferentes de treinamento que correspondem à diferença de níveis de intensidade de exercício e a vários mecanismos de transporte metabólico e respiratório no organismo (Tabela 11.9).

Então, com esse conjunto de informações, parâmetros e objetivos específicos, é possível prescrever um treino eficiente com qualidade e segurança ao paciente.

Para exemplificar, vamos considerar um indivíduo de 28 anos. A sua FCR obtida foi de 65 bpm e a sua FCM foi calculada em 192 bpm. Portanto, seus batimentos cardíacos operam normalmente em um intervalo de 65 bpm até o máximo de 192 bpm. Logo, sua FCRes é de 127 bpm, ou seja, sua frequência cardíaca poderá evoluir em função da intensidade da atividade em até 127 bpm de forma segura. Assim, na preparação do treino, devemos considerar essa variação para orientá-lo sobre a frequência

Tabela 11.9. Zonas de treinamento

Zona de treinamento	% FCM	VO_2 máx	Duração	Ritmo/Esforço	Objetivos/ Benefícios
Atividade regenerativa (reabilitação)	40% a 60%	Até 40%	~ 20min.	Reabilitação cardiorrespiratória ou osteomuscular	Recuperação, redução de sequela
Zona de atividade moderada	50% a 60%	40% a 50%	+ 30min.	Ritmo fácil e descontraído, respiração ritmada	Nível de iniciação de treino aeróbio, redução do estresse
Zona de controle de peso	60% a 70%	50% a 60%	+ 60min.	Ritmo confortável, respiração um pouco mais profunda, é possível falar	Treino cardiovascular básico, bom ritmo de recuperação
Zona aeróbia	70% a 80%	60% a 75%	8 a 30min.	Ritmo moderado, dificuldade em falar	Capacidade aeróbia superior, treino cardiovascular ideal
Zona de limiar anaeróbia	80% a 90%	75% a 85%	5 a 6min.	Ritmo rápido e um pouco desconfortável, esforço respiratório	Capacidade e limite anaeróbio superior, aumento de velocidade
Zona de esforço máximo	90% a 100%	85% a 100%	1 a 5min.	Ritmo de *sprint*, insustentável por um longo período, respiração dificultada	Resistência anaeróbia e muscular, aumento da potência

Fonte: Adaptada de ACSM, 1999.

cardíaca de treinamento ideal. Aplicando a fórmula visando à obtenção da FCT recomendada (FCRes × IT + FCR) para um treino de iniciação em zona de atividade moderada e objetivo de qualidade de vida e redução de estresse, podemos orientar que a FCT ideal deve estar na faixa entre 129 e 141 bpm. A depender da zona de treinamento em que se encaixe o treino recomendado, haverá uma faixa ideal para a FCT (Tabela 11.10).

Acompanhamento e Acolhimento

Os acompanhamentos na teleorientação esportiva normalmente acontecem por meio de telefone ou videochamada. Quando for o primeiro contato com o paciente, ao final da anamnese, prescrição do treino, entendimento de todo o processo e dúvidas sanadas, será importante apresentar as formas de acompanhamento, que ficam a critério do paciente escolher o que lhe for mais confortável no momento.

A primeira forma pode ser apenas uma **orientação pontual**. Será aplicada anamnese, serão realizados esclarecimento de dúvidas, fornecimento de material com as recomendações e explicação, indicação de canal ou serviço que poderá ser utilizado como apoio para o envio de *feedbacks* sobre o treino com a finalidade de realizar ajustes necessários e, até mesmo, informar que, a partir daquele mesmo dia, não será mais retornado o contato e será encerrado o atendimento.

A segunda forma é um **acompanhamento periódico**. Em geral, após 15 dias de execução do treino já é possível rever como o paciente está indo com relação às recomendações. Essa reavaliação e as subsequentes podem variar de paciente para paciente, porém o importante é manter um plano que se mantenha confortável, estimulante e seguro ao paciente.

Tabela 11.10. Frequência cardíaca de treinamento individualizada

- **# Paciente de 28 anos**
- **FCR = 65 bpm, FCM = 192 bpm, FCRes = 127 bpm**

Frequência cardíaca de treinamento	Mínimo	Máximo
Atividade regenerativa (IT 40% a 60%)	116	141
Zona de atividade moderada (IT 50% a 60%)	129	141
Zona de controle de peso (IT 60% a 70%)	141	154
Zona aeróbia (IT 70% a 80%)	154	167
Zona de limiar anaeróbia (IT 80% a 90%)	167	179
Zona de esforço máximo (IT 90% a 100%)	179	192

Fonte: Elaborada pelos autores.

Assim, nas avaliações de seguimento deve ser agendado um horário para contato por meio de ligação telefônica ou chamada de vídeo a fim de se coletar algumas informações, como frequência de treinos na semana (qual foi a aderência, a disciplina e a responsabilidade da pessoa em cumprir o que foi combinado); quais foram os obstáculos encontrados (o treino demorou muito, o trabalho apertou); se o paciente sentiu algum incômodo articular ou muscular em algum exercício (como poderá ser adaptado o exercício em questão e indicar ajustes posturais para melhorar a execução do movimento); se algum exercício está muito fácil ou muito difícil e como adaptá-lo para o momento do treino; se o paciente gostaria de uma segunda opção de treino para apenas continuar no processo e não desistir de tudo o que já conquistou de disciplina na semana e ter estímulo no processo. O ideal é sempre buscar soluções e acolher o paciente, mostrando que é possível buscar novas maneiras para se exercitar.

A fidelização do acompanhamento acontece mediante *feedback* e disciplina do paciente em vivenciar e se sentir dentro do processo de mudanças de hábito, uma vez que apenas será mostrado o caminho; o restante do processo é de responsabilidade e disciplina do paciente.

Bibliografia

American Council on Exercise. Physical Activity Calorie Counter. ACE Fitness, 2023. Disponível na Internet: https://www.acefitness.org/resources/everyone/tools-calculators/physical-activity-calorie-counter/.

Benda RN, Greco PJ. Iniciação esportiva universal: da aprendizagem motora ao treinamento técnico. Belo Horizonte: Editora UFMG; 2001.

Bray GA, Gray DS. Obesity. Part I - Pathogenesis. West J Med, 1988;149(4):429-41.

Calorie Control Council (CCC). Get Moving! Calculator. 2023. Disponível na Internet: https://caloriecontrol.org/healthy-weight-tool-kit/get-moving-calculator/.

Costa MG. Ginástica localizada. Rio de Janeiro: Sprint; 1996.

Dantas EHM. A prática da preparação física. 3ª ed. Rio de Janeiro: Shape; 1995.

Framingham Heart Study [homepage na Internet]. National Heart, Lung and Blood Institute. Disponível na Internet: https://www.framinghamheartstudy.org/fhs-risk-functions/cardiovascular-disease-10-year-risk/.

Maldonado JMSV, Marques AB, Cruz A. Telemedicine: challenges to dissemination in Brazil. Cad Saúde Pública. 2016;32.

Ministério da Saúde (Brasil). Secretaria de Atenção Primária à Saúde. Departamento de Promoção da Saúde. Guia de Atividade Física para a População Brasileira. Brasília: Ministério da Saúde; 2021.

Ministério da Saúde (Brasil). Secretaria de Vigilância em Saúde. Vigitel Brasil 2021: Vigilância de fatores de risco e proteção para doenças crônicas por inquérito telefônico: estimativa sobre frequência e distribuição sociodemográfica de fatores de risco e proteção para doenças crônicas nas capitais dos 26 estados brasileiros e no Distrito Federal em 2021. Brasília: Ministério da Saúde; 2021.

National Institute for Health and Care Excellence. Keep the size of your waist to less than half of your height, updated NICE draft guideline recommends. London: National Institute for Health and Care Excellence (NICE); 2022.

National Institute for Health and Care Excellence. Obesity: identification, assessment and management. London: National Institute for Health and Care Excellence (NICE); 2022 Sep 8. (NICE Clinical Guidelines, nº 189).

Pitanga FJG. Orientação para avaliação e prescrição de exercícios físicos direcionados à saúde. São Paulo:CREF4/SP; 2019.

Qrisk3 score [homepage na Internet]. University of Nottingham and EMIS. Disponível na Internet: http://www.qrisk.org/.

Tubino MJG. Metodologia científica do treinamento desportivo. São Paulo: Ibrasa; 1984.

University of Rochester Medical Center (URMC). Health Encyclopedia. Calorie Burn Rate Calculator. URMC, Rochester, NY, 2023. Disponível na Internet: https://www.urmc.rochester.edu/encyclopedia/content.aspx?ContentTypeID=41&ContentID=CalorieBurnCalc.

Weineck J. Biologia do esporte. São Paulo: Manole; 1991.

Weineck J. Manual de Treinamento Esportivo. São Paulo: Manole; 1989.

World Health Organization (WHO). Obesity: preventing and managing the global epidemic. Report of a WHO consultation. Geneva: WHO; 1997.

World Health Organization (WHO). Physical status: the use and interpretation of anthropometry. Geneva: WHO, 1995.

World Health Organization (WHO). Waist circumference and waist-hip ratio: report of a WHO expert consultation. Geneva: World Health Organization; 2011.

World Health Organization. Telemedicine: opportunities and developments in Member States: report on the second global survey on eHealth. Geneva: WHO; 2009.

Yusuf S, Hawken S, Ôunpuu S, Bautista L, Franzosi MG, Commerford P, et al. Obesity and the risk of myocardial infarction in 27 000 participants from 52 countries: a case control study. Lancet. 2005;366(9497):1640-9.

12

Segunda Opinião Médica Especializada

José Benedito Ramos Valladão Júnior

Débora Sampaio Banduk

Raquel Asenjo Berti

Thales Oliveira Tadeu

Mariana de Angelis Licori

A opinião médica especializada por telemedicina, também chamada de segunda opinião, caracteriza-se como auxílio técnico-clínico prestado de forma não presencial, solicitado por pacientes ou responsáveis legais, familiares ou cuidadores, ou até pelos próprios médicos assistentes e outros terceiros, que têm o consentimento do paciente para acesso às suas informações de saúde.

O resultado é a entrega de um relatório redigido por um médico especialista constando a sua opinião médica acerca do caso clínico.

É de fundamental importância a plena compreensão de quais são as necessidades, preocupações e expectativas do paciente e de seus familiares, para que possam ser entregues informações com qualidade clínica, conveniência e valor em saúde.

O objetivo primordial da segunda opinião médica especializada é fornecer ao interessado esclarecimentos de dúvidas sobre seus diagnósticos e ou laudos de exames de imagem, indicações ou orientações sobre alternativas terapêuticas, validação de necessidade de cirurgia, bem como seus riscos e prognósticos, e até sugestão de um plano de acompanhamento/seguimento.

É importante ressaltar que esse relatório não é uma forma de liberação ou restrição em processos de auditoria; tem como objetivo, porém, auxiliar os solicitantes para que tenham clareza de suas condições clínicas e possibilidades terapêuticas para a tomada de decisão consciente e segura sobre sua saúde.

Na elaboração desse parecer, o médico especialista consultado recebe um sumário clínico com a história clínica e os questionamentos específicos sobre o caso. Idealmente, o contato com o paciente não deve ser realizado diretamente pelo especialista que proferirá a opinião médica, mas feito por um médico generalista gestor de caso. Esse procedimento é uma recomendação de padrão-ouro internacional em processos de segunda opinião médica especializada, pois visa eliminar qualquer tipo de viés que possa ocorrer por meio do contato direto do especialista com o paciente.

Assim, o médico especialista consultado não deve ter qualquer tipo de interação com o paciente e/ou demais interessados no caso, para a garantia de que a opinião fornecida seja isenta de fatores e/ou interesses externos.

O médico gestor do caso é quem será o responsável por toda interação junto ao paciente, da coleta de dados até a entrega do relatório e esclarecimento de dúvidas. Seu papel é determinante para melhor organização de todas as informações clínicas e apoio ao paciente na formulação dos melhores questionamentos a serem direcionados ao especialista. Além disso, o médico gestor do caso tem a capacidade de selecionar com precisão a especialidade mais adequada ao caso e, mais do que isso, encontrar o especialista adequado dentro da especialidade.

Para operarmos o serviço de opinião médica especializada com excelência no âmbito da telemedicina, são recomendadas algumas etapas com a finalidade de assegurarmos o contato adequado com os pacientes, assim como o sigilo das informações (Quadro 12.1).

Durante a etapa de inscrição é essencial que se ateste a garantia do máximo de confidencialidade durante todo o processo e o rigor ao tratamento e à segurança aos dados do paciente. Se o requerente não for o paciente e/ou responsável legal ou guardião do paciente, o solicitante deve apresentar, nos termos e condições do formulário, a autorização do paciente para a liberação de quaisquer dados médicos ou de identificação pessoal.

Quadro 12.1. Etapas envolvidas no serviço de opinião médica especializada

Solicitação da opinião médica	O paciente e/ou responsável entram em contato com a plataforma prestadora solicitando o serviço.
Formulário de inscrição e termo de consentimento	Dados cadastrais, como nome completo, CPF, endereço, *e-mail*, telefone, termo assinado de compartilhamento de dados sensíveis em saúde, ciência e consentimento sobre o uso dos dados.
Contato inicial	Recebidos os termos assinados e atestada a elegibilidade, dá-se início ao contato inicial junto ao paciente. O paciente é orientado sobre o funcionamento de todo o processo e manifestará um resumo de sua história clínica, a qual guiará a próxima etapa.
Recebimento de documentação médica	Equipe técnica receberá todos os exames complementares, imagens diagnósticas, laudos, realizando todo tratamento necessário aos dados: tradução, transcrição, ajuste de qualidade de imagens recebidas, anonimização.
Elaboração de sumário clínico	Nessa etapa, o médico gestor detalhará o caso, as necessidades e as dúvidas, reunirá e organizará todas as informações pertinentes em um sumário clínico.
Envio ao especialista	Eleição do especialista nacional ou internacional mais indicado para o caso e direcionamento do sumário clínico com os questionamentos.
Confecção do relatório de opinião médica	Com o recebimento do parecer do especialista consultado, o médico gestor do caso realiza revisão a fim de solicitar qualquer complementação ou elucidação que possa ter ficado em aberto; feito isto, a equipe técnica procede à padronização de todos os dados em um documento único.
Entrega de relatório final e *feedback*	Enviado relatório final ao paciente, por meio digital ou físico, conjuntamente ao contato pelo médico gestor do caso após a leitura do paciente para esclarecimento de qualquer dúvida, coleta de *feedback* e encerramento do caso.
Monitoramento	Sugere-se acompanhamento sobre os desfechos e benefícios após um período de 1 a 6 meses.

Fonte: Elaborado pelos autores.

Desde o contato inicial é importante se esclarecer que o propósito do relatório não é substituir o atendimento médico e que, após o recebimento do parecer, é sugerido discutir com seus próprios médicos, a fim de se dialogar sobre dúvidas e processos de cuidado a serem implementados de fato. O contato com o médico gestor do caso será contínuo durante todo o processo, do início à finalização, e poderá ser estabelecido de forma *omni-channel* (plataforma digital, *chat*, mensagens de texto, ligação telefônica, videoconferência) tanto na modalidade de contato passivo como ativo.

Na etapa de recebimento dos documentos médicos enviados pelo paciente, ressaltamos o cuidado de anonimização com a exclusão de toda e qualquer identificação de paciente, laboratórios, hospitais, profissionais assistentes etc. Essa tarefa é essencial para garantir o sigilo e a confidencialidade, mas também para se alcançar a excelência ao relatório de opinião médica especializada obtido sem qualquer agente influenciador que possa configurar viés à opinião do especialista consultado.

Durante a seleção do especialista a ser consultado para o caso, poderão existir situações de maior complexidade, que podem exigir um tempo maior para análise, assim como poderá ser verificada a necessidade de agregar equipe de saúde multidisciplinar para oferecer outras visões e percepções sobre o problema.

Na elaboração do relatório final de opinião médica especializada a ser entregue ao paciente, constará nome e credenciais do médico especialista consultado, bem como referências bibliográficas utilizadas pelo especialista para basear suas opiniões em evidências.

O médico gestor entrará em contato com o paciente para explicar o conteúdo do relatório, auxiliando-o a ter clareza sobre a tomada de decisão ou, ainda, se houver mais questionamentos, solicitando complementação da opinião fornecida ao médico especialista.

Estruturação do Sumário Clínico

O sumário clínico é um resumo do caso, e baseia-se em dados relatados e fornecidos pelo solicitante da opinião médica especializada: o próprio paciente, o familiar/responsável, o médico assistente ou outro terceiro com o consentimento do paciente.

O médico gestor do caso deve colocar todas as informações clínicas referidas, junto com os exames complementares fornecidos (laboratoriais, de imagem etc.), que irão contribuir para um melhor raciocínio clínico do especialista.

As informações apresentadas devem estar focadas no motivo da solicitação da opinião médica especializada, como em uma anamnese, com etapas organizadas e padronizadas: queixa principal, história da doença atual, história patológica pregressa e história familiar.

Informações gerais e outras queixas podem ser apresentadas, porém de forma rápida e concisa. Deve-se evitar textos longos, com generalidades e exposição de problemas secundários que não se relacionam com o motivo de solicitação da opinião médica. Essas informações apenas tornam difícil o entendimento do especialista sobre o cenário clínico e, além de confundirem, aumentam o tempo para resposta e geram explicações genéricas. Também vale o conselho de se evitar o uso de abreviaturas, pois podem causar confusões na interpretação.

Em suma, o sumário deve ser específico e completo de acordo com o motivo da solicitação da opinião médica (Quadro 12.2).

A forma de escrita do sumário clínico também interfere na avaliação do especialista e na compreensão do paciente. Por isso, é importante que não

Quadro 12.2. Estrutura do sumário clínico
1. Identificação O paciente em questão precisa estar anônimo; portanto, identificar apenas sexo e idade, e, caso relevante, colocar naturalidade, cor, escolaridade, profissão, estado civil etc.
2. Queixa principal O motivo da solicitação de opinião médica especializada.
3. História da doença atual Os detalhes do problema; de preferência, em ordem cronológica. Quando iniciou o problema, como se deu esse início e como foi o desenvolvimento dos sintomas. O ideal é caracterizar da melhor forma possível os sintomas da doença em questão. Por exemplo, em um quadro álgico, descrever local, tipo, intensidade, irradiação, fatores de melhora, fatores de piora e o que acompanha o sintoma principal (vômitos, diarreia etc.). Descrever também periodicidade dos sintomas e limitações (pessoal, doméstica, laboral, autocuidado). Finalizar descrevendo como o paciente se encontra atualmente.
4. Antecedentes pessoais e patológicos Colocar dados relevantes para o caso em questão, incluindo negações. Pode ser incluso conforme pertinência: comorbidades prévias e atuais; alergias medicamentosas; cirurgias prévias; medicações de uso contínuo; e hábitos comportamentais (tabagismo, etilismo, alimentação e exercício físico). Se o paciente for do sexo feminino e for relevante para o caso em questão, deve-se colocar número de gestações, partos, abortos, data da última menstruação, número de filhos vivos, uso de método anticoncepcional (qual e por quanto tempo). Descrever características do ciclo menstrual (regularidade, intensidade do fluxo etc.). Se o paciente for criança e for pertinente ao caso, descrever ocorrências da gestação, do parto e da primeira infância; calendário vacinal.
5. Antecedentes familiares Anotar doenças com carga genética associada, ou seja, hereditariedade. Pai, mãe, avós maternos e paternos, irmãos e filhos.

continua

Quadro 12.2. Estrutura do sumário clínico *(Continuação)*
6. Antropometria Como estamos falando de telemedicina, os dados objetivos podem ficar mais restritos; portanto, sugere-se anotar a antropometria referida (peso, altura, índice de massa corpórea), que pode colaborar para desfechos clínicos e cirúrgicos.
7. Exames complementares Adicionar de forma anônima, sem identificação: paciente, nome de médico solicitante ou realizador e laboratório. Colocar todas as imagens pertinentes ao caso, com boa resolução, em tamanho adequado e com laudos.
8. Informações complementares Adicionar todas as informações adicionais que possam ser relevantes, como relatório de exame clínico, resumo de internação ou alta, relatório cirúrgico e demais laudos.

Fonte: Elaborado pelos autores.

se utilizem palavras ou expressões que possam gerar ambiguidade, siglas, abreviaturas, afirmações definitivas, frases que induzam o profissional a ter qualquer interpretação ou forma de conduzir sua opinião, comparações inadequadas entre profissionais ou abordagens (Quadro 12.3). O médico gestor, ao organizar o sumário clínico, deve considerar que o texto é de uma situação clínica em aberto, a qual é importante se obter mais informações. A escrita deve manter essa abertura para se ouvir uma segunda opinião médica especializada que realmente acrescente alguma coisa.

Questionamentos ao Especialista

Talvez esta seja a etapa mais crucial de todo o processo de opinião médica especializada. É necessário apoiar o requerente na elaboração dos melhores questionamentos ao especialista, com perguntas que tenham relevância clínica e sejam específicas ao problema apresentado.

Quadro 12.3. O que evitar e preferir no sumário clínico

Evitar	Preferir
Feminina, 20 anos.	Mulher, 20 anos. OU: Paciente do sexo feminino, 20 anos.
Dor em MIE e ***MSE*** há 3 meses (*sic*).	Dor em membro inferior esquerdo e membro superior esquerdo há 3 meses.
Dor inespecífica, a qual recebeu ***diagnóstico*** de artrite reumatoide pelo ***seu ortopedista***, porém ainda se encontra em investigação clínica.	Dor inespecífica, a qual recebeu como hipótese diagnóstica a possibilidade de artrite reumatoide.
Médico assistente indica artrodese de coluna lombar.	Foi aventada a possibilidade de tratamento cirúrgico por meio de artrodese da coluna lombar.

Fonte: Elaborado pelos autores.

De forma geral, os exemplos de questionamentos a seguir são algumas boas sugestões que envolvem quase a totalidade das informações relevantes possíveis de serem adquiridas (Quadro 12.4). Essas perguntas devem ser usadas e editadas conforme a necessidade de cada caso. E podem ser adicionados os questionamentos específicos do paciente e/ou família que não estejam incorporados nesses itens.

Aqui também é importante ter-se o cuidado em não fazer perguntas superficiais e/ou impróprias. Atentar-se para a ética e não confrontar a decisão médica de outro colega, e sim perguntar de forma a esclarecer condutas e outras formas possíveis de se abordar o mesmo caso (Quadro 12.5).

Quadro 12.4. Questionamentos ao especialista

1.	Qual é a gravidade e qual é o prognóstico da condição apresentada?
2.	Existem ferramentas investigativas adicionais necessárias?
3.	Quais são as melhores opções terapêuticas para o caso apresentado? Quais são seus riscos e benefícios?
4.	Em resumo, qual é em sua opinião a melhor proposta para o manejo desse caso?
5.	Quais são os cuidados específicos a serem tomados e como deve ser realizado o acompanhamento?
6.	Quais as medidas recomendadas para a recuperação/reabilitação do paciente?

Fonte: Elaborado pelos autores.

Quadro 12.5. O que evitar e preferir nos questionamentos endereçados ao especialista

Evitar	Preferir
1. Qual a ***estimativa de vida*** para o paciente em questão?	1. Qual é a ***gravidade*** e o ***prognóstico*** da doença ***com a recidiva***?
2. Os exames realizados ***foram indicados corretamente***?	2. Existem ***ferramentas investigativas adicionais*** a serem sugeridas ***para a detecção do sítio primário***?
3. O tratamento recomendado ***pelo médico X é melhor do que o recomendado pelo médico Y***?	3. Quais as recomendações relativas ao tratamento ***dessa neoplasia***? Quais são as melhores ***opções entre as possibilidades de realização de radioterapia e/ou quimioterapia***, seus riscos e benefícios?
4. O manejo do problema realizado ***pelo médico foi adequado***?	4. Quais as possibilidades para o tratamento ***em trials e outras terapias inovadoras***?
5. ***Por qual motivo o médico indicou*** tal exame ou procedimento?	5. Quais justificativas clínicas para se realizar esse tipo de exame ou tratamento?
6. ***Qual é a sua opinião sobre o caso***? (tentar especificar mais as perguntas)	6. Em resumo, qual é, em sua opinião, a melhor proposta terapêutica para esse caso?
7. Quais os materiais ***OPME (órteses, próteses e materiais especiais)*** que normalmente são utilizados nesse tipo de procedimento?	7. Quais são as possíveis técnicas e materiais a serem sugeridos para o procedimento cirúrgico nesse caso?

Fonte: Elaborado pelos autores.

Seleção do Especialista

Para realizar a seleção do especialista devem ser considerados: especialidade, condição em análise, nível de complexidade e urgência do caso.

A escolha do especialista será realizada com base em sua disponibilidade, especialidade, currículo, experiência com casos semelhantes, número de casos realizados, taxa de cancelamento de casos, realização de múltiplos casos simultaneamente e tempo médio de resposta do especialista em questão.

Ao enviar a solicitação de opinião médica especializada, é importante alguns esclarecimentos ao especialista. O médico responsável por emitir a opinião médica não terá o benefício de um exame presencial ou a capacidade de solicitar exames adicionais ou ter qualquer informação além da fornecida pelo requerente. Portanto, não assumem, nem podem assumir, responsabilidade alguma pelo cuidado do requerente apenas com base nas informações que recebem. O relatório destina-se apenas a fornecer informações que possam vir a complementar aquelas anteriormente recebidas dos médicos pessoais. Essas informações não devem ser usadas para substituir as recomendações médicas, mas utilizadas para apoiar o requerente no entendimento sobre seu problema e na tomada de decisões baseadas em evidências. Perante a legislação, a opinião médica não se configura consulta médica e, por isso, não se realiza conduta, mas sim um parecer de opinião profissional, a qual o requerente e seus médicos assistentes poderão ou não considerar em seu plano de cuidados.

Algumas recomendações são sugeridas aos médicos especialistas consultados na confecção da escrita do parecer e das respostas aos questionamentos endereçados a ele. Realizar o parecer na forma de uma opinião, baseada em sua experiência clínica e em evidências científicas. Inicialmente, deve-se delinear um panorama sobre a condição/o problema, porém seguir com maior detalhamento e especificidade quanto às respostas aos questionamentos. O estilo de linguagem deverá ser simples, claro e objetivo, sem o uso de siglas. O especialista deve ter em mente que a escrita deve ser para um paciente, similarmente a como ele explicaria em um atendimento. Ao utilizar termos técnicos e terminologias médicas, o especialista deve avaliar a necessidade de colocar um breve explicativo.

Entrega de Relatório Final

A devolutiva final ao paciente é realizada pelo médico gestor do caso. Como intermediador entre o paciente e o médico especialista, sua característica principal deve ser a habilidade em comunicação. De nada adianta entregar as respostas do especialista ao paciente se este não entender a linguagem técnica do especialista ou o que foi sugerido e continuar com dúvidas.

É necessário, de alguma forma, empoderar o paciente da sua condição e das possíveis soluções que ele pode escolher seguir junto com seu médico assistente.

Para pessoas menos esclarecidas ou de baixa escolaridade, o gestor muitas vezes necessita ler o relatório junto com o requerente e explicar em uma linguagem mais acessível (clara e simples). Muitas vezes, precisa traduzir termos médicos e explicar o parecer do especialista.

Após essa leitura, verificar se foram sanadas todas as dúvidas e se ficou tudo claro e entendido, ou se ainda existe alguma inquietude e necessidade de saber algo mais. Podem surgir novas dúvidas a partir do parecer, que, se não forem passíveis de esclarecimento clínico pelo médico gestor, devem ser direcionadas para esclarecimento pelo especialista.

Muitas vezes, o paciente procura a opinião médica especializada cheio de expectativas com relação ao tratamento esperado ou à cirurgia esperada, porém nem sempre isso é suprido. Cabe, na devolutiva, reconhecer e lidar com isso.

Por exemplo, às vezes o paciente acredita que já esgotou todas as possibilidades de investigação e o especialista responde que é válido aprimorar a investigação e realizar outros exames complementares. Às vezes, o paciente espera que o especialista seja a favor de uma cirurgia ou procedimento e o tratamento mais bem indicado é o conservador. Como lidar com isso? A melhor forma é explicando sobre todos os caminhos e formas de tratamento, conscientizando o paciente sobre as vantagens e desvantagens, os riscos e benefícios, que foram sugeridos no parecer, para a melhor tomada de decisão e desfecho favorável ao próprio paciente.

Uma comunicação com empatia e respeito, humanizada e ética colabora para uma excelente experiência do paciente com o serviço de opinião médica especializada.

Em casos específicos de pacientes terminais, incapazes, crianças ou idosos, a resposta é direcionada a um responsável/cuidador, coordenando com a família o que e como passar a informação para o paciente. A devolutiva deve ser feita com os mesmos cuidados ditos anteriormente, procurando sempre preservar o que for melhor ao paciente que está padecendo da comorbidade, respeitando o sigilo e a vontade do paciente (quando esta for de conhecimento).

Em caso de diagnósticos difíceis ou prognósticos ruins, a falta do contato direto presencial é um limitador; por isso, é necessário ter cuidado com as palavras e, mais uma vez, ter habilidade de comunicação. Sugerimos, nesses casos, aplicar o protocolo SPIKES adaptado à telemedicina (Quadro 12.6).

Quadro 12.6. Proposta de adaptação do protocolo SPIKES para a telemedicina	
S (*setting up the interview*)	Planejar como contar a notícia: pensar nas palavras mais adequadas, no tom de voz e na fluência apropriados.
P (*perception*)	Avaliando a percepção: perguntar ao paciente ou ao responsável o quanto se sabe do diagnóstico, que tipo de informações prévias já têm e quais as expectativas.
I (*invitation*)	Obtendo o convite: sondar o quanto o paciente está aberto a receber as informações detalhadas ou se existe algum tipo de negação e quem seria autorizado pelo mesmo a recebê-las.
K (*knowledge*)	Dando conhecimento e informação: relatar o parecer na íntegra, sempre com empatia e respeito, e com linguagem clara.
E (*emotions*)	Abordar as emoções com respostas afetivas: perceber emoções referidas e oferecer apoio e acolhimento com frases de empatia.
S (*strategy and summary*)	Estratégia e resumo: resumir pontos relevantes a serem tratados, direcionar questões de maior sensibilidade ou complexidade a serem abordadas junto ao médico assistente presencialmente.

Fonte: Adaptado de Baile *et al.*, 2000.

Bibliografia

Anogianakis G, Ilonidis G, Anogeianaki A, Miliaras S, Lianguris J, Katsaros K, et al. A simple telemedicine system to provide second-opinion advice to the patients of an Albanian diagnostic centre. J Telemed Telecare. 2004;10(Suppl 1):6-9.

Baile WF, Buckman R, Lenzi R, Glober G, Beale EA, Kudelka AP. SPIKES-A six-step protocol for delivering bad news: application to the patient with cancer. Oncologist. 2000;5(4):302-11.

Bruch D, May S, Prediger B, Könsgen N, Alexandrov A, Mählmann S, et al. Second opinion programmes in Germany: a mixed-methods study protocol. BMJ Open. 2021;11(2):e045264.

Gersak B, Gorjup V, Jazbec A. The telemedicine and second medical opinion. Stud Health Technol Inform. 1999;68:245-6.

Haddad AE, Skelton-Macedo MC, Abdala V, Bavaresco C, Mengehel D, Abdala CG, et al. Formative second opinion: qualifying health professionals for the unified health system through the Brazilian Telehealth Program. Telemed J E Health. 2015;21(2):138-42.

Mao A, Meng Y, Wang Q, Du E, Dong P, Yan X, et al. Outcome assessment for a telemedicine-based second opinion program for Midwest China. Inquiry. 2020: 46958020968788.

Resnick MP, Santana F, de Araujo Novaes M, Shamenek FS, Frieden L, Iyengar MS. Representing second opinion requests from primary care within the Brazilian tele-health program: international classification of primary care, second edition. Stud Health Technol Inform. 2013;192:1190.

Web-based second opinion service expanding quickly. Data Strateg Benchmarks. 2001;5(11):172-4.

13

Currículo de Competências em Telessaúde

José Benedito Ramos Valladão Júnior

Constantino Mignone Neto

O uso da telessaúde cresceu exponencialmente nos últimos anos e os pacientes, como resultado da eficiência e praticidade, irão cada vez mais se habituar e demandar por esse serviço. Todavia, devemos ser cuidadosos em admitir que o crescimento, a implantação e a prática expressiva aconteceram antes mesmo do desenvolvimento e amadurecimento de padrões de qualidade e segurança para a prática digital. Descompasso justificável ante a situação de excepcionalidade outorgada pela emergência da pandemia de Covid-19, mas que agora precisa ser corrigido.

Observa-se que as competências e o currículo necessários para a prática da assistência à saúde por meios digitais têm evoluído desde os primeiros usuários, porém ainda são baseados principalmente em aprendizagem prática e há pouca evidência estruturada cientificamente. É responsabilidade dos pioneiros em novas tecnologias e serviços compartilhar suas experiências para que o conhecimento se estruture e avance nessa nova área. Ao mesmo tempo, o dinamismo e a inovação contínua devem ser considerados a todo momento, pois nos deparamos frequentemente com novas situações de uso, diretrizes e expectativas sendo adotadas e aprendidas em tempo real. O desafio está posto a todos da área da saúde! É tempo de consolidarmos o exercício da telemedicina e estabelecermos a sua atuação com alicerces robustos em conhecimento técnico estruturado para além do empirismo inicial.

Com essa finalidade, o currículo de competência em telessaúde deve compreender: definições, avaliação e acreditação. Precisamos definir as competências essenciais necessárias que guiarão a educação e o treinamento de profissionais de saúde na área, bem como devem ser conduzidos padrões de controle de qualidade e avaliação do ensino e da prática. É desejável também que haja um reconhecimento formal aos profissionais treinados e hábeis no exercício da telemedicina.

A soma de nossas experiências e a investigação formal da literatura científica sobre o tema permitem-nos apresentar neste capítulo um conjunto de competências delineadas para a atuação em telemedicina, que podem ser adotadas como ponto de partida, de discussão e de aprimoramento.

Currículo Baseado em Competências

A adoção de um currículo pedagógico fundamentado em competências é uma abordagem avançada na educação em saúde. Tem como ponto de partida os resultados almejados pela formação para, dessa forma, cumprir com desenho, implementação, avaliação e aprimoramento educacional, usando uma estrutura organizacional de competências.

Uma competência descreve um conjunto-chave de conhecimentos, habilidades e atitudes para um profissional de saúde realizar seu trabalho com qualidade e segurança ao paciente. Portanto, compreende-se que todos devem ter um nível básico de competências em telessaúde para prestar assistência ao paciente.

O amadurecimento da saúde digital como disciplina exige, assim, a padronização de competências essenciais para os profissionais de saúde atuantes nesse campo, pois esse novo paradigma vai muito além de substituir um encontro clínico tradicional e inaugura uma nova geração de prática médica.

A partir dessas considerações, podemos listar os objetivos para a determinação e adoção de um currículo baseado em competências na formação em telessaúde:

- Definição e legitimação da telessaúde como disciplina.
- Delimitar seu campo de competências (conhecimentos, habilidades e atitudes).
- Implementar processos e vivências formativas que incorporem o conjunto e a totalidade das competências definidas.
- Guiar os profissionais à aquisição das competências almejadas para a formação de excelência em telessaúde.
- Transmitir as particularidades da prática em telessaúde no ambiente digital.
- Disseminar um instrumento de aperfeiçoamento clínico-didático do corpo docente e estrutura curricular.

O próximo passo é, então, estabelecer a arquitetura necessária para a construção e manutenção do currículo de competências. Conforme conceito criado por Valladão Jr., orienta-se a consideração de cinco dimensões das competências (Quadro 13.1). Com isso, apresenta-se a proposta quintidimensional para as competências no ensino em saúde (Figura 13.1).

Quadro 13.1. As cinco dimensões das competências em saúde
Área da competência: competências centrais, competências clínicas, competência em formação e pesquisa.
Classe da competência: conhecimento, habilidade, atitude.
Grau de prioridade: competências indispensáveis, importantes, complementares.
Nível de atenção à saúde atribuível: primário, secundário, terciário.
Processo: metodologia docente, aprendizado e suas ferramentas, recursos avaliativos.

Fonte: Valladão Jr. *et al.*, 2017.

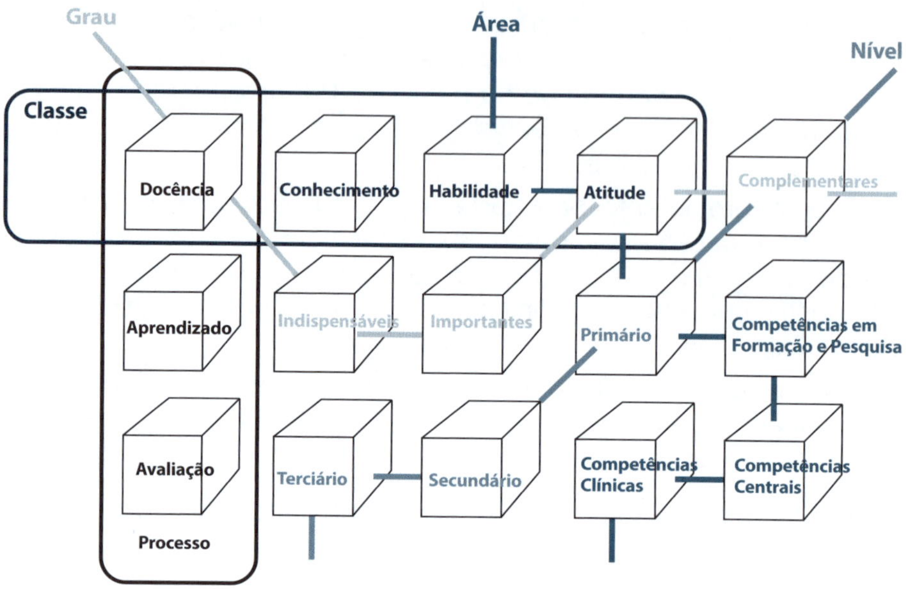

Figura 13.1. Proposta quintidimensional para as competências no ensino em saúde.
Fonte: Elaborada por Valladão Jr. *et al.*, 2017.

Currículo Baseado em Competências em Telessaúde

A base curricular proposta fundamenta-se nas cinco dimensões apresentadas.

As competências encontram-se categorizadas em três áreas: competências centrais, competências clínicas e competências de formação e pesquisa.

As competências devem compreender as seguintes classes:

- **Conhecimento**: é a base de entendimento sobre determinado assunto, fornecendo a capacidade de se aplicar conceitos e teorias em situações práticas de telessaúde.
- **Habilidade**: é a capacidade de executar tarefas específicas, sendo desenvolvida por meio da prática, do treinamento e da experiência em situação real de telessaúde.
- **Atitude**: é a postura, a disposição e o comportamento com relação a si mesmo, aos pacientes e ao ambiente de telessaúde, além da forma de responder a situações diversas.

As competências devem também ser classificadas em três graus de prioridade:

- **Competências indispensáveis**: a serem adquiridas por todos os profissionais com atuação em telessaúde.
- **Competências importantes**: a serem adquiridas pela maioria dos profissionais com atuação em telessaúde.
- **Competências complementares**: a serem adquiridas de forma adicional, conforme atingidas as competências anteriores (indispensáveis e importantes).

As competências devem ser atribuídas ao nível de atenção à saúde correspondente:

- **Nível primário**: corresponde ao nível de atenção à saúde de responsabilidade de generalistas ou especialistas com atuação geral, sendo esperado que chegue à resolução dos problemas em cerca de 85% a 90% dos casos. Na grande maioria das ocorrências, é possível que toda abrangência do cuidado seja realizada por telessaúde.
- **Nível secundário**: compreende os problemas que necessitarão de avaliação de outro especialista durante o seu curso. Passível de atuação em telessaúde no diagnóstico, na terapia e no monitoramento, porém com maior participação e necessidade de atendimentos presenciais.
- **Nível terciário**: problemas cuja responsabilidade é de especialistas focais e subespecialidades, com necessidade de recursos e serviços específicos, requerendo o atendimento presencial para diagnóstico e terapias. O papel da telessaúde, muitas vezes, será mais voltado ao monitoramento e suporte ao paciente e à família, garantindo a coordenação e a continuidade dos cuidados dos diferentes profissionais implicados.

Por fim, todo projeto pedagógico deve ser permeado por processos que envolvam docência, aprendizado e avaliação. Nessa dimensão, deve ser estabelecido o conjunto de instrumentos que permitiu o ensino, o aprendizado e a certificação da aquisição das competências firmadas. Englobam os processos de capacitação docente, alinhamento pedagógico, ementa disciplinar, metodologias de ensino, recursos didáticos, monitoramento de aprendizagem, formulários e ferramentas de avaliação, critérios e métricas de certificação.

Área de Competências Centrais em Telessaúde

Identificam-se três grandes áreas de competências centrais para o exercício apropriado da telessaúde: competências em comunicação digital, tecnologia, e ética e legislação.

As competências centrais são imprescindíveis para a realização de um teleatendimento e, portanto, essenciais para o treinamento de estudantes e profissionais que se utilizam desse meio para o exercício de sua profissão (Quadros 13.2 a 13.4).

Quadro 13.2. Competências em comunicação digital

Competência	(D)
Comunicar-se clara e assertivamente	
Identificar-se e apresentar-se de forma receptiva e calorosa	
Praticar a comunicação centrada na pessoa	
Conhecer as recomendações para uma adequada comunicação digital	
Exercer cuidados de etiqueta virtual	
Preparar o cenário ideal para realizar a teleconsulta	
Transmitir boa impressão e visualização ao paciente	
Ter postura profissional no ambiente virtual	
Ter atitude adequada frente à câmera	
Ter capacidade de criar aparência virtual profissional	
Utilizar vestuário profissional apropriado em todas as situações	
Ter habilidade de controlar a amplitude e a velocidade de gestos e movimentos em uma videoconsulta	
Ter habilidade para manter contato visual durante videoconferências	
Habituar-se a olhar diretamente para a câmera de vídeo, fornecendo proximidade e impressão de "olho no olho"	
Verbalizar os passos da teleconsulta	
Habituar-se a verbalizar as atividades "fora da câmera"	
Ter habilidade de comunicação por vídeo	
Ter habilidade de comunicação por telefone	
Ter habilidade de comunicação por mensagens e textos	
Ter habilidades interpessoais para interação por vídeo	
Ter habilidades interpessoais para interação por telefone	
Ter habilidades interpessoais para interação por mensagens e textos	

continua

Quadro 13.2. Competências em comunicação digital *(Continuação)*	
Competência	(D)
Construir uma interação interpessoal com significado e de alta qualidade	
Saber utilizar tom e modulação de voz adequados ao se expressar	
Saber utilizar linguagem corporal e linguajar apropriados	
Usar acenos e expressões faciais para comunicar a escuta	
Ter habilidade de escuta ativa	
Transmitir confiança e segurança	
Demonstrar conforto ao uso de tecnologia ao atendimento	
Demonstrar empatia e sensibilidade	
Criar um ambiente virtual acolhedor e empático	
Atuar de forma colaborativa com o paciente	
Reconhecer o estado físico e psicológico para a rotina de teleatendimento	
Saber realizar a preparação física e psicológica para a rotina de teleatendimento	
Ter capacidade de se comunicar com familiares no ambiente digital	
Ter capacidade de se comunicar com a equipe e com outros profissionais de saúde no ambiente digital	
Ter capacidade de se comunicar perante pacientes e/ou situações difíceis	
Saber comunicar desafios tecnológicos e formas de lidar	
Saber comunicar limitação da telessaúde em termos de qualidade e segurança ao paciente	

(D) Campo para marcação do domínio da competência pelo aluno. Fonte: Desenvolvido pelos autores.

Quadro 13.3. Competências em tecnologia	
Competência	(D)
Ter conhecimentos básicos de informática	
Ter conhecimentos básicos de sistemas de telecomunicação	
Ter conhecimentos básicos de equipamentos audiovisuais	
Conhecer as tecnologias e os sistemas necessários ao teleatendimento	
Conhecer as tecnologias e os sistemas necessários ao paciente	
Conhecer os requisitos tecnológicos necessários ao teleatendimento	
Conhecer os requisitos tecnológicos necessários ao paciente	
Ter habilidade em utilizar tecnologias e sistemas necessários ao teleatendimento	
Ter habilidade em usar compartilhamento de telas ("*screen share*")	

continua

Quadro 13.3. Competências em tecnologia *(Continuação)*

Competência	(D)
Ter habilidade de realizar conferências com familiares ou outros profissionais	
Ter habilidade de usar dispositivos e periféricos para a coleta de dados adicionais à teleconsulta	
Ter habilidade para o uso de aplicativos de telessaúde	
Saber utilizar adequadamente recursos visuais: localização de câmera, foco, fundo, iluminação, enquadramento	
Saber utilizar adequadamente recursos sonoros: fones, microfones, telefonia	
Ter capacidade de testar sua conexão com a internet	
Saber identificar atraso na transmissão e modular a fala com pausas para garantir a compreensão da comunicação	
Conhecer o risco de falhas tecnológicas e a necessidade de responder a elas	
Reconhecer os principais problemas e falhas tecnológicas	
Gerir problemas com o vídeo	
Gerir problemas com o áudio	
Gerir problemas com a ligação telefônica	
Solucionar problemas e falhas tecnológicas básicos	
Ter medida de contingência para problemas e falhas tecnológicas complexos	
Saber orientar o paciente a otimizar as configurações para a teleconsulta	
Saber orientar o paciente a solucionar problemas básicos	
Instruir o paciente sobre o que fazer se o contato for interrompido	
Compreender que a tecnologia deve ser a mais amigável possível aos pacientes	
Ter conhecimentos sobre o campo de saúde digital	
Manter-se atualizado em saúde digital, incluindo tendências e avanços tecnológicos	

(D) Campo para marcação do domínio da competência pelo aluno. Fonte: Desenvolvido pelos autores.

Quadro 13.4. Competências em ética e legislação

Competência	(D)
Conhecer as recomendações e normas éticas em telessaúde	
Exercer a prática ética da telessaúde	
Zelar pela privacidade do paciente	
Atuar com sigilo e confidencialidade às informações médicas	
Conhecer e preservar os direitos do paciente em telessaúde	

continua

Quadro 13.4. Competências em ética e legislação *(Continuação)*	
Competência	**(D)**
Entender quando e por que usar a telessaúde	
Saber explicar aos pacientes/familiares sobre usos, modalidades, limitações, benefícios e riscos do uso da telessaúde	
Apontar conflitos de interesse, quando existirem	
Ter capacidade de trabalhar de forma eficaz e respeitosa, criando um relacionamento adequado com a equipe de saúde presencial	
Manter-se familiarizado com as leis e os regulamentos aplicáveis à prática de telessaúde	
Reconhecer os requisitos federais, estaduais e locais de práticas de telessaúde	
Conhecimento sobre a Lei Geral de Proteção de Dados Pessoais (LGPD)	
Realizar teleatendimentos com tecnologia reconhecida e aprovada para esse fim	
Portar licenças e certificações atualizadas necessárias ao teleatendimento	
Compreender a ética do consentimento informado para visitas de telemedicina e áudio/vídeo/imagens armazenados	
Atender à documentação e aos consentimentos informados para o teleatendimento	
Compreender as responsabilidades implicadas no exercício da telessaúde	
Compreender os aspectos éticos da cobrança de uma consulta de telessaúde em suas diferentes modalidades (vídeo, telefone, texto)	
Prover esclarecimento ao paciente sobre requisitos, logística e cobrança de teleatendimentos	
Atuar em conformidade com proteção de dados e privacidade	
Atuar em conformidade com os padrões de segurança e o uso apropriado da telessaúde	
Seguir as recomendações de boas práticas em telessaúde	
Confirmar identificação de paciente ao iniciar teleatendimento	
Confirmar identificação de paciente ao emitir documentos via telessaúde	
Identificar elegibilidade e cobertura do atendimento, quando necessário	
Manter conhecimento atualizado sobre os tipos de medicações controladas e não controladas permitidas em telessaúde	
Manter documentação e registros do atendimento adequados e precisos	
Utilizar atestados médicos em telessaúde com rigor ético e legal	
Garantir que os pacientes tenham acesso aos registros das interações de telemedicina da mesma forma que ocorre em encontros presencialmente	
Ter capacidade de encerrar adequadamente o teleatendimento quando o estado ou ambiente do paciente for inadequado para a modalidade disponível, como exemplos: embriaguez, violência, desrespeito, falta de privacidade	

continua

Quadro 13.4. Competências em ética e legislação *(Continuação)*	
Competência	**(D)**
Ter compreensão ética de situações específicas de telemedicina (crimes diante das câmeras, assédio sexual, declarações suicidas diante das câmeras etc.)	
Saber lidar com situações específicas: violência, crimes, brigas domésticas	
Saber lidar com situações específicas: assédio sexual, abuso infantil	
Saber lidar com situações específicas: tendências suicidas	
Conhecer situações de necessidade de quebra de sigilo e acionamento de autoridades legais	
Advogar pelo acesso e equidade em telessaúde	
Respeitar e atuar devidamente perante diferentes contextos de gênero e sexualidade	
Respeitar e atuar devidamente perante diferentes contextos culturais, necessidades individuais e comunitárias	
Respeitar e atuar devidamente perante deficiências físicas, mentais e incapacidades	
Respeitar e atuar devidamente perante situações de vulnerabilidade social	

(D) Campo para marcação do domínio da competência pelo aluno. Fonte: Desenvolvido pelos autores.

Área de Competências Clínicas em Telessaúde

O profissional de telessaúde deve ter competências clínicas conforme o seu núcleo de formação. Estas, por serem de responsabilidade dos cursos de graduação de cada profissão, não serão tratadas aqui. Todavia, existem competências clínicas específicas em telessaúde a serem reforçadas. Essas competências envolvem a atividade clínica em telessaúde como um todo, incluindo anamnese, propedêutica, diagnóstico de condições de saúde, planejamento de tratamentos, prescrição de medicamentos, monitorização de pacientes etc. Dessa forma, apontamos as principais competências clínicas que um profissional de telessaúde deve ter para garantir uma prática com segurança e excelência (Quadro 13.5).

Quadro 13.5. Competências clínicas em telessaúde	
Competência	**(D)**
Ter conhecimento adequado para a prática clínica em sua profissão	
Exercer adequadamente a prática clínica em sua profissão	
Ter capacidade de adaptar a prática clínica no contexto das limitações e dos benefícios da telessaúde	
Ter habilidade para realizar atendimento de forma síncrona	

continua

Quadro 13.5. Competências clínicas em telessaúde *(Continuação)*

Competência	(D)
Ter habilidade para realizar atendimento de forma assíncrona	
Ter habilidade para realizar monitoramento remoto de pacientes	
Ter habilidade para realizar atendimento por vídeo	
Ter habilidade para realizar atendimento por telefone	
Ter habilidade para realizar atendimento por mensagens e textos	
Compreender as vantagens e desvantagens de cada modalidade de teleatendimento	
Saber qual melhor modalidade a adotar conforme a necessidade clínica de cada paciente	
Adotar boas práticas durante os atendimentos em telessaúde	
Revisar as queixas e registros do paciente antes de iniciar a visita	
Reconhecer importantes aspectos da história do paciente e circunstâncias de vida no âmbito digital	
Ter conhecimento e aplicação de método clínico centrado na pessoa em telessaúde	
Reconhecer as necessidades e preocupações do paciente no âmbito digital	
Ter habilidade de construção da interação clínica virtual	
Ter habilidade de coleta e avaliação de dados via telessaúde	
Ter conhecimento sobre telepropedêutica	
Saber aplicar a telepropedêutica	
Ter habilidade em realizar exame clínico visual por inspeção no teleatendimento	
Ter habilidade em realizar exame clínico de maneira referida pelo paciente no teleatendimento	
Ter habilidade em orientar manobras ao paciente para obtenção de resultados de exame clínico no teleatendimento	
Ter habilidade em utilizar dispositivo tecnológico complementar para obtenção de dados clínicos	
Ter habilidade em utilizar testes propedêuticos especificamente desenvolvidos para aplicação em telessaúde	
Ter habilidade em realizar o exame clínico com o auxílio de terceiro (leigo)	
Ter habilidade em realizar o exame clínico com o auxílio de profissional de saúde presencial	
Ter capacidade de tomar decisões com as informações obtidas remotamente	
Ter capacidade de triagem e avaliação de pacientes quanto à adequação da telessaúde	
Identificar e encaminhar as demandas que necessitam de avaliação presencial	
Integrar efetivamente a telessaúde na prática clínica para o manejo de doenças agudas	
Integrar efetivamente a telessaúde na prática clínica para o manejo de doenças crônicas	
Orientar adequadamente os planos de cuidados via telessaúde	

continua

Quadro 13.5. Competências clínicas em telessaúde *(Continuação)*

Competência	(D)
Emitir documentos clínicos (pedidos de exames, prescrições, laudos, relatórios, declarações, atestados) conforme pertinência e prática de telessaúde baseada em evidências	
Ter capacidade para realizar consultas de acompanhamento por telessaúde	
Fornecer acompanhamento adequado, com instruções para tratamento e seguimento, além de precauções necessárias e limites da telessaúde	
Utilizar protocolos para urgências e emergências em telessaúde	
Saber lidar com situação emergencial, envolvendo remoção a pronto-socorro, se necessário	
Compreender os requisitos e as abordagens clínicas para o teleatendimento à saúde da criança e do adolescente	
Compreender os requisitos e as abordagens clínicas para o teleatendimento à saúde da mulher	
Compreender os requisitos e as abordagens clínicas para o teleatendimento à saúde do homem	
Compreender os requisitos e as abordagens clínicas para o teleatendimento à saúde do trabalhador	
Compreender os requisitos e as abordagens clínicas para o teleatendimento à saúde do idoso	
Compreender os requisitos e as abordagens clínicas para o teleatendimento à saúde do paciente acamado (***home care***)	
Compreender os requisitos e as abordagens clínicas para o teleatendimento à saúde mental	
Compreender os requisitos e as abordagens clínicas para o teleatendimento a pessoas em risco e vulnerabilidade social	
Compreender os requisitos e as abordagens clínicas para o teleatendimento à população LGBTQIAP+	
Compreender os requisitos e as abordagens clínicas para o teleatendimento a portadores de deficiências	
Ter capacidade de manejar situações difíceis via telemedicina	
Ter capacidade de manejar situações específicas: violência, crimes, brigas domésticas	
Ter capacidade de manejar situações específicas: assédio sexual, abuso infantil	
Ter capacidade de manejar situações específicas: tendências suicidas	
Organizar e manejar o tempo de teleconsulta	

(D) Campo para marcação do domínio da competência pelo aluno. Fonte: Desenvolvido pelos autores.

Área de Competências em Formação e Pesquisa em Telessaúde

O currículo deve incentivar o profissional a entender a importância contínua do desenvolvimento além dos anos de treinamento em telessaúde. É necessário ressaltar a busca constante pela manutenção das competências adquiridas e pela obtenção de novos conhecimentos, habilidades e atitudes. Esse processo de atualização ocorrerá ao longo da vida profissional, visando ao desenvolvimento pessoal e à prestação de um atendimento adequado aos pacientes. É importante considerar a incorporação de novas tecnologias, que renovarão as habilidades necessárias para lidar com a troca de informações, as expectativas e os planos terapêuticos compartilhados durante as teleconsultas, pois muitos desses dados estarão acessíveis aos pacientes por meio de portais e plataformas de informações com diferentes perspectivas e interesses (Quadro 13.6).

Quadro 13.6. Competências em formação em telessaúde

Competência	(D)
Analisar longitudinalmente a sua formação, levantando os pontos fortes e deficitários	
Criar planos para a resolução de deficiências identificadas	
Refletir constantemente sobre sua prática clínica	
Adquirir aprendizado e aprimoramento baseados na prática virtual	
Saber utilizar recursos formativos disponíveis na internet (bases de dados, fontes bibliográficas)	
Avaliar criteriosamente os estágios e espaços de formação existentes, ponderando o quanto colaboraram para a aquisição das competências almejadas	
Apontar sugestões para a melhoria de estágios e espaços de formação conforme dificuldades observadas para a transmissão da competência estipulada pelo programa de formação	
Realizar atividades comunicacionais (discussões clínicas, apresentação de artigos e casos clínicos) a fim de adquirir habilidades para a transmissão de conhecimentos	
Participar ativamente das atividades didáticas de instituições de ensino e serviços em que atua	
Entender que o processo formativo é perene, compreendendo sua importância e as diversas formas existentes de aprimoramento por meio da manutenção de atualização clínica, estudo pessoal e programas de educação continuada	
Profissionais de telessaúde devem ser capazes de se adaptar rapidamente a novas situações, incluindo mudanças nos protocolos de atendimento, tecnologias e outras circunstâncias imprevisíveis	

(D) Campo para marcação do domínio da competência pelo aluno. Fonte: Adaptado de Valladão Jr. *et al.*, 2017.

Adicionalmente, existe interesse especial ao incentivo dos profissionais à pesquisa científica em telessaúde. Mais estudos, tanto em quantidade quanto em qualidade, ainda precisam ser realizados na área. O estímulo e a capacitação de jovens profissionais que se iniciam nessas atividades é de suma importância (Quadro 13.7).

Quadro 13.7. Competências em pesquisa em telessaúde

Competência	(D)
Saber formular perguntas adequadas a questionamentos científicos	
Saber os princípios da pesquisa qualitativa	
Saber os princípios da pesquisa quantitativa	
Realizar pesquisa nas principais bases científicas e bibliográficas reconhecidas e de qualidade	
Atentar para o tipo e a qualidade de evidência científica	
Avaliar criteriosamente trabalhos científicos	
Ter conhecimento sobre probabilidades e principais coeficientes estatísticos (incidência, prevalência, risco absoluto e relativo, redução do risco absoluto e relativo, especificidade, sensibilidade, valor preditivo positivo e negativo, razões de verossimilhança, probabilidades pré-teste e pós-teste, NNT)	
Conhecer os principais tipos de estudo epidemiológico e sua aplicação	
Saber ler uma metanálise e entender os gráficos de floresta	
Avaliar sempre os estudos, analisando quais foram os resultados, se são válidos e se ajudam no cuidado real dos seus pacientes	
Avaliar a presença de fontes de viés em estudos, analisando a existência de: • Randomização • Cegamento • Alocação aleatória • Análise por intenção de tratar • Seguimento adequado • Conflitos de interesse	
Analisar os resultados de estudos quanto a: • Magnitude do efeito • Diferenças entre números relativos e absolutos • Intervalo de confiança	
Avaliar se os resultados são reprodutíveis na prática: • População similar • Desfechos importantes considerados • Preferências e valores das pessoas	
Avaliar cuidadosamente os estudos com resultados apresentados na forma de desfechos intermediários	

continua

Quadro 13.7. Competências em pesquisa em telessaúde *(Continuação)*	
Competência	**(D)**
Basear sua prática e decisões na melhor evidência científica disponível, levando em conta o âmbito dos cuidados e o âmbito em que foi realizada a pesquisa (algumas evidências podem não refletir o quadro da população sob seu cuidado)	
Adquirir a habilidade de informar o paciente e a família sobre a existência ou não de evidências, de forma que eles compreendam adequadamente e levem em consideração em sua decisão terapêutica	
Desenvolver algum tipo de pesquisa na forma de artigo, pôster, revisão de tema, levantamento estatístico ou trabalho de conclusão de curso segundo normativa do programa de formação	
Apresentar o trabalho de pesquisa em forma escrita e/ou de comunicação em reunião científica	

(D) Campo para marcação do domínio da competência pelo aluno. Fonte: Valladão Jr. *et al.*, 2017.

Bibliografia

Ahmad F, Wysocki RW, Fernandez JJ, Cohen MS, Simcock XC. Patient perspectives on telemedicine during the Covid-19 pandemic. Hand. 2023;18(3):522-6.

Al-Jaroodi J, Mohamed N, Abukhousa E. Health 4.0: On the way to realizing the healthcare of the future. IEEE Access. 2020;8:211189-210.

Association of American Medical Colleges, AAMC. Report: Telehealth Competencies; 2022.

Association of American Medical Colleges, AAMC. Telehealth Competencies Across the Learning Continuum. AAMC New and Emerging Areas in Medicine Series. Washington, DC: AAMC; 2021.

Garcia Saiso S, Marti MC, Malek Pascha V, Pacheco A, Luna D, Plazzotta F, et al. Barreras y facilitadores a la implementación de la telemedicina en las Américas. Rev Panam Salud Publica. 2021;45:e131.

Hart A, Romney D, Sarin R, Mechanic O, Hertelendy AJ, Larson D, et al. Developing telemedicine curriculum competencies for graduate medical education: outcomes of a modified delphi process. Acad Med. 2022;97(4):577-85.

Health Resources and Services Administration, US Department of Health and Human Services. Conduct a telehealth physical exam. Telehealth.HHS.gov, 2023.

Kampmeijer R, Pavlova M, Tambor M, Golinowska S, Groot W. The use of e-health and m-health tools in health promotion and primary prevention among older adults: a systematic literature review. BMC Health Serv Res. 2016;16(Suppl 5):290.

Kumra T, McGuire M, Stein A, Pahwa AK. Telemedicine clinical skills needs assessment in early medical students. Fam Med. 2022;54(4):294-97.

Lee PS, Koo S, Panter S. The value of physical examination in the era of telemedicine. J R Coll Physicians Edinb. 2021;51(1):85-90.

Machado LBM, Marques CC, Rodrigues L, Sperling S, Machado NC, Gusso GDF, et al. O currículo de competências do Programa de Residência em

Medicina de Família e Comunidade da Faculdade de Medicina da Universidade de São Paulo. Rev Bras Med Fam Comunidade. 2018;13(40):1-16.

Maldonado JMSV, Marques AB, Cruz A. Telemedicina: desafios à sua difusão no Brasil. Cad. Saúde Pública. 2016;32 (Suppl 2).

Noronha C, Lo MC, Nikiforova T, Jones D, Nandiwada DR, Leung TI, et al. Telehealth Competencies in Medical Education: New Frontiers in Faculty Development and Learner Assessments. J Gen Intern Med. 2022;37(12):3168-73.

Russell SW, Artandi MK. Approach to the telemedicine physical examination: partnering with patients. Med J Aust. 2022;216(3):131-4.

Santos BP, Alberto A, Lima TDFM, Charrua-Santos FMB. Indústria 4.0: desafios e oportunidades. Rev Prod Desenvolv. 2018;4(1):111-24.

Sharma R, Nachum S, Davidson KW, Nochomovitz M. It's not just FaceTime: core competencies for the Medical Virtualist. Int J Emerg Med. 2019;12(1):8.

The California Telehealth Resource Center (CTRC). Telehealth Physical Exam. 2023.

The Stanford University School of Medicine. How to Administer a Virtual Physical Exam, 2023.

The Stanford University School of Medicine. TelePresence. 5 practices: A ritual of connection for virtual visits, 2022.

Urtiga KS, Louzada LAC, Costa CLB. Telemedicina: uma visão geral do estado da arte. Universidade Federal de São Paulo/Escola Paulista de Medicina. São Paulo; 2022.

Valladão Jr JBR, Gusso G, Olmos RD. Medicina de Família e Comunidade. Série Manual do Médico-Residente do Hospital das Clínicas da Faculdade de Medicina da Universidade de São Paulo. Medicina de Família e Comunidade. 1 ed. Rio de Janeiro: Atheneu; 2017. p. 435-41.

Índice Remissivo

A

O

P

Q

R

S

T

V

W

Z

Este livro foi impresso nas oficinas gráficas da Editora Vozes Ltda.,
Rua Frei Luís, 100 – Petrópolis, RJ.